小儿推拿流派学术技能传承丛书

图解孙重三小儿推拿

总 主 编　王金贵

副总主编　王立新　李华南

主　编　王立新　陆萍

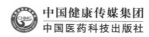

中国健康传媒集团

中国医药科技出版社

内 容 提 要

本书对"孙重三小儿推拿流派"源流传承及学术特点、常用穴位、主要手法及其在临床治疗和保健方面的应用等做了系统的介绍，凝聚了该学派代表医者对小儿推拿的理解和贡献，学派重视阴阳和整体观，其中"十三大手法"实用性强、操作简明、易于掌握，对于有兴趣学习中医小儿推拿疗法的临床工作者及中医爱好者极具参考价值。

图书在版编目（CIP）数据

图解孙重三小儿推拿 / 王立新，陆萍主编 . — 北京：中国医药科技出版社，2022.3
（小儿推拿流派学术技能传承丛书）
ISBN 978-7-5214-2737-0

Ⅰ . ①图… Ⅱ . ①王… ②陆… Ⅲ . ①小儿疾病—推拿—图解 Ⅳ . ① R244.15-64

中国版本图书馆 CIP 数据核字（2021）第 209724 号

本书视频音像电子出版物专用书号：

ISBN 978-7-88728-275-0

美术编辑　陈君杞
版式设计　也　在

出版　**中国健康传媒集团** | 中国医药科技出版社
地址　北京市海淀区文慧园北路甲 22 号
邮编　100082
电话　发行：010-62227427　邮购：010-62236938
网址　www.cmstp.com
规格　710 × 1000mm $^1/_{16}$
印张　18
字数　332 千字
版次　2022 年 3 月第 1 版
印次　2022 年 3 月第 1 次印刷
印刷　三河市万龙印装有限公司
经销　全国各地新华书店
书号　ISBN 978-7-5214-2737-0
定价　**69.00 元**

获取新书信息、投稿、为图书纠错，请扫码联系我们。

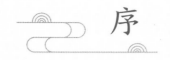 序

学术流派是中医学的突出特征之一，它的存在伴随着中医药数千年漫长的发展历史。在这期间涌现出了扁鹊、张仲景、孙思邈等一大批著名医家。他们在学术上各领风骚、独树一帜，形成了不同的学术流派。而中医学术流派的形成与发展、争鸣与渗透，促进了中医药学术传承发展、临床疗效稳步提高、理论体系不断完善，是中医药学术特色的重要体现形式。

小儿推拿作为中医药发展的重要分支，是在不断的医疗实践中发展起来的。其历史源远流长，在我国现存最早的医方著作《五十二病方》中便有用钱匕治疗小儿疾病的记载。至魏晋隋唐时期更出现了不少小儿推拿方面的记载，《备急千金要方》记载："小儿虽无病，早起常以膏摩囟上及手足心……治小儿腹热，除热……膏成，以摩心下。"《外台秘要》记载："小儿夜啼至明不安寐……亦以摩儿头及脊验。"明清时期，小儿推拿发展迅速，涌现出了一批小儿推拿名家。明代万全所著《幼科发挥》中记载："一小儿得真搐，予曰不治。彼家请一推拿法者掐之。"而同期出现的《小儿按摩经》更是标志着小儿推拿已趋成熟，开始独立发展。

中华人民共和国成立后，小儿推拿进入了一个全面发展的新时期，全国涌现了多个具有自身特色和风格的小儿推拿流派与学术团体，并据此形成了独特的理论、技艺和方法。近年来，在国家相关部门的重视下，儿童健康被纳入国家发展战略。

2019 年 10 月，全国中医药大会召开，《中共中央国务院关于促进中医药传承创新发展的意见》提出，要传承创新发展中医药，坚持中西医并重，打造中医药和西医药相互补充、协调发展的中国特色卫生健康发展模式。这为中医药的传承创新发展提供了遵循，小儿推拿流派的传承也必将迎来更大的发展。

在世界中医药学会联合会小儿推拿专业委员会、中国健康传媒集团中国医药科技出版社和天津中医药大学第一附属医院的大力支持下，我们组织国内知名小儿推拿流派编写了本套丛书，系统梳理了全国小儿推拿发展进程中的主链与脉络，理清了不同流派发展、演变、完善的轨迹。首批丛书甄选全国具有代表性的、传承三代以上的小儿推拿流派，包括孙重三小儿推拿、三字经派小儿推拿、湘西刘氏小儿推拿、天津津沽小儿推拿。未来，还会根据小儿推拿发展需要，继续拓展本套丛书的广度，纳入更多的流派。

本套丛书理论性、实用性、指导性都很强，语言通俗，图文并茂，并配有操作视频，适合基层医务人员和小儿推拿爱好者学习使用。希望这套丛书能够进一步推动小儿推拿百花齐放、百家争鸣的大好局面，为小儿推拿的繁荣发展作出贡献。同时，希望小儿推拿这一中医瑰宝"飞入寻常百姓家"，更好地为少年儿童的健康保驾护航，为健康中国建设做出贡献。

总主编　王金贵

2021 年 7 月

　　"推拿疗法"属中医外治疗法范畴，是中国传统医学的重要组成部分，其发展历史悠久，在古代殷墟甲骨文中就有文献记载。

　　推拿作为一种自然疗法，运用手法和功法达到治疗疾病和预防保健的目的，没有药物的毒副作用。明代隆庆五年，由于受吏治改革政治因素的影响和封建礼教的束缚，推拿被迫出现分化，其治疗对象从成人转向小儿。明代中后期，小儿推拿在南方地区流行，并逐渐有一批小儿推拿专著问世，标志着小儿推拿学术体系的建立。

　　"孙重三小儿推拿流派"起源于山东荣成，发扬于山东济南，光大于全国各地，具有自身明确的发展脉络。孙国钧（1902~1978），字重三，山东省登州府荣成县不夜村人，是后世"孙重三小儿推拿"这一流派的代表性人物。孙重三先生自幼就喜爱中医，年至20岁，拜本县老中医林椒圃为师，从此开始从医生涯。1957年，孙重三先生自荣成来到山东省中医进修学校进修一年，后留校任教。1958年他被礼聘为山东中医学院推拿系教研室主任，从事教学和临床工作。

　　孙重三小儿推拿流派第三代传人张素芳教授（山东中医学院附属医院推拿科主任），以"孙重三小儿推拿"中医技艺为主要研究方向。1994年晋升为主任医师、教授，后陆续被评为第五批全国老中医药专家学术经验继承工作指导老师、小儿推拿博士生导师、国家技术技能大师；并数度赴新加坡、日本等国传播讲学。其后包括王立新、陆萍、姚笑、李静、陈红、于天源、张明理、邵瑛、周奕琼、吕美珍、刘晓峰、邢晓君等在内的孙重三小儿推拿流派第四代传人，不但传承了张素芳教授的小儿推拿衣钵，更进行了不断探索和尝试，对小儿推拿的手法、选穴等做了深入的挖掘与研究。春华秋实，代代相传，孙重三小儿推拿流派迄今已传承了五代。

孙重三小儿推拿流派的学术思想是建立在整体观念的基础上，以"阴阳""五行"学说为理论指导，以辨证论治为诊治特点，然后运用各种手法通经络、行气血、调阴阳来调整脏腑营卫，从而达到治病防病的目的。孙重三认为小儿推拿疗法整体观念在临床上的具体体现为"天人合一"的病因发病观、五脏相关的病机传变观、四诊合参的诊法互证观、标本阴阳整体调整观、顺应四时的预防保健观。在诊疗特色方面，孙重三强调医者必须认识到诊断在整个治疗过程中的重要性，若没有正确的判断就不可能做出正确的治疗方案。临诊以"望""闻"为主，"问""切"为辅，既全面又有特色。临证施治则为"辨证循八纲，治病调阴阳"。通过"八纲辨证"，对错综复杂的病情做出判断，指导治疗。孙重三认为患儿所有疾患皆为阴阳失调，故临证用穴先调阴阳。同时善用"大方"，除治疗"癃闭"只用两个穴位外，一般病症临证处方用穴均在 8 个以上，其中主穴 5~7 个，辅穴 4~9 个。有的病症用穴甚至多达 15 个，堪称"大方"。

这一流派的技法特色主要体现在"操作规范，术遵古训""以指代针，善用掐法""复合手法，联合运用"三个方面。其基本手法有推、按、掐、拿、揉、摩、运、搓、摇 9 种，手法操作遵循经典规范要求。孙重三小儿推拿流派最具代表性的当是孙重三宗先贤之法，增以己见而成的孙重三流派"十三大手法"，属于小儿推拿复式手法，具有实用性强、操作简明、易于掌握的特点。其精华是利用肢体骨节屈伸摇动，达到百节通利，邪气外泄，脏气内固，从而提高疗效，并可缓解患儿紧张情绪，拉近医患情感距离。

张素芳教授在师承"十三大手法"基础上，融入一指禅推拿手法，创新传承，进行小儿推拿时手法潇洒，刚劲有力且不失柔韧，取穴灵活，手穴配伍体穴，随症加减，灵活多变，相辅相成。同时，她提出并进行"推拿手法力学信息"课题研究，首创"推拿手法实验室"，开创了手法运动生物力学研究新领域。

本书凝聚了本流派代表性医者对小儿推拿的理解和贡献，将"孙重三小儿推拿"之流派特色——形诸笔墨，其中医底蕴异常丰厚，解读精到而不故作高深，征引广博而无琐碎之嫌，立场更客观，论据更充分，深入浅出，直截明快，精详考辨，去伪存真。

近年来，"中医热"持续升温，国家越来越重视，学习的人也日渐增多。但中医典籍如汗牛充栋，人们的时间和精力毕竟有限，找到一个合适的切入点就显得尤为重要。本书经历了"马拉松"式的编纂过程，张素芳教授对此说得十分朴素却意味深长："好书是反复打磨锤炼出来的。"所以本书不仅可作为中医爱好者学习小儿推拿导引之良师益友，还可以为广大的中医从业者提供丰富的知识佐餐。

小儿推拿，一式一法，皆是医者心意。由于我们水平有限，书中挂一漏万之处及有待补充修正处，还请广大读者多多批评指正。

编　者

2021 年 7 月

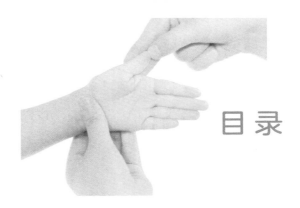

目录

···●○ 基础知识篇 ○●···

20 | 第三章
流派辨证论治特点

●◦○ **基本技法篇** ○◦●

○—● 临床应用篇 ●—○

122 | 第七章
常见病症推拿治疗

257 | 第八章
小儿保健推拿

266 | **附录**

基础知识篇

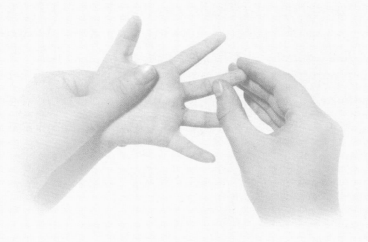

第一章　流派概述

小儿推拿是在中医理论指导下，运用特有的手法，作用于小儿体表一定部位或特定穴位上，通过刺激小儿皮肤经络，达到治疗和预防小儿疾病的一种外治方法。这种疗法操作简单，适应证广泛且疗效确切，没有药物的不良反应及疼痛、恐惧等其他不适感，易于被患儿接受，对儿童的健康成长有着积极影响，在临床中的应用日益普遍。

作为外治手段之一的推拿疗法，古称按摩、按跷，其理论及应用的历史源远流长。而源于古老推拿疗法的小儿推拿学独立、完整的体系则形成于明清时期。至清末民初，由于当时的政治、经济和社会因素的影响，小儿推拿的学科发展受到了严重挫折。尽管如此，小儿推拿作为一种行之有效的治疗方法，具有顽强的生命力，在地方和民间仍得到一定程度的发展。这种情形，一方面使得小儿推拿的研究受到地域限制，缺乏信息交流和深入的理论研究，另一方面也使适应地域特点和民间需求的小儿推拿临床经验，以师带徒的方式口传身授，得以保存和流传下来，为小儿推拿流派的产生奠定了重要的基础。

中华人民共和国成立后，在国家大力发展中医药事业政策的指引下，小儿推拿这一瑰宝同整个中医学一同得到了拯救和发掘，就是在这种历史背景下，齐鲁小儿推拿流派的代表——孙重三小儿推拿流派应运而生，并逐渐发展壮大。

第一节　流派的形成与发展

一、形成

流派创始人孙重三，1902 年出生于山东省荣成县埠柳公社不夜村，20 岁时拜林椒圃为师，自此步入医林。他 1957 年 1 月赴山东中医进修学校深造，1958 年留校任该校教员，1959 年调入山东中医学院任儿科教研室主任及附院推拿科主任，1972 年任山东中医学院推拿教研室讲师同时兼任附院推拿科主任。孙重三一生治学严谨，医德高尚，行医 50 余载，活人无数，疗效享誉全国。1978 年卒于济南，享年 76 岁。

孙重三精研《小儿推拿广意》《幼科推拿秘书》《厘正按摩要术》等小儿推拿

古籍，集众家之长于一体，结合个人的临床实践经验，形成了独具特色的小儿推拿诊治理论和手法。其学术成就主要收录于专著《儿科推拿疗法简编》与《通俗推拿手册》中。1959 年他在总结多年教学和临床经验的基础上，结合师传和古籍的学术思想，编写完成《儿科推拿疗法简编》。此书不署个人姓名而是以山东省中医进修学校推拿教研组的名义，由山东人民出版社出版。该书围绕小儿推拿发展简史、适应证、禁忌证、注意事项、四诊要义、常用手法及穴位、推拿十三大手法、常见病症治疗等内容分别论述，且附有照片插图、歌诀，便于读者按图操作及学习参考之用。为纪念先生，此书于 1979 年由原山东省卫生局中西医结合办公室增补修订后再版发行。

1960 年出版的《通俗推拿手册》，其内容源于《儿科推拿疗法简编》，主要包括概论、推拿手法和穴位、治疗三部分，删除了基础理论部分使内容更加简明易懂，便于小儿推拿的推广与普及。

以上两部著作在培养小儿推拿从业者以及孙重三流派形成过程中发挥了重要作用。

二、传承

中华人民共和国成立后，孙重三在党和政府政策的支持下，以山东省中医院为主要基地，接受组织正式选派的医生跟随学习，这其中就有毕永升、张素芳、程本增等专家，他们身为孙重三流派第二代传人，对流派的传承和发展做出了重要贡献。

毕永升（1939~2009），男，山东桓台人，1962 于上海中医推拿学校毕业，同年由山东省中医院指定为孙重三的正式弟子，学习小儿推拿 3 年。毕永升曾任山东中医学院推拿教研室及附院推拿科副主任、主任，山东中医学院推拿练功教研室主任、副教授。他 1975 编写了中医学院试用教材《推拿学·小儿推拿》，1987 年主审了全国中等中医药教材《推拿学》，参编《中国医学百科全书推拿学》《中华推拿医学志手法源流》等著作，由其参与编导拍摄的教学电影《小儿推拿》及多支教学录像片发行后反响热烈。同时他还发表了《孙重三老师临床经验介绍》《小儿推拿退热》等多篇学术论文，为孙重三流派的传承奠定了良好的基础。

张素芳，女，1940 年 12 月出生于上海，于 1958 年进入上海中医学院附属推拿学校学习，1961 年毕业后入职山东中医学院附属医院推拿科，跟随孙重三先生学习小儿推拿。张素芳任中国中医药研究促进会小儿推拿外治分会名誉会长、世界中医药学会联合会小儿推拿专业委员会名誉顾问等职务，是第五批全国老中医药专家学术经验继承工作指导老师，主编专著 2 部，参编著作 7 部，校点古籍 1 部，发表论文 20 余篇，获山东省科技进步二、三等奖共五项。2000 年退休至今，仍坚守临床、教学、科研的第一线，多次赴海外讲学，为孙重三流派的当代传承和小儿推拿的发展做出了突出贡献。

程本增，山东省曹县孙老家镇程庄人，1930 年 5 月出生，1938 年至 1944 年先后在本县蔡庄、张庄读私塾。1945 年至 1948 年赴河南省商丘市庆益堂药店做学徒。家乡解放后，1948 年至 1955 年返回本村任农会药店采购员，后在家乡行医；1955 年入职山东中医学院附属医院，1965 年任该院推拿科医士；1970 年至1974 年选派至国家重点经济建设项目鲁南化肥厂从事中医师工作；1976 年返回山东中医学院任助教，同时于学校中鲁医院坐诊，兼顾教学与临床工作直至退休。程本增先生的父亲程洛凤是闻名乡里的老中医。程本增秉承家学，在读私塾的同时跟随父亲攻读中医经典，研习行医制药知识，为此后一生的中医生涯奠定了坚实基础，1960 年至 1963 年，他被选派到中医学院业余大学进修，为其学术和临床水平的提高创造了珍贵的条件。1962 年，山东省中医院为发掘中医学宝贵遗产，指派程本增、毕永升等青年学术骨干跟随孙重三先生学习深造，成为孙重三流派的第二代传人，为流派的传承和光大做出了贡献。程本增是较早向业界总结和介绍孙重三流派学术特色的学者，他与毕永升 1981 年就在山东中医学院学报上发表了题为《孙重三老师临床经验介绍》的论文，向学界介绍学派创始人的学术理论和临床经验。程本增先生勤勉一生，敬业始终，他埋头临床实践，活人无数，患者口碑盛赞；他还积极带教，任劳任怨，为科室建设出主意想办法，改进科室工作，在工作期间多次被评为先进工作者，其崇高的医德和严谨的作风广受同仁及后学的尊重与敬仰。

三、影响

1976 年由毕永升执导、孙重三亲自示范的电教片《孙重三小儿推拿手法集》，开创小儿推拿动态教学模式及影像教育之先河，为后学者留下了极为珍贵的资料。1982 年，山东中医学院推拿教研室与青岛医学院附属医院小儿推拿科联合拍摄了名为《齐鲁推拿》的科教片，由北京科技电影制片厂制作完成，其中收录了孙重三先生的常用手法、穴位操作及张素芳三大实验致病原理探讨等内容，该片经由全国的中医院校多次放映，饱受赞誉。1986 年，在该片基础上添加了山东中医学院推拿教研室及临床医疗的教学内容，制作了名为《山东推拿集锦》的教学录像片，在山东电视台多次播出，影响深远。1989 年由张素芳担任主编的《中国小儿推拿学》教材的发行，为当代小儿推拿规范教育提供了蓝本。1985 年开办小儿推拿师资进修班，为小儿推拿业界输送了新鲜血液。

进入新世纪以来，孙重三小儿推拿流派的传播及发展取得了长足进步。2012 年国家中医药管理局批准张素芳作为第五批全国老中医药专家学术经验继承工作指导老师，通过师带徒的传统模式，系统整理总结临床经验和学术思想；2014 年国家中医药管理局批准成立"全国名老中医药专家张素芳传承工作室"，依托山东省中医院，组成了以张素芳为首的 12 人传承工作组，进一步深度发掘整理孙重三流派的学术及临证精髓，同时加大了小儿推拿的推广力度；2011 年及 2016 年，"孙重三小儿推拿流派"作为专业词条被两次收入人民卫生出版社《小儿推拿学》教材；2016 年，孙重三流派独有的"十三大手法"申请"山东省非物质文化遗产保护"项目正式启动。

孙重三小儿推拿流派的创始者及其传人勤求古训，集众家所长，扎根临床，坚持医疗、教学、科研全面发展，师古不泥，勇于创新，经过数十载的传承与发展，最终在理、法、穴、术、治等方面形成了有别于其他流派的独特体系。因其传承脉络完整，理论研究充分，学术著作颇丰，成为当代齐鲁最具影响力的小儿推拿流派之一，在全国小儿推拿领域亦占十分重要的地位。

第二节　流派学术特色

孙重三小儿推拿流派十分重视小儿推拿医理的传承和探究。该流派注重中医典籍的研读，勤求古训，认为"今做小儿医，必先精研苦读前辈的中医经典，医者欲遣方愈疾，全赖理论指导"，首重《黄帝内经》，认为《黄帝内经》是中医各学科的奠基之作，此外还应有选择地阅读小儿推拿及儿科学的专著，如《小儿药证直诀》《厘正按摩要术》《幼科推拿秘书》等，以此加强对小儿推拿的理论认识。正是对医理的深入探究和发掘，使得该流派在诊法和治法方面都独具特色。

一、诊法特色

孙重三小儿推拿流派在诊断方面，主张"有诸内，必行于外""视其外应，以知其内脏，则知所病矣"，故该流派坚持在诊断过程中四诊合参，不可偏废。因婴儿不能言，故儿科古称"哑科"；儿童能言而不甚确凿，故难行问诊之工；小儿手腕部短小，三部莫分，故难行切诊之巧。诊断儿科疾病应从"望诊"及

"闻诊"中探寻，辅以"问诊""切诊"，方能达到准确诊断而无疏漏的目的。该流派诊断特色主要体现在以下两个方面：

（一）首重望诊，观纹察色

四诊察病，望诊为先。该流派从神气、面色、苗窍、手足、指纹、形态出发进行全面望诊。譬如，望神气可知疾病之预后转归，望面色可明脏腑之虚实变化，望形态可体患儿之强弱寿夭。其中，当以望指纹为该流派最擅长之处。该流派指出小儿指纹是手太阴肺经交于手阳明胃经的一条支脉，此脉从腕后出食指指端，与寸口太渊脉相通，指纹亦称"脉纹"，望指纹有如切寸口脉。在充分望指纹的基础上必须结合其他诊法，方能对疾病做出正确的诊断。

该流派遵循古人经验"浮沉分表里，红紫辨寒热，淡滞定虚实"，认为若指纹颜色呈红黄相兼，隐隐不显是为无病之象；指纹红，则寒邪初入皮毛，经络乍滞，为寒证；指纹紫，则热壅经络，阻其升降之道，为热邪炽盛；指纹淡红，且皮肤苍白，唇色惨淡，为虚寒证；指纹淡紫为虚热证；指纹直者多属热，指纹曲者多属寒。纹见风关，其病尚轻；纹见气关，其病已重；纹见命关，病情更笃；透关射甲，多为危候；指纹自下而上，邪则自浅而深，病则自轻而重；指纹推之涩滞，邪则郁遏营卫，多属实证。

该流派对望指纹具体方法予以阐述：令人抱患儿于光线充足的地方，医者左手握患儿食指，右手拇指桡侧面蘸清水，自患儿食指命关推至气关、风关，指纹愈推愈显，观察变化，推求病情。

（二）重视闻诊，细辨声味

重视闻诊，是孙重三小儿推拿流派诊法的又一突出特点，其理论渊源可追溯至《素问·阴阳应象大论篇》"视喘息，听声音，而知所苦"，以及《难经·六十一难》"闻而知之者，闻其五音，以别其病"。该流派关于闻诊的经验十分丰富，形成了独特的闻诊思路。

1. 辨声音

其中最突出的是通过细辨患儿的声息的改变能够判断疾病的表里寒热虚实。

（1）辨表里：语声重浊，先轻后重而壮厉有力，寒热并作，属外感有余之证；语声低怯，先重后轻而呼吸气短，寒热间作，属内伤不足之证。

（2）辨寒热虚实：语多而身热属阳、属实，懒言而身凉属阴、属虚；语声轻微是正气不足属虚，语声壮厉是邪气有余属实；哭而多泪属实，哭而无泪属虚；喘粗气热为邪实，喘急气寒的为正虚；鼻塞声重而喷嚏为表邪实，语声轻而气短为中气虚；呕吐酸苦为肝胆有热，嗳逆气冷为胃中有寒；狂言而焦躁为邪热炽盛；神昏而谵语为热犯心包。至于小儿惊风，神识昏蒙，牙关紧闭不能言者，当结合其他症状加以鉴别。

（3）辨诸痛：将患儿呻吟之声与其他症状及四诊资料综合分析，可探知患儿诸痛之所在：攒眉呻吟，多为头痛；叫喊呻吟以手扪心，多为胃脘痛；摇头皱眉扪腮而呻，多为牙痛；呻吟而不敢转侧，多为腰痛。

2. 嗅气味

通过嗅患儿呼吸气息和排泄物所发出的异常气味，结合其他诊法亦可助疾病的诊断。胃腑有热，则口气热臭；宿食积滞，其气酸臭；患牙疳者，其气多腐臭。鼻流浊涕有腥臭者，为脑热鼻渊；无腥臭者，为外感风寒。大便有酸臭，为肠有积热；其气生腥，为肠中有寒。小便臭浊黄赤，为膀胱积热；清长无臭的，为膀胱虚寒。

二、治法特色

孙重三小儿推拿流派的治法建立在中医学"天人合一"整体观的基础之上，以阴阳为纲，进行系统的辨证论治，运用流派特有推拿手法行气血、通经络、调脏腑，从而达到阴平阳秘、脏腑调和、治病防病的目的。该流派的治法特色有以下几个方面：

（一）强调治病先分阴阳

孙重三小儿推拿流派在临床中注重辨证循八纲，治则调阴阳。始终将扶正祛邪、调理阴阳作为施治的核心，宗"寒者热之，热者寒之，虚者补之，实者泻之"的治疗原则。该流派认为无论外感内伤，最终都将导致阴阳失调。因而临证时根据四诊资料，辨别表里、寒热、虚实，统之以阴阳。运用不同的推拿手法补虚泻实，以期阴阳调和。该流派每病处方皆用"分推手阴阳"一穴，以调阴阳，和气血，其理论源自《幼科推拿秘书·推拿手法·分阴阳》："盖小儿之病，多因气血不和，故一切推法，必先从阴阳分起"，故该流派选穴组方时将本穴置于首要位置，实热宜重分阴池，虚寒宜重分阳池，临床疗效显著。此外，孙重三小儿推拿流派亦不废弃脏腑辨证、卫气营血辨证、三焦辨证，主张将多种辨证方法并举，指导临床施治，是该流派一大治法特色。

（二）强调治病顺应四时

孙重三小儿推拿流派认为，人是一个有机的整体，人体的气机变化与自然界息息相关紧密，四时之气可直接或间接的影响机体，顺应四时规律，人体也会出现春生、夏长、秋收、冬藏的生理变化过程以适应自然界，即所谓的"天人相应"。当气候突变或季节交替时，人体气血为之波动，五脏之气亦失去平衡，而互相倾移，出现太过或不及。故人不可违反四时之序，只有顺应天地的四时变化，才能使经络通畅，气血和顺，逐步平复它的太过或不及。因此治疗时，顺应四时，因时因地因人而宜，指导手法选穴，慎守正气，才能取得显著疗效。如患儿每于仲秋申酉之时腹胀始作，因申酉、仲秋五行属金，金主收降，太过致使腹中气机不畅，选取按弦走搓摩一法施于患儿两胁，气畅则腹胀自愈。此外顺应四时对未病先防亦有重要指导意义，若懂分辨四时之气所在，顺应时序，便可预测病邪何时到来并加以预防。

（三）强调治病谨遵禀赋

孙重三流派谨遵循钱乙提出的"脏腑柔弱，易虚易实，易寒易热"，万全提出的"阳常有余，阴常不足，肝常有余，脾常不足，心常有余，肺常不足，肾常虚"等小儿异于成人的生理病理特点，因而形成了严谨的辨证思维方式，治疗时顺应小儿禀赋选穴配穴，顾护正气，但不妄用补法，尤重调理脾胃。如病由积滞引起者无论外感内伤，皆合理运用"消积导滞"法，处方中加用运板门、掐揉四小横纹等，以健脾助运，疗效显著。

第二章　小儿推拿基本知识

第一节　小儿生理及病理特点

一、小儿生理特点

对于一直处于生长发育过程中的小儿，其在形体、生理等方面，都与成人有所不同，有其自身的特点和规律，年龄越小表现越显著，因此不能简单地把小儿看成是成人的缩影。历代医家对于小儿生理特点论述很多，归纳起来，主要表现为脏腑娇嫩，形气未充；生机蓬勃，发育迅速。了解小儿生理特点，对于掌握小儿生长发育规律、健康保育和疾病诊治等，都具有重要的意义。

（一）脏腑娇嫩，形气未充

脏腑娇嫩，形气未充。指小儿时期机体各系统和器官的形态发育和生理功能都是不成熟和不完善的，五脏六腑的形和气都相对不足，尤以肺、脾、肾三脏更为突出。关于小儿生理特点历代医家论述颇多，最早见于《灵枢·逆顺肥瘦》"婴儿者，其肉脆、血少、气弱"。后代医家亦有类似描述，如隋代巢元方《诸病源候论·小儿杂病诸候·养小儿候》记载"小儿脏腑之气软弱"，北宋钱乙《小儿药证直诀·变蒸》中说："五脏六腑，成而未全……全而未壮"。可见小儿，尤其是新生儿和婴儿，脏腑娇嫩、肌肤柔弱、血少气弱、神气怯弱等生理特点是客观存在的。小儿时期，其赖以生存的物质结构虽已形成，但尚未充实和坚固；机体的生理功能活动虽已运转，但尚未成熟。

从脏腑娇嫩的具体内容来看，五脏六腑的形和气皆属不足，其中尤以肺、脾、肾三脏为突出。肺主一身之气，脾为后天之本，肾为先天之本，三者密切相关。肾藏精，内寄元阴元阳，主生长发育。小儿甫生，先天禀受肾气未充，出生之后，又赖后天脾胃的滋养，才能不断补充和化生。初生之时，小儿饮食未开，胃气未动，脾运力弱，需在生长发育过程中，肾气温煦，脾胃用事，气血充实，才能逐步健旺。同样，初生时小儿肺脏全而未壮，脾肾又均稚嫩，故肺脏受气不足，主气功能未健，故肺脏娇嫩。

因此清代医家吴鞠通在《温病条辨·解儿难》中指出："稚阳未充，稚阴未长者也"，从阴阳学说出发，将小儿生理特点归纳为"稚阴稚阳"，阐明小儿在物质基础和生理功能上，都是幼稚和不完善的，并且伴随着其生长发育而逐步充足。

（二）生机蓬勃，发育迅速

生机蓬勃，发育迅速。指小儿在生长发育过程中，无论在机体的形态结构方面，还是各种生理活动方面，都是在迅速地、不断地向着成熟、完善的方向发展。年龄越小，发育的速度越快，并且沿着一定的规律，发生特有的变化，主要表现在体格发育和智能发育两方面。

我国现存最早的儿科著作《颅囟经》将小儿生机蓬勃、发育迅速的生理特点概括为"纯阳"，并形成了"纯阳"学说。《颅囟经·脉法》曰："凡孩子三岁以下，呼为纯阳，元气未散。"所谓"纯"指小儿先天所禀之元阴元阳尚未耗散。"阳"指小儿生机蓬勃、发育迅速，如旭日之初升，草木之方萌，蒸蒸日上，欣欣向荣的生理现象。"纯阳"学说高度概括了小儿在生长发育、阴长阳充过程中，生机蓬勃、发育迅速的特点。

二、小儿病理特点

小儿病理特点为发病容易，传变迅速；脏气清灵，易趋康复。《医学三字经·小儿》记载："稚阳体，邪易干。"《温病条辨·解儿难》说："脏腑薄，藩篱疏，易于传变；肌肤嫩，神气怯，易于感触。"《小儿药证直诀·原序》则指出："脏腑柔弱，易虚易实，易寒易热。"说明小儿体质和脏腑功能均脆弱，抗病能力差，且小儿年龄越小此病理特点表现更为突出。故小儿在疾病转归过程中，病情变化迅速，若调治不当，极易轻病变重，重病转危，一日之内可由实证迅速转变为虚证。

（一）发病容易，传变迅速

小儿发病容易、传变迅速的病理特点是由其稚阴稚阳的生理特点所决定的。

小儿发病容易，是指小儿容易感染病邪而发病，且突出表现在易患时行疾病及肺、脾、肾三系的病证。小儿脏腑娇嫩，对疾病的抵抗力较差，加之幼儿寒暖不能自调，乳食不会自节，故在外易为六淫所侵，在内易为饮食所伤，以及胎产禀赋因素影响，所以小儿易于感触，容易发病，且年龄越小，发病率越高。肺为娇脏，主司呼吸，外合皮毛，小儿肺常不足，卫外功能薄弱，邪气不论从口鼻吸入或由皮肤侵袭，均能影响肺的功能，故有"形寒饮冷则伤肺""温邪上受，首先犯肺""难调而易伤"之说。故一旦冷暖失调，外邪即易由表而入侵袭肺系，而患感冒、咳嗽、哮喘、肺炎、喘咳等肺系病症。或易于感触时邪发生各种传染病，如麻疹、流行性腮腺炎、水痘、手足口病等。脾为后天之本，气血生化之源。为满足小儿迅速生长发育的物质需要，脾胃运化水谷的负荷较成人为重，而其脾胃功能尚未健全，表现为消化腺发育差，腺体分泌少，消化道肌层不发达，消化酶活力弱等。因此，小儿因脾常不足，较成人容易内伤饮食而致脾胃损伤，出现呕吐、腹泻、腹痛、厌食、积滞、疳病等脾胃失调的病证。小儿肾常虚，即指肾精不足。精包括先天之精与后天之精，先天之精属肾，后天之精属脾。小儿容易因先天元精不足而引起各种疾患，如解颅、胎怯胎弱、五迟五软、遗尿等疾病；也可由脾胃之精摄取不足，影响肾气藏精而产生佝偻病等疾患。

小儿发病后传变迅速，主要表现为寒热虚实之间的迅速传变、转化与夹杂，即易虚易实、易寒易热。虚实是指人体正气的强弱与疾病邪气的盛衰而言。《素问·通评虚实论篇》曰："邪气盛则实，精气夺则虚。"小儿患病，邪气易实而正气易虚。实证往往可以迅速转化为虚证，虚证者又易于感邪而产生实证证候，或者出现虚实夹杂证候。如小儿泄泻，初起多为外感时邪或内伤乳食所致之实证，若失治误治，则可迅速出现阴伤液脱甚或阴竭阳脱的变证，或脾胃气虚及脾肾阳虚的虚证。又如肺卫不固的虚证小儿易于感冒，感冒之后又易于夹痰、夹滞、夹惊，均表现为实证。寒热是指两种不同性质证候的属性。小儿患热病较多，病后易从热化，如本为风寒外束之寒证，可迅速郁而化热、热极生风，出现高热、急惊风等实热证候。素体阴虚者易于阴伤阳亢，病从热化，表现为邪热羁留、内热蒸盛等阴虚阳亢的证候。总之，小儿稚阴未长，稚阳未充，以其稚阴稚阳之体，患病后难以协调机体之阴阳平衡，因而寒热虚实的变化远较成人迅速而复杂。

（二）脏气清灵，易趋康复

与成人相比，小儿易为病邪所伤，其恢复也较成人快。如小儿肾炎、原发性血小板减少性紫癜均较成人恢复快，痊愈者也多。《景岳全书·小儿则》曰："第人谓其难，谓其难辨也；余谓其易，谓其易治也……设或辨之不真，则诚然难矣。"小儿患病后易趋康复的原因大致有三：一是小儿生机蓬勃，精力充沛，组织再生修复能力强；二是小儿脏腑少痼疾顽症、七情五志及药石之伤，对治疗应答迅速；三是小儿疾病以外感六淫和内伤饮食为主，治疗方法多，较易医治。

小儿脏气清灵，病因单纯，只要熟谙疾病发病特点及转化规律，掌握其表里寒热虚实和整体观念的辨证法则，就能灵活运用。反之，若诊断不明，辨证不精，用药错谬，非但不能灵活运用，反而失之毫厘，误之千里，致正衰邪盛，危殆立至，甚至留下终身残疾。所以必须及时掌握小儿病证的寒热虚实的变化，而不能贻误病情的医治。

第二节　小儿生长发育特点

生长发育是小儿不同于成人的最根本的生理特点，并且十分迅速。生长指各器官、系统、身体的长大，形态的变化，功能的完善，有相应的测量值；发育包括细胞、组织、器官功能的分化与成熟，即机体质的变化，包括情感心理的发育成熟过程，即机体量的变化。两者密切相关，不可分割，通常"发育"一词也包含了机体质和量两方面的动态变化。因此，掌握有关生长发育的基本规律，熟悉健康小儿的正常标准，对于小儿的保健和防治疾病具有重要意义。

一、年龄分期

儿童生命活动的开始，起于阴阳两精相合而形成的胚胎，新生命产生之后，就不断生长发育，直至成年。儿童与成人的年龄界限，历代有着不同的认识，现代一般按《小儿卫生总微论方》所说："当以十四以下为小儿治"，将 14 岁作为儿童年龄的上限。

小儿生长发育是一个连续不断的过程，其间虽在某些阶段有着比较显著的变化，但各期之间并无严格的界限，临床根据年龄阶段的解剖、生理、病理等特点，一般将小儿按年龄分为胎儿期、新生儿期、婴儿期、幼儿期、学龄前期、学龄期和青春期等几个时期。各期之间既有区别又有联系。我们应以整体、动态的观点来评价小儿的生长发育，考虑儿童的疾病防治和保健要点。

胎儿期保健古称"养胎""护胎"，对人的一生有着深远的影响，不仅可以避免死胎、流产、早产、先天性疾病等不良后果的发生，更可以使小儿在先天形成优良的体格、精神素质，为出生后的健康发育打下良好的基础。

新生儿期为自出生后脐带结扎，至生后满 28 天。在这一时期新生儿经历了内外环境的突然变化，机体内部也发生了相应的巨大变化，有一些特殊的生理状态，如睡眠时间长、体重先减后增、生理性黄疸、乳房肿大、假月经等，应将其与各种病态加以区别，以避免误治。

婴儿期，又称乳儿期。脏腑娇嫩、形气未充的生理特点在这一时期表现得最为突出，正如《小儿药证直诀·变蒸》说："小儿在母腹中，乃生骨气，五脏六腑，成而未全。"婴儿脏腑功能未曾健全，精神发育未曾成熟。婴儿肺脏娇嫩，卫表未固，来自母体的免疫能力逐渐消失，自身免疫力又未能健全，御邪能力弱，因此婴儿期发生时行疾病和肺系疾病的概率大大增加。

幼儿期和学龄前期的小儿脾胃功能逐步增强，在体格和智能等方面的发育速度较前减慢，进入稳步增长阶段。

小儿进入学龄期后，体格发育稳步增长，乳牙依次换上恒牙，除生殖系统外，其他器官的发育到本期末已接近成人水平。此期儿童脑的形态发育也已基本与成人相同，智能发育更为成熟。这一时期小儿肺脾疾病的发病减少，而肾病综合征、哮喘、过敏性紫癜、风湿热和类风湿病等疾病则好发。

青春期是从儿童到成人的过渡时期，其显著特点是肾气盛，天癸至，生殖系统发育趋于成熟，女孩乳房发育、月经来潮，男孩精气溢泻，体格生长也出现第二次高峰，体重、身长增长显著，心理变化也较大。

二、生理常数

生理常数是根据健康小儿生长发育规律所总结的标准，用来衡量小儿的健康状况。生理常数异常，则显示可能有某种疾患影响小儿的发育。

（一）体重

体重是小儿机体量的总和，是检测小儿体格生长发育的重要指标，可推测出小儿的营养状况。测量体重最好在清晨空腹排尿之后。新生儿体重均值男为3.3kg，一般男婴比女婴重0.1kg。出生后前3个月平均每月增长约1kg；4~6个月平均每月增长约0.7kg，7~12个月平均每月增长约0.5kg。

临床常用以下公式来推算小儿体重（kg）：

1~6个月：$3+0.7×$ 月龄

7~12个月：$7+0.5×$（月龄-6）

1岁以上：$8+2×$ 年龄

同龄小儿的体重，在正常情况下，允许有个体差异的 $±10\%$ 的波动。

$<15\%$ 为营养不良

> 10% 为超重

> 20% 为营养过度（肥胖）

（二）身高

身高是指从头顶至足底的垂直长度，是反应骨骼发育的重要标志。一般 3 岁以下小儿测量卧位时身长；3 岁以上小儿测量立位身高。新生儿身长均值为男 50.4cm，女 49.8cm。1 周岁内前 3 个月平均每月增高 3.5cm，4~6 个月平均每月增高 2cm，6~12 个月平均每月增长 1~1.5cm，因此 1 周岁时身长约为 75cm。

临床常用以下公式来推算小儿身高（cm）：

1~6 个月：50+2.5× 月龄

12 个月：65+1.5×（月龄 −6）

2 周岁以上：80+ 年龄 ×5

（三）头围

头围的大小与脑的发育有关。新生儿头围约 34cm，前 6 个月婴儿脑的发育最快，头围增长约 9cm，7~12 个月增长约 2cm。15 周岁时发育接近于成人，头围约为 54~58cm。

（四）囟门

囟门分为前囟和后囟。前囟是额骨和顶骨之间形成的菱形间隙；后囟是顶骨和枕骨之间的三角形间隙。小儿囟门发育状况可反映颅骨间隙闭合情况，并对临床某些疾病诊断具有一定意义，如囟门早闭且头围明显小于正常者，为头小畸形；囟门迟闭且头大于正常者，为脑积水、佝偻病等；囟门凹陷多见于失水或极度消瘦者；囟门凸出为颅内压增高的体征，可见于脑积水、脑炎、脑膜炎等。

（五）胸围

胸围的大小可以反应肺和胸廓的发育。新生儿胸围约 32cm，小于头围。第 1 年增长约为 12cm，此时胸围与头围相近。第 2 年增长约 3cm，从此时起胸围逐渐超过头围。一般营养不良小儿，由于胸部肌肉和脂肪的发育较差，胸围超过头围的时间较晚；反之，营养状况良好的小儿，胸围超过头围的时间则提前。

（六）牙齿

牙齿的发育可分为 3 个时期，为生长期、钙化期和萌出期。牙齿的发育可以推知骨骼发育的概况。小儿在出生后 4~10 个月开始出乳牙均属于正常范围。出牙时间推迟或出牙顺序混乱，常见于佝偻病、呆小症、营养不良等。

（七）呼吸、脉搏、血压

小儿年龄越小，呼吸、脉搏越快。而血压则随着年龄的增加而上升。小儿呼吸、脉搏、血压易受发热、运动、哭闹等影响，因此测量应在安静状态下进行。

小儿呼吸频率：新生儿平均 40~45 次 / 分，1 岁以内 30~40 次 / 分，1~3 岁 25~30 次 / 分，3~7 岁 20~25 次 / 分，7~14 岁 18~20 次 / 分。

小儿脉率：新生儿平均约 120~140 次 / 分，1 岁以内 110~130 次 / 分，1~3 岁 100~120 次 / 分，3~7 岁 80~100 次 / 分，7~14 岁 70~90 次 / 分。

小儿血压：不同年龄小儿血压正常值可用以下公式：

收缩压（mmHg）=80+2× 年龄

舒张压（mmHg）＝收缩压 ×2/3

（注：mmHg ＝ 7.5kPa）

第三节　小儿推拿适应证和禁忌证

一、小儿推拿适应证

小儿推拿在临床中有着极其广泛的应用范围，将有限的穴位与有限的手法，进行无限的组合，使得许多疾病都可以采用此法治疗，而且对这些病症有着很好的疗效。一般的常见病症都能应用。尤其对呼吸系统、消化系统病症以及小儿痹证等疗效显著。

（1）**肺系病症**：发热、感冒、咳嗽、肺炎、哮喘、反复呼吸道感染、过敏性鼻炎、扁桃体炎、腺样体肥大。

（2）**脾系病症**：呕吐、腹痛、泄泻、痢疾、便秘、厌食、积滞、疳证、肠系膜淋巴结炎、乙状结肠冗长症、脱肛、口疮、鹅口疮、口周炎。

（3）**肾系病症**：尿频、遗尿、水肿、淋证、疝气、癃闭。

（4）**心肝系病症**：夜啼、多汗症、病毒性心肌炎、惊风、抽动症、多动症。

（5）**运动系统病症：**脑瘫、大脑发育迟缓、小儿肌性斜颈、小儿尖足、O型腿、X型腿、剪刀步、足内（外）翻、扳机指、踝关节扭伤、髋部扭伤、桡骨小头半脱位、脊柱侧弯、佝偻病、臂丛神经损伤、滑膜炎。

（6）**传染性病症：**麻疹、风疹、痄腮、猩红热、水痘、手足口病、疱疹性咽峡炎。

（7）**新生儿疾病：**新生儿黄疸、新生儿不乳、新生儿吐乳、新生儿肠胀气、早产儿、低出生体重儿。

（8）**其他：**鼻渊、近视、斜视、婴儿湿疹、疝气、佝偻病、小儿脑瘫。

二、小儿推拿禁忌证

尽管小儿推拿的应用范围极其广泛，效果显著，但是其临床应用仍有一定的局限性，存在着推拿疗法的禁忌证，即不适宜运用手法或用手法有一定的危险性等情况。

如在皮肤破损处（烧伤、烫伤等）、皮肤病（湿疹、疱疹、脓肿等）等患处，暂不适宜施以推拿手法，以免引起局部感染。对患有严重心、脑等器质性疾病的危重患儿，也不宜单独使用推拿方法治疗，须采用中西医结合的综合疗法。除此之外，骨折、骨结核、遗传病等特殊情况亦属小儿推拿禁忌证范畴。

第四节　小儿推拿注意事项

小儿推拿疗法，虽然是一种安全、便捷的治疗方法，但在某些情况下，若不加以注意，也会给患儿带来不必要的痛苦和麻烦，并给自己的诊疗过程增加困难。因此，在小儿推拿临床中，应注意以下事项：

一、医者

（1）医者应态度亲和，耐心仔细，做到辨证准确、取穴恰当、手法适宜。

（2）医者应勤修指甲，保持双手清洁，推拿时手温适宜。并选择使用相应介质，以免对患儿造成不适或损伤，且便于医者手法应用。

（3）施术时，患儿通常取坐位或卧位，并充分暴露受术部位。操作时，医者手法应力量均匀柔和，动作轻快、平稳、着实。且可通过游戏、交谈等消除初诊患儿的惧怕心理，并将刺激较强的手法放在治疗的最后使用，以保证推拿治疗的顺利完成。

二、患儿

小儿过饥、过饱时皆不宜进行推拿治疗，一般以饭后 1 小时接受推拿治疗为宜。

三、诊室环境

诊室应保证光线充足，空气流通、清新，温度适宜，分区恰当以避免交叉感染。诊疗环境应安静有序。

四、其他

（1）小儿推拿以 1 日 1 次为宜，少数急重症亦可 1 日 2 次或数次。

（2）惊厥患儿经治疗后，若惊厥抽搐仍未停止，当使其侧卧，并以压舌板等合适物品置于患儿口中，使呼吸通畅，以免发生窒息。并及时送医急诊抢救观察。

第五节　推拿介质

推拿介质是指在推拿施术过程中，涂抹在施术者手上或受术者体表的液体、粉末或膏剂等润滑物质。推拿介质不但可以润滑肌肤，有效减少推拿手法对皮肤的摩擦损伤，防止破皮，而且有利于增强手法治疗功效，提高疗效。

一、小儿推拿常用介质

小儿推拿的常用介质类型有膏剂、粉剂、油剂、水剂、汁剂等。其中膏剂类介质的使用历史久远，如《千金要方》（约成书于公元 652 年）中记载："五物甘草生摩膏方……小儿虽无病，早起常以膏摩囟上及手足心，甚辟寒风。"膏剂类介质的制作主要是将适量的中药细末与一些无刺激性油膏基质（如凡士林、羊脂、猪脂、油蜡、蜂蜜等）混合煎熬而成，根据其中添加药物的不同而具有发散风寒、温通鼻窍、清凉祛邪、润滑肌肤、舒筋活络等不同的功效，但制作工序较为繁琐，故现今小儿推拿临床较少应用。

粉剂类介质是目前小儿推拿中运用最为广泛的一类介质，为固体的极细粉末，如滑石粉、爽身粉及其他药物经高速粉碎机粉碎而成的极细粉末，长于收敛、祛湿和止汗，且一年四季均可使用。粉剂类介质是孙重三小儿推拿流派最为常用的介质之一。

临床上，孙重三小儿推拿流派善用水剂和汁剂类介质，如酒精水、葱姜汁等。水剂类推拿介质按其成分不同大致可分为洁净水和药汁水。洁净水中不含有任何其他成分，临床中常使用常温或温度略低于室温的凉水，主要用于退热。药汁水则为用温热清水浸泡某些药物所得的水溶液，根据药物性质不同故浸泡时间长短不一。临床常用的药汁水有薄荷水、木香水、茶叶水及中药汤剂等。薄荷水常用于夏季，具有疏风清热、解毒通表、清凉祛暑的功效，适用于一切热证，尤适外感风热邪毒。酒精水因其制备相对简便快速，故孙重三小儿推拿流派常以酒精水用于小儿热证的治疗。木香水具有通经络、活气血、散瘀结的功效，不论外感抑或内伤所致的经络瘀滞，气血不和者均可使用。茶叶水具有醒神明目、消食利尿的作用，多用于小儿身热发烧。汁剂类介质为将药物或者食物捣烂后取其汁液制作而成的，亦是儿科推拿的常用介质。孙重三小儿推拿流派最喜使用葱姜汁，认为其很具代表性，具有通阳解表、温中行气的功效，在推拿过程中和推拿术后以纱布浸湿外敷患儿囟门、百会以治疗风寒外感而引发的感冒、咳嗽及中焦寒凝气滞所致的脘腹疼痛等。正如《厘正按摩要术》所述："推攒竹法，治外感内伤均宜。医用两大拇指，春夏蘸水，秋冬蘸葱姜……"

此外，芝麻油、清凉油等油剂和浸泡中药的酒剂亦可作为小儿推拿介质，但油剂在使用时因过于油腻而易使小儿产生不适感，所以使用率较低。酒剂也因其适用病症非儿科推拿临床常见病症而极少应用。

二、推拿介质的选用原则

推拿施术过程中选用何种介质是有一定原则的，首先要根据患者此时的疾病证型，以中医辨证论治的观点选取属性合适的介质种类。如患外感表证者可选用由解表药物为主要成分的膏剂、油剂或水剂等；而属热证者则应选用由寒凉药物组成的介质。在《厘正按摩要术》中说："内伤用麝香少许和水推之，外感用葱姜煎水推之，抑或葱姜麝香并用，入水推之。"正是辨证选用原则的体现。

临床中根据患者不同的年龄、性别及体质差异应选取不同属性的介质。如年龄越小的儿童，其皮肤越是娇嫩，可选用水剂、油剂或者粉剂；从小儿生理病理特点方面来讲，其病情变化较快，则不宜用攻伐之品，少用补虚之品，而宜用性味平缓之品，如粉剂、水剂等。不论男女老少，每个个体都具有鲜明的体质特点，根据气虚、阴虚、内热、痰湿等不同体质选择合适的介质可以有效提高推拿疗效。但应当注意的是，对于过敏体质的人，选取介质时应当尽量选择成分单一，性味平和的粉剂类和水剂类。

　　一年四季有不同的气候特点，对人体生理功能和病理变化产生着不同的影响。推拿属于中医外治疗法之一，医者治病时也应遵从用寒远寒，用热远热的原则。例如，冬季天气寒凉，人体阳气内敛，则推拿中选用的介质应避免使用辛凉属性者，以免伤及人体阳气。《小儿推拿广意》中说"春夏用热水，秋冬用葱姜水"，就是根据不同季节选用不同介质的体现。

　　简单概括来说，推拿介质的选用原则主要为因证选用、因人选用、因时选用三个方面。介质的合理选用不但有利于手法施术，润滑肌肤，还可以借助手法使介质中的有效药物成分渗透入人体内，从而发挥治疗作用，提高疗效。

第三章　流派辨证论治特点

第一节　病因特点

小儿发病的原因与成年人大致相同，但因小儿有其自身的生理特点，故不同病因引起的疾病情况和易感程度与成年人又具有明显差异性。小儿肺常不足，故多易外感六淫；脾常不足，所以多会内伤饮食。小儿独有的病因，为胎产因素和养护不当。

小儿生长发育的阶段不同，主要病因也各有不同。新生儿期疾病多由于胎产因素引起，婴儿期疾病多是喂养原因引起，幼儿期疾病多是六淫、疠气所引发，学龄前期的疾病多是意外伤害，学龄期和青春期疾病则更多是情志因素所引起。

小儿脏腑娇嫩，形气未充，五脏六腑成而未全，往往兼杂多种病因的交汇作用，共同影响。如外感风寒和内伤饮食同时出现，导致感冒夹滞的症状。

一、外感六淫、疠气

小儿为稚阴稚阳之体，脏腑娇嫩形气未充，寒温不知自调，常有家长养护不周的情况发生，六淫和疫疠之邪等外感因素是最常见致病因素。

六淫邪气是对风、寒、暑、湿、燥、火六种外感病邪的统称。风、寒、暑、湿、燥、火在正常情况下称为"六气"，是自然界六种不同的气候变化。当六气太过或不及，或者非其时而有其气时，便易成为人体患病的原因，称为"六淫"。外感六淫诸邪因客犯部位不同，其所患病证亦不同。如风寒之邪客犯于肺卫，则易引起感冒、乳蛾、喉痹等病；客犯肺系气道则易引起咳嗽、气管炎等病；客犯于肺则易引起肺炎喘嗽等病；客犯于胃，致胃气上逆，则易引起呕吐；客犯于肠胃，则易引起泄泻。

疫疠之邪是一类具有强烈传染性的病邪，其性峻烈、迅猛，具有较强的传染性并可形成流行，其发病常有明显的季节性，多从鼻、口、肌肤而入。其证发病急骤、病情较重、进展迅速、症状相似、易于流行，即某种疫疠之邪会专门侵袭某脏腑经络或某一部位而发病，某一种疫疠之邪只能引起某一种疫病，其病如暑温、痄腮、顿嗽、疫毒痢及麻疹等发疹性疫病。因小儿为"稚阴稚阳"之体，形气未充，御邪能力较弱，所以是疫疠邪气所伤的主要群体。

二、饮食内停

小儿生长发育迅速，生机旺盛，水谷精微需求相对较大，但是小儿又具有脏腑娇嫩、形气未充，脾胃功能未发育完整的特点。故小儿饮食量多，往往会造成脾胃负担过重，引起一系列脾胃疾病。加之小儿神识未开，饮食不能自节，家长又常有喂养不当的情况，导致小儿易被饮食所伤。饮食因素主要包括饮食不节或不洁，其在小儿致病因素中占有重要地位。

（一）饮食不节

（1）饮食损伤脾胃：喂养方法不当、饮食不适宜、食入的量或质过度，均可损伤脾胃，引起脾气受损、肠胃不和，使腐熟、运化、泌别、传导功能失健或失司，发为呕吐、积滞、泄泻、厌食、疳证等病证。

（2）饮食不足伤正：由于食量少、质次等原因引起水谷精微摄入量不足，如因初生缺乳，或未能按期添加辅食，乳食偏少致使脏腑失养，造成阴阳、脏腑、气血的虚弱，常发为厌食、疳证、血虚等病证。

（3）饮食营养不均：由于小儿幼稚，不能自调、自控饮食，易养成挑食、偏食、嗜食等不良习惯，造成营养成分不均衡，阴阳、脏腑、气血失衡，使原就与成人相比强弱不均的阴阳、脏腑、气血更加强弱不均，这是造成小儿体质不平和，成为某些病证好发的内在基础和条件。如过食寒凉易伤阳，过食辛热易伤阴，过食肥甘厚腻易伤脾等，都可引起厌食、泄泻、哮喘、湿疹等病证。正如茹十眉《小儿病哺乳痛论》所说："五味饥饱，勿令太过，过甜成疳，过饱伤气，过酸伤志，过冷成积，过苦耗神，过咸闭气，过辛伤肺，过肥益痰。"

（二）饮食不洁

饮食不洁也是饮食致病的一个常见原因。小儿智识未开、缺乏卫生知识，平时喜欢吮指或异物，或脏手取食，或误进不洁食物，均易引起肠胃疾病和寄生虫病，如吐泻、腹痛、肠道虫症，甚至细菌性痢疾、伤寒、病毒性肝炎等。

三、胎产损伤

《格致余论·慈幼论》说："儿之在胎，与母同体，得热则俱热，得寒则俱寒，病则俱病，安则俱安。"《幼幼集成·护胎》曰："胎婴在腹，与母同呼吸，共安危，而母之饥饱劳逸、喜怒忧惊、食饮寒温、起居慎肆，莫不相为休戚。"

孕母的情绪波动和饮食起居对胎儿的影响非常巨大。孕母如果不避寒暑，恣意过食辛辣，七情之欲化火，房事不知节制，则会化热蕴毒，使热毒遗留于胎儿。胎儿出生之后，初则病胎热、胎赤、胎毒、胎黄、胎肥、胎怯、重舌、木舌等症，如果疾病严重则会影响胎儿以后的生长发育，造成五迟、五软、癫痫、解颅、痴呆或者锁肛、骈指等一些身体畸形的疾病。

妊娠分娩损伤也可导致小儿初生诸疾，如头颅血肿、产伤、母婴垂直传播型肝炎、骨折、斜颈、脐带过长绕颈，重者甚至导致窒息而死亡。因此，为保证分娩顺利，孕妇应进行正规的产前检查。

四、禀赋因素

禀赋因素即先天因素，除了父母遗传的因素外，还与母亲在妊娠期间的身体状况有关。随着环境污染和社会发展节奏变快，社会心理因素的变化也正潜在性地加重人群遗传中的恶性负荷，加剧着对人类身体素质的侵袭。

中医学对小儿疾病的先天因素早有认识，如《锦囊秘录》说："氤氲之气方凝，赖母气以煦之，血以濡之，渐得长养成形。"孕母的健康与否，足以影响胎儿，致出生以后发生相应的疾病。因此，为减少父母遗传因素所致疾病，要采取积极的优生措施。

总之，胎疾是与生俱来的疾病，因先天禀赋异常形成。近年来已被认识的遗传性疾病至少有3500种以上，其中很大一部分属于先天性畸形或伴有不同程度的组织结构异常。过去不少原因不明的疾病现已被证明为先天因素所致。随着科学技术的进步尤其是医疗水平的提高，将会发现更多的遗传性疾病。因此，了解和认识先天致病因素对于先天性、遗传性疾病的防治十分重要。

第二节　诊法特点

望、闻、问、切，合称"四诊"，是中医诊断疾病的主要方法。孙重三小儿推拿流派在诊断方面，坚持在诊断过程中四诊合参，不可偏废，主张"有诸内，必行于外""视其外应，以知其内脏，则知所病矣"。因婴儿不能言，故儿科古称"哑科"；儿童能言而不甚确凿，故难行问诊之工；小儿手腕部短小，三部莫分，故难行切诊之巧。且小儿就诊时多哭闹，对气息脉象产生影响，给诊断造成一定的困难。故历代儿科医家特别重视望诊和闻诊，如《幼科铁镜·望形色审苗窍从外知内》所言："而小儿科，则惟以望为主。"本流派诊断特色主要体现在以下方面。

一、首重望诊，观纹察色

四诊察病，望诊为先。小儿为稚阴稚阳之体，肌肤娇嫩，病症反映于肌表，特征鲜明，故本流派尤重望诊。从神气、面色、苗窍、手足、指纹、形态出发进行全面望诊，现分述如下。

（一）望神气

"神气"是生命活动的基本征象，是身体机能的基本表现，生长发育旺盛则神旺，疾病或衰老则神气失常。神气而言，肇于先天之神，泽于后天水谷，内见于气血津液，外现于色泽神情。观察患儿有无神气，对推测疾病的转归预后，具有重要意义。《素问·移精变气论篇》言："得神者昌，失神者亡。"神气的有无，是生死的根本，不可不细察。

临床中，见患儿意识清楚、目光精采、声音清亮、肌肉不削、动作灵活、气息如常、语言清晰、二便不脱，此为神气存在的征象。神存的患儿，即使病势虽重，危险也不大。反之，若意识模糊、精神萎靡、目暗睛迷、表情呆滞、形羸色败、喘急异常、泄泻不止，或呼吸衰微、大肉已脱、循衣摸床，是神气离绝的征象。失神患儿，病势虽不严重，但遇有变化，就可能危及生命。所以古人说："神气为一身之主，神清气爽，神完气足，主清吉；神夺气移，神疲气浊，主夭亡。"根据古人的启示和临床的经验体会，患儿寒则神清，热则神昏，实则神有余，虚则神不足，寒盛则气必静，热盛则气必粗。

孙重三先生在接诊患儿时，若患儿处于哭闹、剧烈运动后、饥饿、困倦时，都要先令其调整片刻，待气息平稳后，方始诊察神色，才不至掩盖神气的真实状态。另外，孙重三先生在接诊小儿时，神态安祥，使小儿不畏惧，故能形态自如。

（二）望面色

色与神关系密切，脏腑气血之盛衰，反映于肌肤色泽。《医门法律·望色论》说："色者，神之旗也，神旺则色旺，神衰则色衰，神藏则色藏，神露则色露。"

望小儿面色，则知其内里。脏腑机能正常，气血旺盛，则神旺而面色光泽濡润；脏腑机能失调，气血津液匮乏，则神衰而面色枯槁。

五脏变化，必形于五色。古人从长期实践观察中得出五色与五脏的分属关系，即面青为肝色，赤为心色，黄为脾色，白为肺色，黑为肾色。望色时，要分清常色与病色、主色与客色。孙重三先生常强调"天人合一"，小儿面部皮肤娇嫩，血运丰富，因此易随着季节、气候等外部环境的变化而改变，春天多现微青色，夏天多现微赤色，秋天多现微白色，冬天多现微黑色，但黄色为四时主色，以上四色均在红黄明润的主色下隐隐透出。

面分五部，左腮为肝，右腮为肺，额上为心，鼻为脾，颏为肾。分别对应青、白、赤、黄、黑五色，正常情况下五部五色隐隐，若某部位色泽异常鲜明或异常暗淡，则提示相关脏腑机能异常。

在症状方面，面青为惊风，面赤为火热，面黄为伤食，面白为虚为寒，面黑为痛，多属恶候。在宜忌方面，泻痢的面色不宜赤；咳嗽的面色不宜青；感风寒的面色不宜红；伤积滞的面色黄。脾气旺于四时，故四时应以黄为主色，但必如罗裹雄黄，不宜如黄土。总之，患儿面色润泽有神的为新病，其症轻；枯槁无神的为久病，其症重。

（三）望苗窍

苗窍分七，称七窍，分别为耳、目、鼻、口、舌、前阴、后阴，五脏精气上通于头面七窍。肾开窍于二阴，上通于耳；肝开窍于目；肺开窍于鼻；脾开窍于口；心开窍于舌。七窍功能正常依赖于五脏生理功能正常，察苗窍气血、寒热、虚实之变化，可知五脏之盛衰。

1. 望目

《灵枢·大惑论》言："五脏六腑之精气，皆上注于目而为之精。"目为肝之窍，乃五脏精华之所系，一身神气所荟萃之地。凡风寒感于外，乳食伤于内，以及一切脏腑疾病都无不见于两目。在临床上，望目对诊断疾病有重要参考价值。若见哭而无泪，多属脱水重症；眼睑结膜色淡，为血虚之象；巩膜色黄，为黄疸湿热蕴遏；目赤而痒，多为肝经风热；白珠色赤为阳热；结膜干燥，频繁眨眼，多为肝血不足，证属肝疳；睡时露睛，多属脾虚。眼睑浮肿，为阳虚水泛之证。目赤汪泪，须防出疹。又如开目欲觅人者病多属阳，闭目不欲见人者病多属阴。戴眼反折者，为阳绝之候；视不见物者，为阴脱之候。眼眶忽然陷下者，为脏气已绝之候；眼睛忽然不明者，为脱阴脱血之候。怒目视者为肝气盛，瞳孔散大者为中气虚。勇视而眼珠转者为肝风内动，直视而眼珠不转者为肝气将绝。

2. 望鼻

鼻为肺窍，故鼻孔干燥者为肺热，若燥黑如烟煤的为热极；鼻流清涕者为风寒袭肺，流浊涕的为风热犯肺。鼻准属脾，红燥的为脾热，惨黄的为脾败。鼻翼扇张，以及出气多，入气少者，多属难治之症。但鼻翼扇张有虚实新久之分，不可不辨。如初病即见鼻扇的，多为邪热风火壅塞肺气所致；久病鼻扇，并见喘息出汗的，为肺气欲绝之候。

3. 望口唇

《黄帝内经》言："脾胃之华在唇四白，四白者，唇之四际白肉也。"所以临床上见到小儿唇红而吐的，是胃热。唇白而吐的，是胃虚。唇色正常而吐的，作为伤胃论。唇塞而缩不能盖齿的，是脾绝。口角流涎的，是脾冷。凡唇燥裂的，主热。唇口肿赤而齿焦的，是热极。唇红如丹的，为发渴之候。若红甚焦黑的，其病多危。口禁不语为痉厥，口唇喝斜为风症。口与鼻呼吸气粗，而且疾出疾入的，为外感邪气有余。若呼吸气微，徐出徐入，为内伤正气不足。小儿口如鱼嘴尖起或口中气出不返以及环口黧黑，均属难治和不治之症。

4. 望舌

舌为心之苗，凡脏腑寒热之气，无不见于舌，所以验舌之有苔无苔，可以知邪在表在里，察舌之或黄，或白，或黑，或赤，可以诊病之寒热虚实、轻重安危。但在验舌时，对食物和药物的染色，尤应注意，不可不辨。舌质淡白为气血两虚，舌质紫暗有瘀斑为瘀血阻滞，舌苔白腻而厚为痰食积蕴中焦，舌苔花剥则胃阴不足。凡舌润如常而未生苔者，是邪尚在表；苔白而滑者，是邪已入里。苔黑而谵语者属热；苔黑而润，无谵语者属寒。舌黑有虚、寒、实、热之分，虚、寒者舌必润；实、热者舌必燥。舌白也有寒热之别，无苔而淡白者属寒；有苔而厚白者属热；舌白而润者属寒；舌白而干者属热（初生小儿舌苔白滑而薄，名曰乳苔，不可与病苔混同）；苔白而中间黄者，是邪入于胃；苔干边白而中心黑者，其病多危。苔黄而滑者，是内热尚轻；苔黄而干者，是内热已盛。舌红而更有裂纹者，为热毒炎上；舌淡红而中有红点者，为君火燔炽。苔灰而薄的邪轻，苔黑而厚者邪重。苔渐退的邪亦退，苔渐进者邪亦进。小儿弄舌主热，如久病未愈而弄舌则多凶。

5. 望耳

两耳为肾之窍，又为少阳经脉所过之处，所以耳廓红润，为肾气充足的表现。若耳色枯焦者，主肾水涸竭，多属危症；耳上突见青筋串起，主肝风内动，发为瘛疭。若暴病耳痛、耳肿、耳聋者，皆主胆经疾患。两耳时红时热者，则为外感风寒。

6. 望二阴

肾开窍于二阴，主二便，前阴主小便，后阴主大便。若前阴赤肿为膀胱有热，后阴糜红为大肠湿热下注。若见脱肛者，为中气下陷。阴囊肿大，须辨水肿或疝气，大小固定且透亮为水肿，时大时小、推之可消则为疝气囊肿。

（四）望手足

望小儿手足形态，对诊断也有帮助。如指甲青的，为心痛；指甲黑的，为肝绝；手足抽搐、脊强反折的，为痉病；十指屈伸不定、手如数物状的，为热邪伤神。又如伸足仰卧的，为热症；蜷足俯卧的，为寒症。凡小儿久病手掌肿而无纹的，或抽衣撮空，或循衣摸床，或手撒不收的，均属危重证候。爪甲为肝之余，为气血所充养。热邪伤津耗气，四肢爪甲为之屈伸不利，耗损至极则手足搐搦。热甚则神昏志溃，四肢不受神志支配而动态失常。十指前端膨大，指甲青紫，为杵状指，是心脏气血瘀阻的表现。指甲脆薄苍白为气血不足的表现。

（五）望指纹

本流派望诊之特色，当以望指纹最为擅长。小儿指纹是手太阴肺经交于手阳明大肠经的一条支脉，此脉从腕后出食指指端，与寸口太渊脉相通，因此，指纹亦称"脉纹"，望指纹尤如切寸口脉。

孙重三小儿推拿流派遵循古人经验——"浮沉分表里、红紫辨寒热、淡滞定虚实"。认为若指纹颜色呈红黄相兼，隐隐不显是为无病之象；指纹红，则寒邪初入皮毛，经络乍滞，为寒证；指纹紫，则热壅经络，阻其升降之道，为热邪炽盛；指纹淡红，且皮肤苍白，唇色惨淡，为虚寒证；指纹淡紫为虚热证；指纹直者多属热，指纹曲者多属寒。纹见风关，其病尚轻；纹见气关，其病已重；纹见命关，病情更笃；透关射甲，多为危候；指纹自下而上，邪则自浅而深，病则自轻而重；指纹推之涩滞，邪则郁遏营卫，多属实证。

望指纹具体方法为，令人抱患儿于光线充足的地方，医者左手握患儿食指，右手拇指桡侧面蘸清水，自患儿食指命关推至气关、风关，指纹愈推愈显，观察变化，推求病情。

临证治疗时，孙重三先生不仅仅以望指纹判断疾病的寒热虚实，也将此部位作为治疗用穴。以拇指桡侧面自患儿食指掌面稍偏桡侧，从指端推至指根，即推指三关。能起到和血通关，平肝胆之火，除大肠之热的功效。

（六）望形态

皮、肉、筋、骨、脉为五体，五脏外合五体，五脏精气充养五体，五体可反映五脏气血盛衰与生理功能强弱。观察小儿的形态和动态，可推测小儿的先天禀赋及后天营养状况。小儿头角丰隆，五官敏锐，则小儿禀赋充足营养良好。若小儿肌瘦形消，发稀面枯，囟门愈期不合，筋蜷项软，姿态呆滞，必为禀赋不足营养失调。不同的疾病常有不同的姿态，通过动态望诊可查知。如小儿喜伏卧，为乳食内积。躯体蜷曲，两手捧腹，翻滚哭闹，多为腹痛。颈项强直，四肢拘挛，角弓反张者为惊风。端坐呼吸，胁肋凹陷，哮吼痰鸣，多为肺炎喘嗽或哮喘。

二、重视闻诊，细辨声味

重视闻诊，是孙重三小儿推拿流派诊法的又一突出特点，其理论渊源可追溯至《素问·阴阳应象大论篇》"视喘息，听声音，而知所苦"，以及《难经·六十一难》"闻而知之者，闻其五音，以别其病"。本流派关于闻诊的经验十分丰富，形成了独特的闻诊思路。

（一）听声音

听声音最突出的是通过细辨患儿声息的改变，以判断疾病的表里、寒热、虚实。

（1）辨表里。语声重浊，先轻后重而壮厉有力，寒热并作，属外感有余之证；语声低怯，先重后轻而呼吸气短，寒热间作，属内伤不足之证。

（2）辨寒热虚实。语多而身热属阳、属实，懒言而身凉属阴、属虚；语声轻微是正气不足，语声壮厉是邪气有余；哭而多泪属实，哭而无泪属虚；喘粗气热为邪实，喘急气寒为正虚；鼻塞声重而喷嚏为表邪实，语声轻而气短为中气虚；呕吐酸苦为肝胆有热，嗳逆气冷为胃中有寒；狂言而焦躁为邪热炽盛；神昏而谵语为热犯心包。至于小儿惊风，神识昏蒙，牙关紧闭不能言者，当结合其他症状加以鉴别。

（3）辨诸痛。将患儿呻吟之声与其他症状及四诊资料综合分析，可探知患儿痛之所在。如攒眉呻吟，多为头痛；叫喊呻吟以手打心，多为胃脘痛；摇头皱眉扪腮而呻，多为牙痛；呻吟而不敢转侧，多为腰痛。

（二）嗅气味

嗅气味是通过嗅患儿呼吸气息和排泄物所发出的异常气味，结合其他诊法亦可助疾病的诊断。

（1）闻口气。胃腑有热，则口气热臭；宿食积滞，其气酸臭；患牙疳者，口气多为腐臭；若患肺痈，则口气腥臭、咳嗽频发。

（2）闻涕及痰涎。鼻流浊涕且腥臭者，为脑热鼻渊；无腥臭者，为外感风寒。痰液黏稠腥臭，为肺热壅盛；痰液清稀无味，为肺中虚寒。

（3）闻二便。大便有酸臭，为肠有积热；其气生腥，为肠中有寒。小便臭浊黄赤，为膀胱积热；清长无臭，为膀胱虚寒。

（4）闻矢气。矢气频发，臭味甚，为内伤乳食；矢气无味，为阳虚脾寒。

除望诊和闻诊外，临证中问诊和切诊依然不能遗漏或有所偏颇。儿科的问诊，是在一定的目的要求下，医者与患儿的父母或看护人的谈话，其内容与成人基本相同，但要注意询问年龄、胎产以及预防接种史等，同时要围绕主诉，并结合儿科疾病的发病特点询问。通过问寒热、问汗、问二便、问饮食、问口渴、问睡眠等方面，借以了解患儿的生活习惯、居住环境、疾病的发生与演变的情况、疾病的表里、寒热、虚实等。如患儿发热、恶寒、无汗或恶风、自汗出的，大多是外感风寒，病邪在表；发热、汗出不解，更见口渴引饮、便秘、溺赤的，是内有实热，病邪在里。发热、恶寒、无汗的，则为表实；有汗的则为表虚。若动辄乏力汗出的，则为阳虚自汗；若寐则汗出，醒后即止的，则为阴虚盗汗。若大便秘结、干燥难解，多属实热；大便稀薄、泄泻不止，多属虚寒。小便黄赤的属热，清白的属寒；小便黄赤混浊而不利的，为湿热；清白频数而自遗的，为气虚。

三、重视切诊，静心体察

切诊包括脉诊和按诊两部分，是医生用手在患儿躯体的某些部位，或按或触，通过手下的感觉，可以了解患儿内脏的变化及其在体表的反映。儿科切诊应尽可能在患儿安静的状态下进行。小儿脉诊与成人有所不同。成人用三个手指按脉，有寸、关、尺之分。小儿3岁以后虽可切脉，但寸口脉短，所以一般用"一指（拇指或食指）定关法"——医师用食指或拇指同时按压寸、关、尺三部，再根据指力轻、中、重的不同，取浮、中、沉，来体会小儿脉象的变化。由于小儿疾病一般都比较单纯，所以其病脉也不似成人那么复杂。主要有浮、沉、迟、数、无力、有力 6 种，用以判别表、里、寒、热、虚、实。如浮脉主表，其病在外，有力表实，无力表虚，浮迟中风，浮数风热。沉脉主里，其病在内，有力里实，无力里虚，沉迟痼冷，沉数内热。迟脉主脏，其病为寒，有力冷痛，无力虚寒，浮迟表冷，沉迟里寒。数脉主腑，其病为热，有力实火，无力虚火，浮数表热，沉数里热。浮而有力风热，无力阴虚。沉而有力痰食，无力气滞。迟而有力为痛，无力虚寒。数而有力实热，无力虚痛。儿科按诊的内容有按头囟、按颈腋、按胸腹、按四肢以及按皮肤，主要察其冷、热、软、硬，以及有无癥瘕痞块等情况以协助诊断。如囟门凹陷，名曰"囟陷"，常为津液亏损，阴伤欲竭，常见于呕吐、泄泻大量丢失水液等；囟门高凸，名曰"囟填"，常为邪热炽盛，肝火上炎，热盛生风，常见于脑积水等。脐周按之痛，可触及团块、推之可散者，多为虫证。腹痛喜按，按之痛减为虚为寒；腹痛拒按，按之胀痛加剧多为实为热。

第三节　辨证特点

一、八纲辨证

八纲辨证是中医辨证的纲领。孙重三小儿推拿流派亦遵循此纲领，通过四诊掌握辨证资料之后，根据病位的深浅，病邪的性质及盛衰，患儿正气的强弱等，加以综合分析，归纳为阴阳、表里、虚实、寒热八类证候，称为八纲辨证。在临床上任何一个疾病出现的症状和体征，都可以用八纲辨证加以分析、归纳，从而按病变的部位分为表证、里证；按疾病的性质分为寒证、热证；邪正的盛衰分为实证、虚证；并用阴阳法概括之，即表、实、热为阳证；里、虚、寒为阴证。

（一）阴阳辨证

阴阳是八纲中的总纲，可以统括其余六个方面，故有人称八纲为"二纲六要"。在诊断上，根据临床证候所表现的病理性质，将一切疾病分为阴、阳两个方面。《素问·阴阳应象大论篇》说："凡诊脉施治，必先审阴阳，乃为医道之纲领。"足见古人对阴阳辨证的重视。

根据阴阳学说中阴与阳的基本属性，临床上凡见兴奋、躁动、亢进、明亮等表现的表证、热证、实证；以及症状表现于外的、向上的、容易发现的，病邪性质为阳邪致病，病情变化较快等，一般都可归属为阳证。凡见抑制、沉静、衰退、晦暗等表现的里证、寒证、虚证；以及症状表现于内的、向下的、不易发现的，病邪性质为阴邪致病，病情变化较慢等，可归属为阴证。

（二）表里辨证

表里是辨别病位外内浅深的一对纲领，以明确病势深浅、轻重。表与里是相对的，是指人体的内、外。一般病在肌表，如皮毛、肌肉、经络等属表，病情轻，病位浅。病在脏腑、血分等属里，多病情重，病位深。小儿由于抗邪能力较成人差，故疾病很快由表入里，临床常以里证为多见。

凡外邪侵犯肌表，病证首先反映在身体浅层而出现以怕冷、发热为主的证候，称为表证。《景岳全书·传忠录》说："表证者，邪气自外而入者也，凡风寒暑湿燥火，气有不正，皆是也。"临床上表证一般具有起病急，病情较轻，病程较短，感受外邪的因素可查等特点。以恶寒（或恶风）发热（或自觉无发热），头身疼痛，鼻塞流涕，有汗或无汗，舌苔薄白，指纹不显或隐见鲜红，脉浮为主要表现。凡病情发展，病邪侵入身体深层，使脏腑、气血等受病而反映出来的证候称为里证。《景岳全书·传忠录》说："里证者，病之在内、在脏也。凡病自内生，则或因七情，或因劳倦，或因饮食所伤，或为酒色所困，皆为里证。"临床多见于外感病的中、后期或内伤病。一般很难说哪几个症状就是里证的代表症状，但其基本特点是无新起恶寒发热并见，以脏腑症状为主要表现，其起病可急可缓，一般病情较重，病程较长。

（三）寒热辨证

寒热辨别两种不同疾病的性质。寒证与热证反映机体阴阳的偏盛偏衰，阴盛或阳虚的表现为寒证，阳盛或阴虚的表现为热证。

各类寒证和热证的表现均不尽一致。寒证的常见证候有恶寒、畏冷、冷痛，喜暖，口淡不渴，肢冷蜷卧，痰、涎、涕清稀，小便清长，大便溏薄，面色白，舌淡苔白而润，指纹红，脉迟。热证的常见证候有发热，恶热喜冷，口渴欲饮，面赤，烦躁不宁，痰、涕黄稠，小便短黄，大便秘结，舌红苔黄，指纹紫红色，脉洪大而数；或五心烦热，骨蒸潮热，咽燥口干，舌质红，指纹淡紫色，脉细数。

（四）虚实辨证

虚实辨别病体的邪正盛衰。疾病的过程，就是邪正斗争的过程，虚、实是反映邪正斗争双方的力量对比。虚是指正气不足，实是指邪气有余，《素问·通评虚实论篇》说："邪气盛则实，精气夺则虚。"辨别虚实是为了解人体对疾病反映的强弱以及人体正气和致病邪气之间的力量对比情况。

虚证可以由先天禀赋不足所致，但主要是由后天失调和疾病耗损所致。各种虚证的表现极不一致，很难用几个症状予以概括，临床一般以久病、势缓者及耗损过多者多虚证，体质虚弱者多虚证。故《难经·四十八难》有"缓者为虚""出者为虚"的说法。实证是对人体感受外邪，或疾病过程中阴阳气血失调而以阳、热、滞、闭等为主，或体内病理产物蓄积，所形成的各种临床证候的概括。临床一般是新起、暴病多实证，病情激剧者多实证，体质壮实者多实证，故《难经·四十八难》有"急者为实""入者为实"的说法。

二、脏腑辨证

脏腑辨证是根据脏腑的生理功能和病理表现，对疾病证候进行分析归纳，借以推究病变的部位、性质，正邪盛衰情况的一种辨证方法。临床上这种方法是根据脏腑间、脏腑与体表间相互关系来说明病变的重点所在以及其转化关系。因此，临床上采用脏腑分证施治，是孙重三小儿推拿流派的临证治疗基础。

（一）心与小肠

心与小肠互为表里，心的生理活动主要是主血脉，主神明，开窍于舌；小肠分清别浊，具有化物的功能，所以儿科临床上出现精神障碍、心悸、舌强硬等证与心有关；小便不利，大便泄泻等清浊不分、运输障碍者多与小肠有关。若患儿表现出心悸气短，神疲乏力，畏寒肢冷，嗜睡易醒，或自汗出，舌淡苔白，脉细或虚大无力，指纹淡红为心阳虚。若表现出心悸心烦，体倦无力，面色苍白无华，舌质淡红无苔，脉细弱，指纹淡为心血虚。若见面色潮红，五心烦热，盗汗，舌红，脉细数，指纹红则多为心阴虚兼有内热。

此外，因气郁化火炼液为痰，痰火内盛，或因外感热邪，灼熬津液为痰，热痰内扰，致痰火扰乱心神。表现出发热气粗，面红目赤，精神不安或精神痴呆，语言错乱或昏迷，不省人事，癫狂，痰黄稠，舌红或干裂少苔，或黄腻，脉滑数，指纹紫滞为痰火内扰。因火热之邪内侵，或嗜肥腻厚味，导致心火内炽，面赤口渴，烦躁，口舌糜烂，小便短赤，大便干，舌尖红，脉细数有力，指纹深紫为心火亢盛。因心热下移小肠，导致心烦口渴，口舌生疮，咽喉疼痛，小便短赤，尿道灼痛，小腹坠胀，舌红苔黄，脉滑数者为小肠实热。

（二）肺与大肠

肺与大肠相表里，肺的生理功能是主气，司呼吸和输布水津。肺外合皮毛，开窍于鼻。因肺为娇脏，不耐寒热，故外邪侵入首先侵入肺系，所以临床常见咳嗽气喘，气短，皮肤憔悴，鼻翼煽动等。大肠的作用是传导和排泄糟粕，故其病变主要反映在大便方面，如便秘、腹泻等。如风寒束肺证是因感受风寒，肺气被束所表现的证候，表现为恶寒发热，鼻塞流清涕，咳嗽痰稀色白，伴头痛身痛，无汗；舌苔薄白，脉浮紧，指纹鲜红。痰湿阻肺证实因久咳伤肺，或因脾气亏损，或感受寒湿等，导致痰浊阻滞肺系，表现为咳嗽痰多，痰液黏稠色白，胸闷，甚则气喘痰鸣，不能平卧，舌淡苔白腻，脉滑。因风热之邪侵犯肺系，而导致卫气受病的风热犯肺证，表现为咳嗽痰稠色黄，鼻塞流黄浊涕，身热微恶风寒，伴有口干，咽喉疼痛，舌尖红，苔薄黄。因秋令感受燥邪，侵犯肺卫而致的燥邪犯肺证，表现为干咳无痰或痰少而黏，不易咯出，唇、舌、咽、鼻干燥，伴身热恶寒，舌红苔白而黄，脉数。肺阴虚证多因久病伤阴，痨虫袭肺，或热病后期阴津损伤，导致肺阴不足，虚热内生。表现为咳嗽痰少或痰带血丝，口干咽燥，形体消瘦，低热盗汗，五心烦热，午后颧红，夜寐不安，声音嘶哑，舌红少津，脉细数，指纹淡红。

大肠湿热证多因感受湿热外邪，或饮食不节等，而致湿热侵袭大肠。表现为腹痛，下利赤白黏冻，里急后重，或暴注下泄，色黄而臭，伴肛门灼热，小便短赤，口渴，或有发热恶寒，舌红苔黄腻，脉濡数或滑数。而因素体阴亏，或久病伤阴，或热病后津液未复，致津液不足，不能濡润大肠所致的大肠液亏，则表现为大肠秘结干燥，难以排出，常数日一排，口干咽燥，伴有口臭，舌红少津，脉细涩。

（三）脾与胃

脾胃共处中焦，经脉互为络属，具有表里关系。脾主运化水谷，胃主受纳和腐熟水谷，脾性宜升，胃性宜降，共同完成食物的消化、吸收和输布，为生化之源，后天之本。脾还具有统血和主四肢、肌肉的功能，脾病以阳气虚衰，运化失调，水湿聚而生痰以及脾虚不能统血为常见。临床以腹胀或痛，纳少，便溏，浮肿，困重，内脏下垂，出血等为脾病的常见症状。其证候有虚实之分，虚证多因饮食、劳倦、思虑过度所伤（儿科脾病思虑过度致病少），或病后失调所致的脾气虚、脾阳虚、脾气下陷、脾不统血等症；实证多由饮食不节，或外感湿热或寒湿之邪内侵，或失治、误治所致的湿热蕴脾、寒湿困脾等证。

胃病以受纳腐熟功能障碍及胃失和降、胃气上逆为主要病变。临床以食少，脘腹胀满或疼痛，呕恶，呃逆，嗳气等为常见症状。其证候亦有虚实之分，虚证多因饮食不节，饥饱失常，久病失养，或因吐泻太过，或温热病后期，耗伤阴津等原因所致；实证多由饮食倍伤，或误食不洁之品，或寒邪、热邪犯胃而成。

（四）肝与胆

肝位于右胁，胆附于肝，肝胆经脉相互络属，故互为表里。肝主疏泄，其性升发，喜条达恶抑郁，以舒畅全身气机，调节情志；疏泄胆汁，助脾胃运化；推动血液和津液运行。肝主藏血，在体为筋，开窍于目，其华在爪。所以惊风、出血、惊厥及眼疾、胸胁等病症均与肝有密切关系，常见精神抑郁，急躁易怒，胸胁少腹胀痛，眩晕，肢体震颤，手足抽搐，睾丸疼痛等症状。其证候有虚实两类，以实证多见。实证多由情志所伤，致肝失疏泄，气机郁结，气郁化火，气火上逆；火劫肝阴，阴不制阳，肝阳上亢；阳亢失制，肝阳化风，或寒邪、火邪、湿热之邪内犯而致。有肝火上炎、肝风内动、寒滞肝脉等证。虚证多因久病失养，或他脏病变累及，或失血，致使肝阴、肝血不足。

胆为"中清之腑"，具有贮藏和排泄胆汁，以助消化的功能，并与情志活动有关。胆病多表现为口苦、黄疸、惊悸失眠、胆怯及消化异常等。其证候有胆郁痰扰证及肝胆并见的肝胆湿热证。

（五）肾与膀胱

肾左右各一，位于腰部，其经脉与膀胱相互络属，互为表里。肾为先天之本，是推动人体一切功能活动的本源，能够藏精、生髓，与生殖、泌尿、骨骼有密切关系，并开窍于耳。肾的特性是宜潜藏，不宜耗泄妄动。肾病主要以人体生长、发育和生殖机能障碍、水液代谢失常、呼吸功能减退和脑、髓、骨、发、耳及二便异常为主要病理变化。临床以腰膝酸软或痛，骨软无力，耳鸣耳聋，齿摇发脱，发育迟缓，二便异常等为常见症状。其证候多虚证，多因禀赋不足，或幼年精气未充等导致肾的阴、阳、精、气亏损为常见。

膀胱为州都之官，具有贮存和排泄尿液的功能。膀胱病以排尿异常为主要病理变化，临床常见尿频、尿急、尿痛、尿闭等症。由于肾与膀胱相表里，因而肾病也常引起膀胱气化失常而发生小便异常，如遗尿、小便失禁等。膀胱病多见湿热证。

基本技法篇

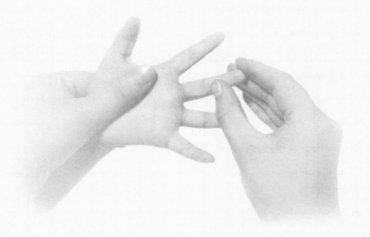

第四章 流派技法特色

推拿手法的操作和穴位的选择是推拿治病的关键环节。孙重三小儿推拿流派在全面完整继承明清小儿推拿传统技法的基础上，经过几代人的临床实践经验总结提炼，在手法和穴位的选择上形成了自己流派的特色，这些手法和穴位的搭配组合及临床操作，系统简练且疗效显著。

一、手法特色

孙重三小儿推拿流派重视手法的规范操作，在教学中特别强调既要有扎实的中医理论基础又要保证推拿手法的精确无误。该流派的手法主要有以下特点：

（一）单式手法以摩法与拿法为重

孙重三小儿推拿流派常用单式手法分别为摇、掐、揉、推、按、运、搓、摩、拿法。其中前8种基本手法源于清代张振鋆所编著的《厘正按摩要术》卷二"立法"中的记载。孙重三流派中的这8种手法，名称、手法的解释与之相同，手法的动作要领也出自于此。除了前8种手法外，该流派还常用拿法。实际临床中以推、按、揉、掐、运、搓、摇为常用之法，尤以摩法和拿法为重。

该流派对手法操作严格，特别强调推拿手法要动作精确化，姿势规范化。譬如，摩法要求医者用右手拇指侧面（桡侧）或手掌心紧按所选的部位上，施以轻重适宜的环转运动，向外（顺时针）为泻，向内（逆时针）为补。该流派严格按照周于蕃所说"摩以去之"，达到《石室秘录》中"摩法不宜急，不宜缓，不宜轻，不宜重，以中和之义施之"的要求。摩法临床的应用范围广，刺激柔和适中，适用于身体的各个部位。指摩面部可治疗小儿鼻炎、面瘫；摩腹则具有健脾和胃消食导滞等功效，可治疗小儿先天性巨结肠、不完全性肠梗阻等；摩小腹具有清利下焦湿热的功效，可治疗小儿尿急、尿频。

该流派常拿的穴位有百虫、膝眼、委中、前承山、后承山、肚角等。特别是在处理先天性巨结肠、顽固性便秘等病时，选用肚角穴施以拿法，双手拇指面置于穴位上，而双手的中指指面置于小儿背部与腹接穴相对处，拇指及中指相对用力对合，拿到一定程度后同时向两外侧拿动，但用力一定要在患儿能耐受范围之内，此法治疗腹胀、便秘及巨结肠的效果明显。另外，拿百虫、拿膝眼、拿前后承山、拿委中等是治疗惊风、抽搐、气急痰吼、喘促等病症的常用手法。

（二）复式手法最能代表流派的操作特点

"十三大手法"，是孙重三小儿推拿技能的的精华之一，在国内小儿推拿各派中特色鲜明、独树一帜。包括摇肘肘法、打马过天河法、黄蜂入洞法、水底捞明月法、飞经走气法、按弦走搓摩法、二龙戏珠法、苍龙摆尾法、猿猴摘果法、擦脐及龟尾并擦七节骨法、赤凤点头法、凤凰展翅法、按肩井法。该套手法动作优美，利落大方，规范严谨，是最能代表该流派操作手法的特色手法。"十三大手法"源于《幼科推拿秘书》和《小儿推拿广意》，孙重三继承了小儿推拿的复式操作并将其整理为"十三大手法"沿用至今，是该流派为传承小儿推拿做出的卓著贡献，其良好的疗效提高了小儿推拿学科的地位，使得孙重三小儿推拿得到继承发扬。

现存最早的小儿推拿专著《小儿按摩经》中就记载有复式操作十八种，此后相继问世的推拿专著中均载有复式操作，然而不同著作对其名称和操作方法的描述非常凌乱，如"黄蜂入洞"竟有七种操作方法，这给后学者制造了混乱，带来了不便。清代的《小儿推拿广意》（编者熊应雄），中卷介绍手法和操作，提出了"打马过天河"等复式手法；同时代的《幼科推拿秘书》（编者骆如龙），其中卷三"推拿手法"也载有13种复式手法，孙重三流派的"十三大手法"名称和操作均与此二书有密切渊源，通过比较考证，该流派的"十三大手法"主要承袭于《幼科推拿秘书》和《小儿推拿广意》。其中有8式操作包括摇肘肘法、黄蜂入洞法、水底捞明月法、按弦走搓摩法、二龙戏珠法、猿猴摘果法、揉脐及龟尾法并擦七节骨法、按肩井法，从名称、位置、操作和效用看，皆与《幼科推拿秘书》中相同，其余5式操作包括打马过天河法、飞经走气法、苍龙摆尾法、赤凤点头法、凤凰展翅法，从名称、位置、操作和效用看，与《小儿推拿广意》如出一辙。因此也可以看出，孙重三流派对小儿推拿经典的兼蓄包容和整理创新。

二、取穴特色

孙重三小儿推拿流派常用的穴位分布于全身，包括头面部、躯干部、上肢部、下肢部。主要取穴特色如下。

（一）擅用效穴，操作独特

该流派在长期的临床实践中，总结了具有独特疗效的穴位，如：

（1）头面部四穴治头痛感冒。开天门、推坎宫、揉太阳、运耳后高骨，为孙重山先生创立，其将此四穴组成了一个推拿成方，用于治疗头痛、头晕、发热、精神萎靡、惊风等症。现代小儿推拿教科书中称"四大手法"。

（2）天柱骨治呕吐。天柱骨穴，对各种原因引起的呕吐均有很好的止吐作用。该流派治呕吐一证，多以推天柱骨配运八卦为主，伤食吐加分腹阴阳、运板门，脾虚吐加补脾经；湿热吐加清天河水、推箕门，寒吐加推三关等辨证施治，都能取得较好的效果。

（3）大肠经、脾经配上七节骨治腹泻。此三穴治疗腹泻，虚证用补法，实证用泻法，再随症灵活加减。如虚寒泻加推三关、捏脊，湿热泻去推上七节骨，加清天河水、退六府、推箕门，伤食泻加运板门、运八卦，气虚加天门入虎口等。

（4）箕门穴利尿。该流派运用此穴利尿，治疗水泻、尿潴留等病症效果显著。如治尿潴留配按关元，治水泻配推大肠、推上七节骨等。

（5）摩神阙有特点。该流派摩神阙与其他流派不同之处在于以掌按穴，在腹部分四步旋转揉摩。逆时针方向转为补，左侧上摩及上腹横摩用力轻，右侧下摩及小腹横摩用力重，顺时针方向转为泻，用力大小及方向与补法相反。补法用于虚寒症，泻法用于实热症。此法若运用得当，对呕吐、腹泻、厌食、疳积、腹痛等均有较好的治疗效果。

（6）胸八道配膻中治咳嗽。推胸八道配推揉膻中，有理气止咳化痰的作用，对外感咳嗽、内伤咳嗽、胸闷、胸痛等，经辨证配穴，疗效较好。

此外还应用扁桃体外方治疗咽部诸症，揉肺经治疗肺系疾病等行之有效的特色操作方法。

（二）多用分推手阴阳和运八卦

孙重三小儿推拿流派代表著作《儿科推拿疗法简编》中共列出个 20 病名，39 个证型（其中，小儿麻痹症一病即有个 13 证型），每个证型其处方的第一个穴位便是分推手阴阳，取其调阴阳，和气血之用，可见此穴在临床治疗中的重要性。运八卦一穴，部位是指八宫环绕在手掌中心，即：乾、坎、艮、震、巽、离、坤、兑。又称"八卦""八方"。"八卦穴"是小儿推拿中的特定穴，主治急慢惊风、痰喘咳嗽、吐乳、胸闷虚实等症。能消腹胀、开胸化痰、除气闷。应用中即可运全卦，也可分运八卦，使运八卦这一操作呈现多变的临床效应。该流派主张"八卦为体，五行为用"。如治疗小儿咳嗽时经常用运八卦配掐震卦以平肝息风，多揉艮卦、乾卦培土生金以防木乘土。临床上除顺运八卦外，也常用分运八卦，如以大指自乾起至震四卦略重，又轻运七次，此为定魄；自巽起推至兑四卦略重，又轻转运七次，此为安魂；自坤推至坎四卦略重，又轻转运七次能退热；自艮推至离四卦略重，又轻转运七次能发汗等。

（三）组方选穴全面

孙重三小儿推拿流派临证处方，每一方用穴较多，大约用 15 个穴位，堪称"大方"，但每个穴位都占据重要位置，"多一分不许，少一分不行"。且必搭配一种"十三大手法"。如治疗小儿咳嗽，选取分推手阴阳、运八宫、推脾土、推肺经、补肾水、按弦走搓摩、推揉膻中、揉肺腧为主穴，搭配推三关、退六腑、二马（二人上马）、天门入虎口为配穴，共 12 穴。

三、临床应用特色

孙重三流派在实际的临床过程中，综合运用流派的手法和穴位选择也有其特色。

（一）术遵古训，但灵活运用

例如，孙重三先生在临床运用十三大手法时，并非一成不变地程式化操作，而是根据病情的需要，灵活变化推拿的方向、施术的力度、手法的频率，使得同一手法具有了多种功效：既可以驱邪实，又可以补正虚，或者补中寓泻，或者泻中寓补，因而泻邪实而不伤正，补正虚而不留邪。

还如：当代小儿推拿工作者早已将"掐法"列为"重手法"之一，因其容易损伤患儿的肌肤，临床应用较少。而该流派则大量使用"掐法"，临证出现的 90 个穴位中，使用掐法的有 36 个。成为本流派的手法应用的特点之一。孙重三先生认为，"掐由甲入也"，该法刺激强度大，以指代针，因而常与揉法、按法结合运用，达到既能有效刺激穴位，又能缓解小儿痛苦的目的。

（二）结合解剖，应施术有据

针对临床容易忽略的取穴准确性问题，该流派强调小儿推拿医师们一定要准确地找出穴位并正确运用。但客观上由于小儿推拿穴位众多，穴位间距很近，穴位形态多样（有点、线、面之不同）它们又分布于表面积比成人小得多的幼小肢体上，稍不留意，就会取穴不准。如前臂桡侧一线为三关，尺侧一线为六腑，正中线上是天河水。要求推法必须遵循《小儿推拿广意》提出的观点，做到"必似线行，毋得斜曲恐动别经而招患也"。

因此该流派常结合解剖学定位运用推拿技法。例如，治疗便秘时，做腹部摩法应沿着结肠走行实施，结肠弯转处是粪便较难通过的部位，因此要稍加力量，使粪便顺利通过该处。治疗小儿癃闭时，将中指按于膀胱充盈的最高点，向尿道口方向施压，可使小儿膀胱内压力增大，促使尿液排出。

（三）严谨轻柔，要清补结合

该流派认为治疗对象是"脏腑柔弱"的小儿，手法及取穴主张宜"轻柔"，要"柔中有刚，刚中有柔，刚柔相济"。该流派善用复式操作，其"十三大手法"在每个病症的治疗中皆使用。该手法在操作时，看起来幅度较大，其实非常轻柔，患儿感觉很舒适，在放松状态中便完成了治疗。

该流派遵循古训"寒热温平，药之四性，用推即是用药，不明何可乱推，乱用便添一死"的观点，要求每一处方都要君臣有序，升降有循。不可一方中纯用补法，因小儿乃"纯阳之体""阳常有余"；也不可纯用泻法，因小儿"稚阴稚阳"。而是要以清补结合为法。推拿时应将两者相结合，做到泻中有补或补中有泻，使泻而不峻，补而不腻。譬如，在治疗小儿食积便秘运用到清大肠时，考虑到一味的清法可能会伤及患儿脾胃之气，故在操作时手法上与自虎口向指尖方向的清法相同，而力量却较常要轻，速度要慢，寓清中有补之意。相反，气虚便秘者则应"补中有泻"。

第五章 流派常用推拿手法

　　小儿推拿的手法是一种技巧和特殊的运动形式。要掌握好这种技术和运动形式，必须经过基本功的刻苦练习，做到熟练灵巧，才能运用自如，得心应手。小儿推拿手法练习，通常采取人体操作的方法。既可以在自己的身体上练习，又可以两人相互操作练习，这样既可以使手法熟练，又可以加深对手法的理解，待手法掌握熟练后再运用到临床。手法基本功的熟练程度是关系到小儿疾病能否尽快康复的关键，故需要长期刻苦的练习，才能做到如《医宗金鉴》所说的："一旦临症，机触于外，巧生于内，手随心转，法从手出。"

　　小儿推拿手法的基本要求是均匀，柔和，平稳，从而达到深透的目的。均匀，是指手法动作要有节律性，不能时快时慢，用力要轻重得当，即要有轻有重；柔和，是指手法用力要灵活，缓和，中病即止，不可一味攻伐；平稳，要求手法轻而不浮，重而不滞，通过均匀，柔和、平稳的操作，最后达到深透祛病的目的。

　　小儿推拿手法的操作顺序，一般先上肢，次头面，胸腹，腰背，下肢；也可先重点部位，后其他部位。强刺激手法，除急救以外，一般放在最后操作，以免小儿哭闹不安，影响治疗的进行。

　　小儿推拿手法操作时间的长短，应根据病情、体质而定，因病因人而异。《推拿三字经》中有："大三万，小三千，婴三百，加减良"的说法，关键是加减良，不拘泥于数，而又有数。

　　在施行手法时既要注意小儿的体位，也要讲究医者的姿势，原则上以使小儿舒适为度，并能消除其恐惧感，同时还要便于医生的手法应用，省力并可持久工作的姿势。

第一节　单式手法

一、揉法

　　以指、掌、掌根、大鱼际，在治疗部位带动受术皮肤一起做轻柔缓和的回旋动作，使皮下组织层之间产生内摩擦的手法，称为揉法。

根据着力部位不同，分为拇指揉法、中指揉法、掌揉法、掌根揉法、大鱼际揉法等。

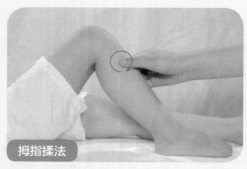

拇指揉法

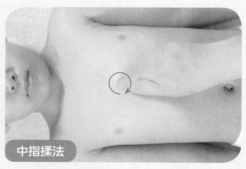

中指揉法

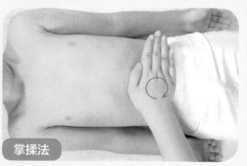

掌揉法

【动作要领】揉法操作时整个动作贵在柔和，腕部放松，揉转的幅度要由小而大，用力应先轻渐重。

【适用部位】适用于全身各部位或穴位。指揉法多用于点状穴位，掌揉法多用于腹部。

【注意事项】操作时，压力要均匀着实，动作宜轻柔而有节律性。术手要吸定在操作部位上带动着力处皮肤一起环旋运动，不能在皮肤表面摩擦或滑动。揉法操作频率为 100~160 次 / 分钟，力度轻为补，力度重为泻；向里揉为补，向外揉为泻。

孙重三先生临床治疗时常以揉法配合掐法、按法、拿法施术。如因掐法刺激性较强，故掐后宜立即施以揉法，可有效缓解小儿的疼痛等不适感。此外，孙重三先生也常用双手拇指腹在躯干部的脏腑背俞穴同时做向内、向外的旋转按揉，以直接调理病变脏腑的功能。

二、推法

用单手或双手拇指桡侧面或指腹，或用一手食中二指指面在体表经穴上，做单向直线推动的手法，称为指推法，又称直推法。以局部皮肤顺滑，充盈为度。双手操作时，多用双拇指腹自穴中央同步向两侧分开直推，称为分推法。

【动作要领】直推法操作时，要求用力着实。动作须有节律性，用力均匀柔和，动作协调深透。分推法主要依靠肘关节的屈伸活动带动手指着力部分做横向直线分推，双手用力要均匀，动作要柔和而协调，节奏要轻快而平稳。

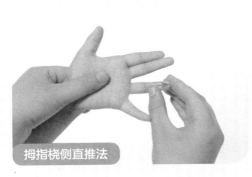

拇指桡侧直推法

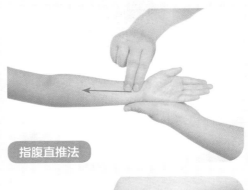

指腹直推法

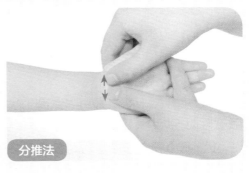

分推法

【适用部位】直推法常用于五经穴、上肢、脊柱、下肢；分推法常用于手腕、面部、胸腹部。

【注意事项】推移的路线可与人体的纵轴平行，也可与其垂直，但操作路线必须取直，正如《小儿推拿广意》所说："凡推法必似线行，毋得斜曲，恐动别经而招患也。"

推动时仅做由此及彼的单方向操作，不得来回推擦。推法操作频率为150~300次/分钟，向心方向推为补；离心方向推为泻。补肾经相反。

孙重三先生施用推法时常以拇指指面、拇指桡侧面及食中二指指面作为施术部位。在三关、六腑等上肢部的线性穴多用食中二指指面和拇指桡侧面施术。若患儿年龄较小，上肢短小，则多以拇指桡侧面施术。躯干部穴位则多以拇指指面施术，如分推八道、分推腹阴阳。临证时若遇腹部实满，而正气未虚者，孙重三先生在操作分推腹阴阳时，则用四指指面代替拇指指面作为施术部位，以增加受术面积且压力均匀，提高深透性。但务必将四指自然并拢，手法轨迹必期如线之直。

三、摩法

术者用食、中、无名、小指指面或手掌面，着力于一定治疗部位，通过肩关节在前外方向的小幅度环转运动，使着力面在治疗部位做有节律的环形平移摩动的手法，称为摩法。有指摩法与掌摩法两种。

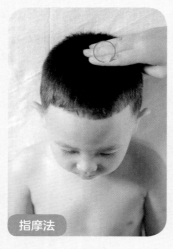
指摩法

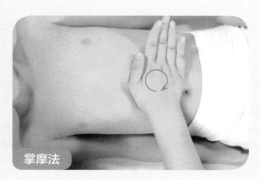
掌摩法

【动作要领】肩臂放松，肘关节自然屈曲，以上肢自身重力作为预应力置于治疗部位。操作时用力柔和自然，速度均匀协调，压力要大小适当，以局部皮肤温热、顺滑为度。

【适用部位】摩法常用于"面"状穴。一般指摩适用于头面等部位，掌摩适用于胸腹、胁肋等部位。

【注意事项】指摩法时，腕关节略屈并保持一定的紧张度，适合在面积较小的部位操作；掌摩法适宜在面积较大的部位施术，以全掌压贴在治疗部位。各式摩法在做圆周摩转时，要求在四周均匀着力，不能一边重一边轻，同时仅与皮肤表面发生摩擦，不带动皮下组织，这是摩法与揉法的主要区别。摩法操作频率为100~120周/分钟，指摩法动作轻快，掌摩法宜稍重缓。缓摩为补，急摩为泻；向里摩为补，向外摩为泻。腹部摩法，逆摩为补，顺摩为泻。

孙重三先生遵从古训，对摩法施术要求非常严格，每当临证治疗，必定先详查患者体征，辩证准确后方予施术。正如《石室秘录》中提到的"摩法不宜急、不宜缓、不宜轻、不宜重，以中和之义施之"。摩法施术过程中患儿多感舒服、愉悦，且治疗结束后，症状多有明显减轻。

四、运法

术者以拇指或中指指腹或指端着力，在经穴之间做由此及彼（有 始有终）地弧形或环形推摩，称为运法。

【动作要领】术者着力部位紧贴体表。操作时，用力均匀柔和，宜轻不宜重，宜缓不宜急，以局部皮肤顺滑、充盈为度。

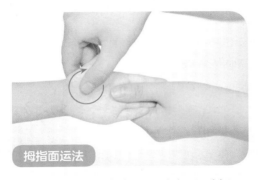

拇指面运法

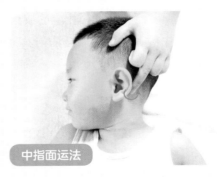

中指面运法

【适用部位】常用于头部和手部。

【注意事项】运法的作用力仅达皮表，不带动皮肤运动，作用力较摩法为轻。运法操作频率为 80~100 次 / 分钟，向前运为补，向后运为泻；缓运为补，急运为泻。

孙重三先生强调施用运法时，要求手法宜轻、宜缓。

五、按法

以指、掌或肘尖着力，先轻渐重，由浅而深地反复按压治疗部位的手法，称为按法，又称抑法。根据其着力部位不同，可分为拇指按法、中指按法、掌根按法、掌按法与肘按法等。

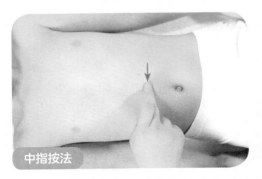

中指按法

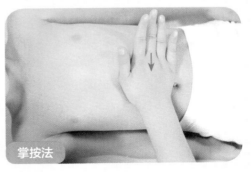

掌按法

【动作要领】按压的方向应与治疗面相垂直。用力应沉稳着实，由轻到重，由浅而深。

【适用部位】按法可用于全身各穴和各部。其中指按法多用于"点"状穴，掌按法常用于"面"状穴。

【注意事项】操作时，不可突施暴力猛然按压，以局部组织松软、温热为度。双手按压时可借助自身重力来施加压力，即利用外力替代原则，手或臂无需主动用力，故作用力强而省力。操作时需根据受术部位及受术者个人体质的强弱与对疼痛的耐受程度而辨证选择相应的按法，重按轻抬为之补；轻按重抬为之泻。

孙重三先生临床中常以按法与其他手法相结合，如按揉、按摩、掐按等，旨在缩短治疗时间的同时增强手法效应，提高临床疗效。

六、掐法

用拇指甲垂直按压穴位或点状部位的一种手法，称为掐法。由拇指掐法与揉法组成的复合手法，称掐揉法。

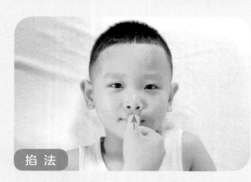

掐　法

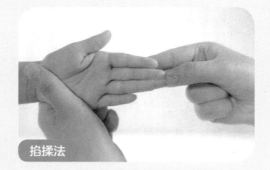

掐揉法

【动作要领】掐法操作时，用力要平稳，且由轻而重逐渐加力，但急救时宜用重力掐按。

【适用部位】常用于点状穴位和部位。如掐水沟、老龙、十王、四横纹、板门等穴。

【注意事项】掐按方向与治疗部位垂直，宜在局部覆一软布，以防止皮肤破损，并掐后施以揉法缓和刺激。重掐法次数一般掌握在 3~5 次，或中病即止，不宜反复多次使用。轻掐时，往往与揉法、运法组成复合手法，如掐揉法、掐运法等。此外，掐法操作时，需以患者做出疼痛反应为度。小儿应用此法时不宜过重，以免损伤局部皮肤。

孙重三先生强调使用掐法绝对不能掐破皮肤，指甲应垂直于皮肤并平稳用力，由轻到重，不可滑动指甲，且掐后多予以揉法，以缓解患儿不适感。用于急救时，应待患儿苏醒后立刻停止施术，以免攻伐太过而耗伤正气。

七、拿法

用拇指与食、中二指，或其余四指指腹，或全掌缓缓地对称用力，将治疗部位夹持、提起，并同时做捻搓揉捏的手法，称为拿法。其中，拇指与食指指腹着力者，称为二指拿法；拇指与食、中二指指腹着力的，称为三指拿法；拇指与其余四指指腹着力的，称为五指拿法；以全掌着力操作，则称为握拿法，又称握法。

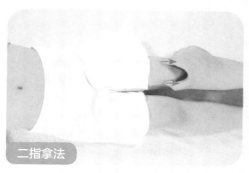

二指拿法

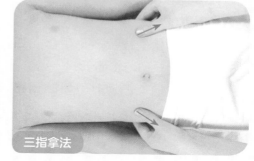

三指拿法

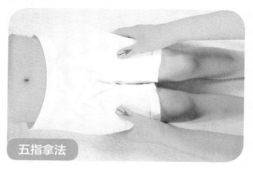

五指拿法

【动作要领】拿法操作时，腕部放松，各动作环节协调，动作柔和、灵活并富于节律。提拿的劲力要深重，但加力要缓慢、柔和而均匀，用力要由轻到重，再由重到轻。

【适用部位】拿法主要用于颈项、肩背、腹部、四肢等部位的肌腱、韧带、肌束等软组织。

【注意事项】拿法操作时，不可仅夹持表皮，更不能用指甲着力抠掐治疗部位，以免引起疼痛，需顺其所拿筋索、经筋走行边拿边移动，或在局部反复操作，轻拿为补，重拿为泻；拿起时慢放为补，快放为泻。此外，为缓和刺激，拿后常继以揉摩。

孙重三先生临床中将拿法多用于气虚血瘀、经络瘀阻而导致的肢体萎软无力，功能活动受限；或因暴受外邪而引发肢体强直痉挛、抽搐不止；或因外感六淫之邪，表证仍在的病证。如拿风池及颈项两侧以行汗法。同时，孙重三先生强调，对萎软无力，感觉减退的患肢进行拿法操作时，务必要注意手法力度的把握，不能因患儿无明显反应而掉以轻心，用力过猛，以免造成肌肉、神经等组织的损伤。

八、搓法

双手掌相对用力，对被夹持的肢体做快速的来回搓揉，并上下往返移动的手法，称为搓法。

【**动作要领**】操作时，医者双手与纵轴垂直，两掌相对用力夹持患儿肢体，做方向相反的来回搓动。双手夹持肢体不可过紧，以能搓动肢体为度。

【**适用部位**】搓法多用于患儿四肢，也可用于胁肋与腰部。

【**注意事项**】搓动时双手来回搓动的频率宜快，动作幅度与力度均匀，

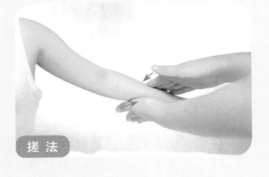

搓 法

但上下移动的速度则宜稍慢，且不能间断，做到"紧搓慢移"。搓法操作时，医者应保持匀速呼吸，不宜憋气，动作宜轻快。

孙重三先生常以拇指与食指搓患儿的五经穴，以发挥调动脏腑气机的作用。另外，孙重三先生还将搓法与抖法配合使用，治疗小儿脑瘫、小儿麻痹症、生产过程中损伤臂丛神经等遗留的上下肢体瘫痪。

九、摇法

用一手托扶关节近端，另一手握住关节远端，将关节沿运动轴的方向做被动环转运动的手法，称为摇法。

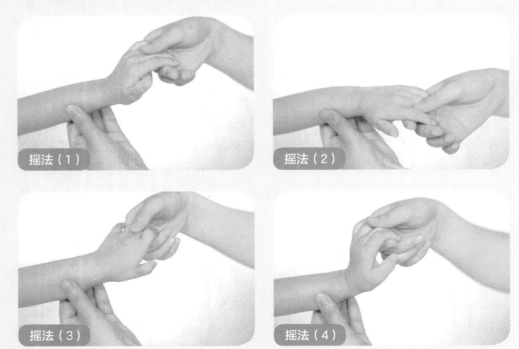

摇法（1）　　摇法（2）

摇法（3）　　摇法（4）

【动作要领】两手要协调配合，动作宜缓不宜急，宜轻不宜重，用力须稳。

【适用部位】摇法适用于颈部、腰部、肩关节、髋关节等全身各关节部位。

【注意事项】摇法操作时，动作要缓和稳定，因势利导，适可而止，摇转的速度宜慢，力量宜轻。摇动的幅度由小渐大，并控制在关节的生理活动范围内，或患儿能够耐受的范围内。

孙重三先生临床使用摇法主要在于两方面：一是用于治疗关节活动障碍者，如小儿麻痹后遗症者和外伤所致的关节功能受限的患儿。治疗小儿落枕孙重三先生亦会应用摇头部。孙重三先生曾指出，摇法有活经络、利关节、和气血的功效，实证、虚证皆宜使用，但临证时要做到仔细查体、详审病机，手法之轻重缓急自当了然于胸。

第二节　十三大手法

小儿推拿复式手法是一种按照专用治疗功能组成的"手法 – 经穴"推拿处方来进行的具有规范化动作结构与操作程序的组合式推拿手法。

复式手法始见于明清时期的小儿推拿专著中，古代医家称其为"大手法"或"大手术"等。由于年代、师承与各家的经验等原因，历代医家总结创造的复式手法、术式繁多，提法也不同，同名异法、异法同名的现象较为普遍。有时一个名下竟有五六种截然不同的操作术式。孙重三小儿推拿流派的复式手法总共有十三式，又称孙重三流派十三大手法。是孙重三先生综诸家之长，又结合自己多年的临床经验总结和归纳的。

孙重三先生擅长的十三大手法为：摇斗肘法、打马过天河法、黄蜂入洞法、水底捞明月法、飞经走气法、二龙戏珠法、苍龙摆尾法、按弦走搓摩法、猿猴摘果法、赤凤点头法、凤凰展翅法、揉脐及龟尾并擦七节骨法、按肩井法。

孙重三先生在临床中经常将十三大手法贯穿疾病治疗的始终，在治疗每一种疾病均配合 2~3 种大手法的应用。如治疗外感表证，先用四大手法以顺气和血、通经活络，并常配合摇斗肘法，最后以按肩井法结束治疗。肩井为大关津，按而摇之意为关闭津门以防汗出复感。又如治疗惊吓所致的夜啼，可首选猿猴摘果法以镇静安神。如遇急惊、慢惊、急重症，可取凤凰展翅法以救暴亡，定惊安神，通利关节，调和气血，为抢救争取时间。如遇咳嗽喘憋、胸闷气短、痰涎壅阻，不论外感或内伤引起，可配合飞经走气法、按弦走搓摩法、开璇玑等以宽胸理气，消积导滞。如有发热，可根据表里虚实选取二龙戏珠法、打马过天河法、水底捞明月法之一二，以增强退热之效。如遇腹泻腹胀、大便秘结不通、乳食积滞等积滞病症，甚至肝脾肿大，病后失调或因误治造成的肝脾胃损伤，选用按弦走搓摩法、苍龙摆尾法，不但能消痰积、气积、痞块，并能通闭结。赤凤点头法可治寒性腹痛，天门入虎口加苍龙摆尾法可治伤食腹痛。小儿麻痹上肢不能抬举屈伸可配合凤凰展翅法加按揉肩井、摇肘肘法等。

此外，孙重三先生在临床应用十三大手法时，并不是一成不变的，而是根据病情需要，灵活变化推拿的方向、施术的力度、手法频率，使同一手法有多种功效。既可以祛邪实，又可补虚，或补中寓泻，泻中寓补，因而泻邪实不伤正，补正虚而不留邪。如用揉脐龟尾并擦七节骨法治疗热泻时，须向下擦七节骨，以泻热通便；而治疗脾虚泻时，须向上擦七节骨，起到补虚固涩的作用。应用按弦走搓摩法、飞经走气法，如用以行气，手法宜轻快；如用以化痰，手法宜重缓。应用赤凤点头法，如用以通关顺气、温中祛寒治疗虚寒性腹痛，手法宜轻柔和缓；用以消积除胀、通关泻热治疗热吐时，则手法操作应幅度大、频率快。

张素芳教授认为十三大手法的动态操作是孙重三先生宗先贤之法，增以己见而成，实用性强，操作简便明了，易于掌握，其精华是利用肢体骨节屈伸摇动，达到百节通利，邪气外泄，脏气内固，从而提高疗效，并缓解患儿紧张情绪，拉近医患情感距离，使患儿家长满意。

现今，十三大手法的临床应用范围逐渐扩大。如过敏性鼻炎、腺样体肥大、阻塞性中耳炎、新生儿突发鼻塞流清涕、张口喘气等儿科病证中均有应用。并在辨证的基础上可加黄蜂入洞、天门入虎口、摩囟门等操作法，能较快缓解症状。若咳嗽连声不断，日夜均咳，可加飞经走气、按弦走搓摩等操作法，并加按揉中府穴，以增止咳之效。小儿不寐症即现代医学的小儿睡眠障碍综合征，可加赤凤点头、二龙戏珠、摇肘肘等法，以调气血、和阴阳，则眠自安。

十三大手法的良好疗效提高了小儿推拿学科的地位，使得孙重三小儿推拿得到继承和发扬。十三大手法是孙重三小儿推拿的重要组成部分，是孙重三小儿推拿的精华之一，在国内小儿推拿各派中特色鲜明、独树一帜。

一、摇肘肘法

医者先以左手拇、食、中三指托患儿之肘肘，再以右手拇、食二指叉入虎口，同时用中指按定天门穴，然后屈患儿之手上下摇之，20~30 次。

【适用部位】在手和肘关节处。

【注意事项】摇时宜缓慢，且节律一致。

【流派特色】本流派摇斜肘法源自《按摩经·手诀》中的天门入虎口法，"用右手大指掐儿虎口，中指掐住天门，食指掐住总位，以左手五指聚住斜肘，轻轻慢慢而摇。生气顺气也"。此手法具有顺气、和血、通经、活络的功效，常用于治疗气血不和、上肢麻木、小儿麻痹上肢活动不利等症。孙重三先生认为此法偏于补益，既可益气活血又可顺气行气，故多用此法治疗 2 岁以上患儿的食欲不振、疳积、佝偻病、贫血等症。此外，在治疗结束时孙重三先生常做摇斜肘法，意在顺气和血、通经活络、通利百节，以使患儿正常身体机能得以恢复。

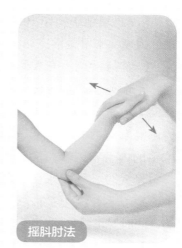

摇斜肘法

附：本流派天门入虎口操作

《万育仙术》："天门在大指尖侧。"临床施术时，孙重三先生以拇指指面自患儿拇指尖尺侧沿赤白肉际推到虎口，即天门入虎口，推 100~200 次。具有益气活血，健脾助运的功效。临床多用于因中焦运化不及，气血虚弱而导致的久泄不止，可配伍补脾经、揉足三里等；亦多配伍推指三关、揉外劳宫用于外感风寒表虚证。

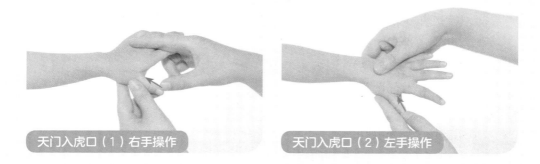

天门入虎口（1）右手操作　　天门入虎口（2）左手操作

二、打马过天河法

医者先以运内劳宫法运之，然后屈患儿四指向上，以左手握住，再以右手食、中二指顶端自内关、间使，循天河向上一起一落打至洪池为一次。打 10~20 次。又法，以右手拇、中二指由内关起，循天河弹到洪池。

【适用部位】患儿掌心向上至洪池处。

【注意事项】操作 10~20 次或皮肤潮红为度，不可过推。

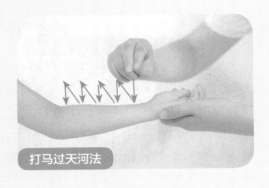

打马过天河法

【流派特色】《按摩经·手诀》载："打马过河：温凉。右运劳宫毕，屈指向上，弹内关、阳池、间使、天河边，生凉退热用之。"打马过天河法所施用的内劳宫穴、内关、间使穴均为心包经穴位，天河水位于前臂内侧正中，是手厥阴心包经在小臂的循行路线。故而此法主要是泻心火，其性主凉，退热，同时又可活经络、通关节。孙重三先生手法操作漂亮高效，采用在天河水部位皮肤上敲打的重刺激手法，尤如将天河水内的清澈之水倾泻而下，向身体四周流去，使局部皮肤产生清凉的感觉，常应用此法治疗高热、神昏、实热、惊厥等实热症。若热入气分或营血，则清里热效果佳；若热在卫分，施之则可防止表热内陷。

三、黄蜂入洞法

医者以左手扶患儿之头部，右手食、中二指轻入患儿鼻孔揉之，20~30 次。

【动作要领】操作时需一手轻扶患儿头部，使患儿头部相对固定，另手食、中两指的指端着力，紧贴患儿两鼻翼内侧下缘处（口禾髎），以腕关节为主动，带动着力部分做反复不间断揉动。

【适用部位】两鼻孔。

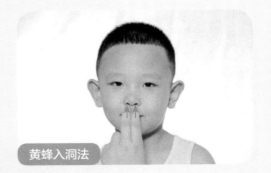

黄蜂入洞法

【注意事项】以食、中两指的指腹或指端着力，手指尽量伸直，不可用指甲部位进行操作，按揉力量宜适中，勿太轻或过重。

【流派特色】《幼科推拿秘书·十三大手法推拿注释》："黄蜂入洞，此寒重取汗之奇法也。洞在小儿两鼻孔，我食将二指头，一对黄蜂也。其法屈我大指，伸我食将二指，入小儿两鼻孔揉之，如黄蜂入洞之状。"可见本法能够发汗、通气、祛风寒，常用于外感风寒、发热无汗及鼻塞流涕、呼吸不畅等症的治疗。孙重三先生认为该法性热，能够发汗祛寒浊气，开肺气、通鼻息、发汗解表、祛风寒，常常在治疗寒热感冒、鼻塞流涕等症时，揉 10 次左右即有特效，因此在治疗时只要见到出汗了，就应中病既止。

四、水底捞明月法

医者先以左手持患儿四指，再以右手食，中二指固定患儿拇指，然后以拇指自患儿小指尖，推至小天心处，再转入内劳宫为一遍，推30~50 遍。

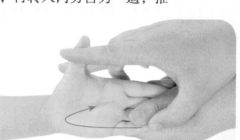

水底捞明月法

【动作要领】操作时，指面一定要贴近施术部位，在体表穴位上做旋转摩擦移动，不带动皮下组织。

【适用部位】小指掌面至手心处。

【注意事项】此法为大凉大寒之法，不可乱用，同时需热退即止，不可过推。

【流派特色】《幼科推拿秘书·十三大手法推拿注释》："水底捞明月：此退热必用之法也。水底者，小指边也。明月者，手心内劳宫也。其法以我手拿住小儿手指，将我大指，自儿小指旁尖推至坎宫，入内牢轻拂起，如捞明月之状。"本法形象地指出，水底为小指根，指的是肾水，明月是指手掌心内劳宫穴，指的是心火，因此，本法取以水济火之意，性大凉，有清心火、退实热的功效，特别是对于高热实证，疗效佳。孙重三先生认为水底捞明月为清热大法，因其性大凉大寒，故具有清热凉血，宁心除烦的功效，因而常用此法治疗热吐、热泻、急惊风，同时还常用于治疗虚热烦躁。临床上治疗高热神昏、烦躁不安等属邪入营血的各类高热实证时，尤为适宜。在治疗时与退六腑、清天河水、掐揉内劳宫、推脊等穴配用功效倍至。治疗虚证时，可配伍补肾经、揉二人上马。

五、飞经走气法

医者先用右手，握住患儿左手四指，再用左手四指，从曲池起，按之、跳之，至总经处数次。再以左手拇、中二指拿住患儿之阴池、阳池两穴不动，然后右手将患儿左手四指向上往外，一伸一屈，连续操作20~50 次。

【动作要领】操作时左手拇指与四指相对用力，从曲池起一捏一松，手法类似于捏法，但移动速度较快。

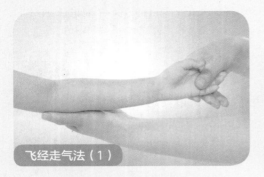

飞经走气法（1）

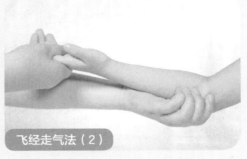

飞经走气法（2）

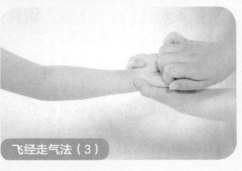

飞经走气法（3）

【适用部位】自曲池至手指梢。

【注意事项】手法操作力量宜适中，勿太轻或过重。

【流派特色】《小儿推拿方脉活婴秘旨全书》："飞经走气法：化痰，动气。"本法能够行一身之气，具有行气宽胸，清肺化痰的作用，多用于治疗胸闷、咳嗽、痰鸣、痫证、腹痛等症。孙重三先生善于应用此法治疗外感或内伤引起的咳嗽憋喘、胸闷气短、痰涎壅阻，且多配合按弦走搓摩法、开璇玑法等，以宽胸理气祛痰，消积导滞。此外在临证时，孙重三先生讲究行气之时，手法宜稍轻而快，化痰之时，手法稍重而缓。

六、按弦走搓摩法

令人抱患儿于怀中，较大的小儿，最好令其两手交叉搭在两肩上（或让患儿仰卧，两手上举至头部），医者以两手从患儿两胁搓摩至肚角处 50~100 次。

【动作要领】操作时紧搓慢移，自上而下操作。

【适用部位】从两胁至肚角。

【注意事项】可适当选用介质，以免损伤患儿皮肤。

【流派特色】《幼科推拿秘书·十

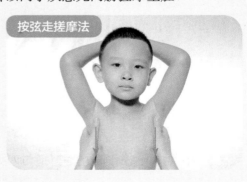

按弦走搓摩法

三大手法推拿注释》："按弦走搓摩，此法治积聚，屡试屡验。此运开积痰、积气、痞疾之要法也。"本法性开而降，能顺气、化痰、除胸闷、开积聚，主治痰喘咳嗽、腹胀、呕吐、积滞等。因其位于胁肋及脐周，对肝和脾胃具有较好的调理作用，再施以搓摩手法可增加其调理气机与中焦脾胃运化的效用，故孙重三先生善于用此法疏肝和胃、降逆止呕，治疗咳嗽痰多，腹胀、腹痛、伤食泻、呕吐、积滞。特别是对于肝脾肿大，则讲究须久久搓摩，并非一日之功。但需要注意的是对于中气下陷，肾不纳气者则应慎用。

七、二龙戏珠法

医者以左手持患儿之手，使掌心向上，前臂伸直，右手食、中二指自患儿总筋处起，以指头交互向前按之，直至曲池为一遍，按20~30遍。

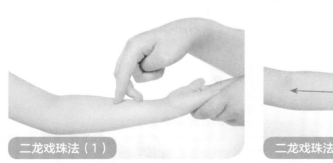

二龙戏珠法（1） 二龙戏珠法（2）

【动作要领】医者右手向前点按时，手指灵活有节奏，沿前臂中线进行操作。

【适用部位】前臂的正面。

【流派特色】《幼科推拿秘书·十三大手法推拿注释》："二龙戏珠：此止小儿四肢掣跳之良法也。其法性温，以我食将二指，自儿总经上，参差以指头按之，战行直至曲池陷中，重揉。其头如圆珠乱落，故名戏珠，半表半里。"本法性温和，重在调节阴阳，其既能通阳散寒，又可退热镇惊，在临床上常用以治疗气血不和、夜卧不安的急惊风、慢惊风、抽搐、腹痛、痢疾等症，在镇惊定搐、调和气血方面具有较好治疗效果。

八、苍龙摆尾法

医者用左手托患儿之肘部，右手握患儿食指、中指、无名指、小

指，左右摇动如摆尾之状。摇 20~
30 次。

【动作要领】以左手拇、食、中三
指或掌心托住患儿肘尖，右手握住患
儿四指后，微微上提，左右摆动。

【适用部位】在手及肘部。

【注意事项】摆动的幅度为 10~
15 度，频率要快。

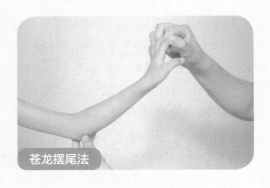
苍龙摆尾法

【流派特色】此法具有清热的功效，能够退热，开胸，通便。孙重三先生治
疗 2 岁以上患儿时常采用此法，用以治疗腹痛、腹泻、便秘、积滞、呕吐等症。
在治疗发热、心烦不安时常与清天河水、退六腑合用，以增强退热除烦疗效；伤
食痛可配合天门入虎口法；治疗腹泻、腹胀、大便秘结不通、乳食积滞等多与按
弦走搓摩法、推下七节骨、清大肠经合用，增强理气通便的功效。

九、猿猴摘果法

医者以两手食、中二指夹住患儿两耳尖向上提 10~20 次，再捏两
耳垂向下扯 10~20 次，如猿猴摘果之状。

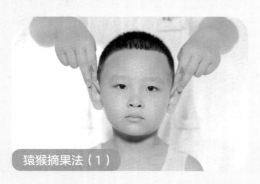
猿猴摘果法（1）

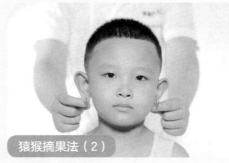
猿猴摘果法（2）

【动作要领】在做向上提拉耳尖和下扯耳垂时，动作柔和，手指一松一紧或
一捏一放，使耳尖穴发热发红为准。

【适用部位】在两耳尖及两耳垂。

【注意事项】操作时动作须轻灵和缓，施力适中，两手协调一致。

【流派特色】《幼科推拿秘书·十三大手法推拿注释》："猿猴摘果：此剿疟
疾，并除犬吠人喝之症之良法也，亦能治痰气，除寒退热。其法以我两手大指、
食指提孩儿两耳尖，上往若干数，又扯两耳坠，下垂若干数，如猿猴摘果之状。"

因五脏六腑，十二经脉有络于耳，故本法通过轻提耳尖、下扯耳垂的耳部刺激，可以达到健脾行气、疏通经络的作用，有健脾行气，化痰镇惊的功效，是祛痰截疟的重要方法。多用于治疗寒热往来、疟疾、寒痰、食积等症。此法常用于治疗于惊风、惊吓、惊热、寒积、惊惕不安等，有很好疗效。特别是对于遇惊吓造成的夜啼，首选猿猴摘果法。

十、揉脐及龟尾并擦七节骨法

先令患儿仰卧，医者一手揉脐，另一手揉龟尾。揉毕再令患儿俯卧，自龟尾推至七节骨为补；反之为泻。现在临床运用中为保护患儿隐私常将此法分解为三步，即患儿仰卧位揉脐，再俯卧位揉龟尾，然后在龟尾七节骨之间推拿。

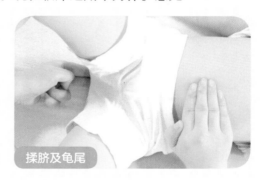

揉脐及龟尾

【动作要领】每穴数 100~200 次，擦七节骨操作频率较快，以局部发热发红为度。

【适用部位】肚脐及第四腰椎至尾椎骨端（即龟尾）。

【注意事项】擦七节骨动作要灵活而连续，注意不可擦破皮肤。

【流派特色】《幼科推拿秘书·十三大手法推拿注释》："揉脐及龟尾并擦七节骨：此治泻痢之良法也。"孙重三先生多采用本法以止泄、止痢、脱肛，特别是治赤白痢疾时，强调必先泻后补，意在先去大肠热毒，然后方可用补。对于此法的补泻操作，孙重三先生通过灵活地变化推拿的方向而实现不同的功效，用于治疗湿热泻时需向下推七节骨，以起到泻热通便的作用；而在治疗虚性腹泻时，需向上推七节骨，达到补虚固涩的作用。

十一、赤凤点头法

医者用左手托患儿之肘肘，右手捏（拿）患儿中指上下摇之，如赤凤点头之状，摇 20~30 次。

【动作要领】操作时右手以食、中两指夹持患儿中指指端处，使患儿其余手指放松。

【适用部位】手中指及肘部。

【流派特色】《小儿推拿方脉活婴秘旨全书·十二手法诀》："赤凤摇头：此法

将一手拿小儿中指，一手五指攒住小儿胛肘，将中指摇摆，补脾和血也（中指属心，色赤，故也）。"指出本法具有通关顺气、补血宁心、定喘的功效，主治热吐夹惊、腹痛、痢疾等。孙重三先生多用此法治疗 2 岁以上患儿的呕吐、惊吓、痢疾等症，施治时特别讲究手法的施术力度、手法的频率，若治疗虚寒性腹痛时，则强调本法操作应轻柔和缓，用以通关顺气、温中散寒，当治疗热吐时，则上下摆动的幅度宜大，摆动要有力，频率宜快，用以消积除胀、通关泻热。

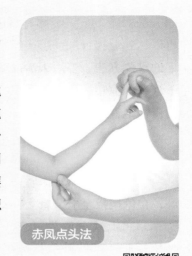

赤凤点头法

十二、凤凰展翅法

医者以两手食、中二指，固定患儿之腕部，同时以拇指掐患儿之精宁、威灵二穴，并上下摇动如凤凰展翅之状，摇 20~50 次。

【动作要领】拇指下按与食、中二指互相配合，协调一致，使患儿腕关节有节律的摆动，拇指则有弹性的掐按精宁、威灵两穴。

【适用部位】在手背部。

【流派特色】本法具有救暴亡、舒喘胀、除噎、定惊的功效，主治惊厥、昏迷、惊风、痰喘、咽痛等症。孙重

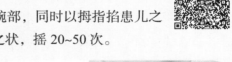

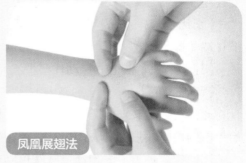

凤凰展翅法

三先生常用此法除恶定惊，在急慢惊风以及急重症时，选用凤凰展翅法，因为掐住精宁、威灵本可治疗急惊暴死，加之摇动腕肘关节，可以加强通利关节、调和气血之力，两者结合可有效使暴亡及时苏醒，为抢救争取时间。此外，在治疗小儿麻痹上肢抬举屈伸活动不利时多用此法，并配合摇胛肘、按掐肩井法等。

十三、按肩井法（即总收法）

医者以左手中指，掐按患儿之肩井穴（在缺盆上，大骨前一寸半陷中），再以右手拇、食、中三指紧拿患儿之食指和无名指，使患儿之上肢伸直摇之。摇 20~30 次。

【动作要领】右手稍向外用力，使患儿手臂保持伸直，摇动时要沿患儿肩关

节进行，摇动幅度不宜过大。

【适用部位】手之食指、无名指及
肩部

【注意事项】注意严格按照手法的
操作程序进行。

【流派特色】《幼科推拿秘书·十
三大手法推拿注释》载："总收法：诸
症推毕，以此法收之，久病更宜用此，
永不犯。其法以我左手食指，掐按儿肩井陷中，乃肩膊眼也。又以我右手紧拿小

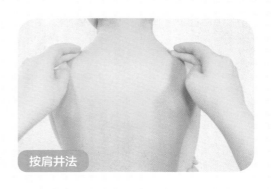

按肩井法

儿食指、无名指，伸摇如数，病不复发矣。"可见，本法具有行气活血的功效，
诸症推毕，均宜此法收之。孙重三先生继承了该复式手法，认为本法能通行一身
之气血，调和诸手法。在治疗结束时必做按肩井法，是因为肩井是大关津，掐按
此穴可开通气血运行，按而摇之意为关闭津门以防汗出复感，因此常用本手法作
为小儿推拿治疗的结束手法。

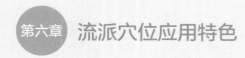

第六章 流派穴位应用特色

第一节　流派用穴特征与规律

一、用穴特征

本流派用穴以注重穴位操作的规范严谨为特征。

（一）穴位操作起式规范合理

在穴位操作前注重医者体位、患儿体位。这样既有利于医者在穴位操作时手法的合理性、连贯性，便于手法力度均衡，频率均匀，以期达到轻快、柔和、平稳、着实的要求；同时增加患儿受术时的舒适度，利于医患配合。故而孙重三先生常言"小儿推拿大夫治一个哭一个，不是个好大夫"。

（二）穴位操作过程严谨准确

明确规定医者的施术部位、方向、术式先后顺序、施术次数。如操作清天河水时，医者以左手持患儿手，使掌心向上，食指在下伸直，托患儿前臂，再以右手拇指侧面或食指、中指正面，自总经向上成直线推100~200次。

（三）术中体现补泻

施术过程中注重通过手法、方向、力度、速度变化体现补泻功效的不同。如推三关操作时，轻而速快可达温阳散寒之功，重推则可发汗；赤凤点头法操作时，手法轻柔和缓可通关顺气、温中祛寒，反之手法摆动幅度大，摆动有力，频率快，可消积除胀、通关泻热。此外腹部手法操作亦是本流派的特色，孙重三先生的摩腹操作，在腹部分四步旋转揉摩，并以逆时针方向操作为补法，且摩揉降结肠、横结肠时轻，而摩揉升结肠和小腹部时稍重；顺时针方向操作则为泻法，用力大小及方向与补法相反。补法多用于虚寒证，泻法则多用于实热证。

二、用穴规律

孙重三先生临床治疗疾病过程中注重辨证取穴与相关手法的选择。

（一）辨阴阳

人体的健康有赖于阴阳平衡，《黄帝内经》云"阴平阳秘，精神乃治，阴阳离决，精气乃绝""阴盛则阳病，阳盛则阴病""阳胜则热，阴胜则寒"。

孙重三先生看病重调阴阳，临证处方的第一步操作多为分阴阳，但孙重三先生在分阴阳时不是一味平分阴阳，而是注重辨证。如实热证阴池宜重，虚寒证阳池宜重，即分阴阳的"阴重阳轻，阳重阴轻"。除用分阴阳调和阴阳外，孙重三先生还善用推三关、退六腑次数配比来平衡阴阳。如孙重三先生主张实热证时多退六腑、少推三关，虚寒证时多推三关、少退六腑，这里三关、六腑的次数、力度并不固定，需要根据临床实际情况而定，不可拘泥，也体现了孙重三先生临证时的灵活性。另外，孙重三先生还注重脏腑表里的阴阳关系。五脏为阴，六腑为阳，相应脏腑在经络上相表里，如肺与大肠相表里，心与小肠相表里，肺经有病常累及大肠，心经有热常下移于小肠，故清肺经时常兼顾清大肠，清天河水、揉小天心常与清小肠合用以清心经之热。

（二）辨表里

小儿肺常不足，卫外不固，外感类疾病多见。针对外感疾病的手法"开天门、推坎宫、揉太阳、运耳后高骨"在现代小儿推拿教材中称为"四大手法"，为孙重三先生所创。孙重三先生将四大手法作为疏风解表的基础手法，风寒感冒加推三关，风热感冒加清天河水，外感咳嗽加推肺经、揉肺俞，外感发热加拿风池、掐揉二扇门，组方简明严谨，临证灵活多变，疗效颇佳。且四大手法临证应用时可有变化：揉太阳有补泻之分，向前为补，向后为泻，即向眼方向运为补，向耳方向运为泻。补法可微汗，故外感表实证用泻法，外感表虚、内伤头痛用补法。

小儿咳嗽分表里。表证即外感咳嗽，里证即内伤咳嗽。外感咳嗽治以疏风解表，宣肺止咳，以四大手法为基础方；内伤咳嗽则以养阴清肺，润燥止咳之法治之，以分阴阳、补肾水、退六腑、掐二人上马清虚热，养阴津；运八卦、按弦走搓摩、推揉膻中、揉肺俞宽胸利膈，畅通肺气；推脾经、推肺经健脾养肺；补肾水与推三关、天门入虎口合用能补肾固本、止咳平喘。

（三）辨寒热

孙重三先生临证看病时，遇热证常用清天河水、打马过天河、退六腑、水底捞明月等；清阴虚内热则用二人上马、取肾经、涌泉；遇虚寒证时用推三关法、取外劳宫、一窝风等穴；孙重三先生以上述手法和穴位统领寒热组方。清天河水性微凉，能清热解表，且清热而不伤阴，其清热作用平和，善清卫分、气分之热，虚热、实热皆可用，多用于体温在 39℃ 以下者；打马过天河主凉退热，活经络，通关节；退六腑性寒大凉，善清营分、血分之热，功专清热凉血解毒，其清热力量较天河水强，多用于脏腑实热证，体温在 39℃ 以上者；水底捞明月大凉，可退热，善清心经热，主治阴虚发热。推三关性温，能益气活血、温补下元、温阳散寒、发汗解表，主治一切虚寒证，法轻而快；外劳宫性温，为温阳散寒、升阳举陷的佳穴，兼能发汗解表，主治一切寒证，不论外感、内伤皆宜；一窝风通经活络、温中行气，善于散三焦之寒，通里达表。

（四）辨虚实

虚则补之，实则泻之，为中医治疗的基本法则。

孙重三先生在治疗小儿疾病时，根据病证之虚实补泻，选择手法和穴位。以经穴补泻脏腑，即以脾、肝、心、肺、肾、胃、大肠、小肠诸经的清补来补泻本经脏腑。虚证则分气血阴阳。气血虚常用补脾经、推三关、天门入虎口以补益气血；阴虚常用二人上马、补肾经，取涌泉以滋阴；阳虚则取一窝风、外劳宫、神阙、三关、丹田、气海、关元以温阳散寒，其中丹田、气海、关元功专补益下元。实热者除退六腑外，常用推指三关平肝胆之火、除大肠之热，下推七节骨、苍龙摆尾通腑泻热；食积者常取腹阴阳、八卦、板门消食化滞；痰饮者常取膻中、八道、乳根、乳旁理气化痰；湿热者常用清小肠、推箕门等。

（五）病因、病机并重

呕吐的病机为胃气上逆，因此处方中将天柱骨作为主穴，用推天柱骨以降逆止呕。根据病因，呕吐可分为热吐、寒吐、伤食吐、夹惊吐。热吐常用水底捞明月，取六腑、内劳宫、涌泉以清热；寒吐常取三关、脾经、中脘以温阳散寒；伤食吐常取板门、内八卦，用分腹阴阳以消食导滞；夹惊吐常取心经、肝经、五指节、十宣以镇惊安神。腹泻病位虽同在肠腑，却有虚实之分，实者分为伤食泻、湿热泻、寒湿泻，虚者为脾虚泻。伤食泻常用补脾土、内八卦、侧推大肠，取中脘、足三里以健脾和胃、消食导滞；湿热泻常用退六腑、推脾土、侧推大肠、水底捞明月以清利肠腑湿热；寒湿泻常用推三关、补脾土、天门入虎口以温阳化湿；脾虚泻常用推三关、补脾土，取中脘、足三里以温中健脾。腹泻不论何种病因，均为肠腑功能失调所致，因此多用揉脐及龟尾并擦七节骨，既涩肠止泻，又调节大肠以恢复其通降功能。又如，尿闭病机为湿热蕴结膀胱，膀胱气化不利，故用按揉膀胱针对病机，推箕门清热利湿以针对病因。

（六）辨缓急

急则治标，缓则治本。

痫病发作时病情急，可掐威灵、心经、内劳宫，拿百虫、委中、前承山，以开窍醒神、定痫止搐；缓解期则主抓病理因素之痰邪，辨证论治。运八卦为化痰要穴，心肝火旺夹痰者加掐心经、清肝经、退六腑、按弦走搓摩等清肝息风；脾虚痰盛者加推脾土、补肾经等以健脾化痰。又如惊风有缓急之分。急惊风主因心火肝热，触惊受风，风火相搏，神散气乱，或内挟痰滞，关窍不通所致，其病变部位为心肝两脏，外因为风热，内因为痰食。《黄帝内经》云"诸风掉眩，皆属于肝"，急惊风属风木有余之热盛生痰，痰盛生风，治疗急惊风必先豁痰、祛风、解热。发作时掐中冲、人中、威灵以开窍镇惊，待患儿醒后用分手阴阳、清天河水、水底捞明月清热，清肺经疏散外风，掐五指节祛内风，运八卦化痰，拿后承山、委中、膝眼以息风止痉，用开天门、猿猴摘果以定惊安神。慢惊风多因禀赋虚弱或脾虚所致。治疗宜用推三关、天门入虎口、推运三阴交以补益气血、行气活血，用掐五指节、拿膝眼、赤凤点头通关开窍，运八卦化痰。

（七）主穴、备穴灵活配伍应用

主穴根据病因病机针对主症而设。如热证常用清天河水、退六腑、内劳宫、水底捞明月、涌泉等手法相关的穴位；寒证常用推三关、一窝风、外劳宫、神阙等手法相关的穴位。无论风寒或风热之邪所引起的感冒发热、外感咳嗽，均为百病之长的风邪所致，故四大手法为必选之主要手法。脾虚者无论表现为何症，均取三关、脾土、内八卦、足三里为主穴。伤食所致诸症多以手阴阳、脾土、大肠经、腹阴阳、中脘为主穴。

备穴多为临床随症加减。腹痛常加一窝风、腹；便秘加侧推大肠、下推七节骨、苍龙摆尾所用穴位及肚角；脾失健运诸症加足三里、内八卦、中脘；阴伤诸症加二人上马、补肾经所用诸穴及涌泉；夹惊用猿猴摘果法，取小天心、五指节；夹积用分腹阴阳、清补脾土、运板门法；夹痰推揉膻中、肺俞、足三里、丰隆、中脘、八道；夹涕用黄蜂入洞法，取迎香。

（八）经穴、体穴配合应用

小儿特定穴与体穴常配合应用。如健脾和胃除选用脾经外，还常用脾俞、胃俞、中脘、足三里；疏风宣肺除用肺经外，常用风池、风府、风门、肺俞；清肝热除用肝经外，还可选肝俞、胆俞；理气化痰常取内八卦、八道、乳根、乳旁等与天突、膻中配合应用；清肺热时常用清肺经、清天河水手法与少商、合谷配合应用。

第二节　流派常用穴及应用

一、头面颈项部穴位

1. 天门

【定位】两眉中至前发际处成一直线。

【操作】开天门：令患儿仰卧，医者站于患儿头侧，两手四指扶住患儿头部，两拇指自眉心起，交替直推至发际，30~50次。

【功效】疏风解表，开窍醒脑，镇静安神。

【主治】惊风、惊悸、感冒发热，目上视、风痫、呕吐、头痛，目眩、喘咳等。

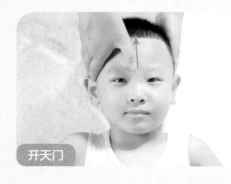

开天门

【配穴应用】治疗外感发热、头痛等症，多与推坎宫、揉太阳等合用，以疏风解表；若惊惕不安，烦躁不宁等症，多与清肝经、清心经、按揉百会合用，以醒脑安神。

【穴位解析】开天门又称"推攒竹"，常用于疏风解表与镇静安神，如《厘正按摩要术》曰："推攒竹法，法治外感内伤均宜。医用两大指，春夏蘸水，秋冬蘸葱姜，和真麻油，由儿眉心，交互往上直推。"而称其"开天门"顾名思义，即天上的大门打开了，形容其具有开窍、安神之功，门开邪散，亦可发汗以疏散外邪。但对于体质虚弱出汗较多、佝偻病患儿慎用。

【引文】《保赤推拿法》："开天门法，凡推，皆用葱姜水，浸医人大指，若儿病重者，须以麝香末粘医人指上用之，先从眉心向额上，推二十四数，谓之开天门。"

《幼科铁镜》："用葱姜煎汁浸染医人大指，先从眉心向额上，推至二十四数。""一年之气二十四，开额天门亦此义。"

2. 坎宫（眉弓）

【定位】在眉上一寸，直对瞳孔。

【操作】推坎宫：医者以两手四指对捧患儿头部，先以两拇指端掐坎宫一下，再以两拇指端桡侧面自天心向外分推至坎宫，20~30 次。

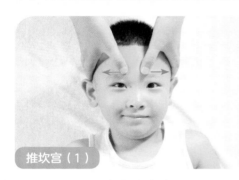
推坎宫（1）

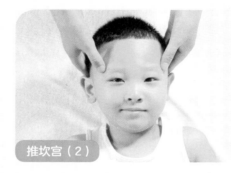
推坎宫（2）

【功效】疏风解表，醒脑明目，止头痛。

【主治】外感发热、目上视、目眩、目痛。

【配穴应用】治疗外感发热、头痛，用于疏风解表时，多与开天门、揉太阳合用；若治疗近视、斜视等眼疾，用于舒经通络、濡养明目时，多与揉睛明、阳白、瞳子髎等合用，亦可推后用掐法，以增强疗效。

【穴位解析】此穴在天心穴旁，直对瞳孔，对于天心穴的定位，《小儿推拿广意》指出："天心在印堂之上。"孙重三小儿推拿流派的"坎宫"即位于此。而在其他文献中记载，坎宫穴定位于两眉上，从眉头至眉梢成一线，如《小儿推拿广意》中指出："推坎宫，医用两大指自小儿眉心分过两旁是也。"其常用于外感风寒所致发热、头痛、咳喘、鼻塞等症。

【引文】《小儿推拿广意》："推坎宫，医用两大指自小儿眉心分过两旁是也。"《厘正按摩要术》："推坎宫法，法治外感内伤均宜。医用两大指，春夏蘸水，秋冬蘸葱姜和真麻油，由小儿眉心上，分推两旁。"

3. 太阳

【定位】两眉后凹陷中。

【操作】揉太阳：医者两手四指托扶患儿头部，以两拇指腹着力运之，向前为补，向后为泻，20~30次。

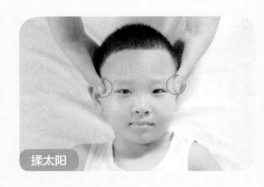
揉太阳

【功效】疏风解表、清热、明目止头痛。

【主治】急慢惊风、心热、烦躁、感冒无汗、偏正头痛。

【配穴应用】外感表实证用泻法，外感表虚、内伤头痛用补法。治疗目赤肿痛常与推坎宫合用。

【穴位解析】此穴属经外奇穴，亦有称其为"左为太阳，右为太阴"之说，如《幼科推拿秘书》载"额角，左为太阳，右为太阴"。本穴常用于发汗止汗，对于此，古代文献中所载治男女有所不同，如《推拿抉微》中载："治女揉太阴穴发汗，若发汗太过，揉太阳穴数下以止之。治男揉太阴穴，反止其汗。"孙重三先生在《通俗推拿手册》中写道，运太阳"向前为补，向后为泻"，认为向眼睛方向运为补，向耳朵方向运为泻。其出自《小儿推拿广意》："运太阳，往耳转为泻，往眼转为补。"

【引文】《幼科推拿秘书》："额角，左为太阳，右为太阴。"《保赤推拿法》："揉太阴穴法：治女，揉太阴穴发汗，若发汗太过，揉太阳穴数下以止之。治男，揉太阴穴，反止汗。""揉太阳法：治男，揉太阳穴发汗，若发汗太过，揉太阴穴数下以止之。治女，揉太阳穴，反止汗。"《小儿推拿广意》："太阳青色始方惊，赤主伤寒红主淋，要识小儿疾病笃，青筋直向耳中生。"

4. 耳后高骨

【定位】在耳后高骨下方凹陷中。

【操作】运耳后高骨：医者以两中指分运两侧耳后高骨穴，20~30次。向前为补，向后为泻。

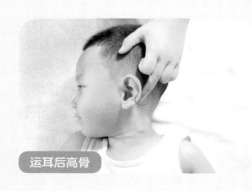
运耳后高骨

【功效】疏风解表，安神除烦。

【主治】惊风抽搐、烦躁不安、外感头痛。

【配穴应用】与推攒竹、推坎宫、

揉太阳等合用治疗感冒头痛；与清肝经、清心经、掐小天心、清天河水合用治疗神昏烦躁等症。

【穴位解析】此穴又名"耳后""耳后高骨""耳背""耳背高骨"，其与"开天门、推坎宫、揉太阳"手法被称为"四大手法"，此头面部的四大手法是孙重三先生所创立，形成了用于治疗头痛、头晕、感冒、发热、精神萎靡、惊风等症的推拿成方。在治疗感冒时，常以四大手法为基础，灵活辨证配伍应用。

【引文】《推拿仙术》："拿耳后穴，属肾经能去风。"《小儿推拿广意》："运耳背骨图：医两手中指无名指揉耳后高骨二十四下毕，掐三十。"

5. 百会

【定位】在两耳尖直上，头顶中央旋毛中。

【操作】掐揉百会：医者一手扶患儿头部，另一手拇指端先掐 3~5 次，继而揉 100~200 次。

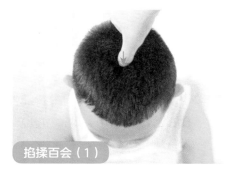

掐揉百会（1）

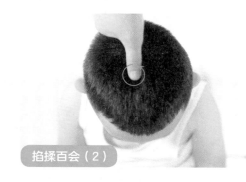

掐揉百会（2）

【功效】安神镇惊，升阳举陷。

【主治】惊风、惊痫、头痛、目眩、鼻塞、耳鸣、脱肛、遗尿。

【配穴应用】与清肝经、清心经、掐揉小天心等合用，可治疗惊风、惊痫、烦躁等症。与补脾经、补肾经、推三关、揉丹田等合用，治疗遗尿、脱肛等症。

【穴位解析】百会，百即百脉，会即交会，此穴在头顶部，是众多经脉的交会之处，贯通一身之阳气，故名百会。如《幼科铁镜》："百会由来在顶心，此中一穴管通身，扑前仰后歪斜痫……腹痛难禁还泻血，亦将灸法此中寻。"因此可以用于小儿益智安神，升阳举陷。

【引文】《幼科推拿秘书》："百会穴在头顶毛发中，以线牵向发前后，左右重。"《圣济总录》："治头风肿痒，脑热生疮，目暗赤痛，摩顶立成膏方……用少许，于前顶连牵囟百会两鬓处，涂摩数百遍，能引散热毒气。"《小儿推拿学概要》："本穴治疗脱肛、慢性消化不良，效果显著。但在患儿恶心呕吐及痢疾有里急后重时，应用此穴能使病情加重，故须注意。"

6. 囟门

【定位】前发际正中直上，当百会前凹陷中。

【操作】推囟门：医者以两手四指托扶患儿头部，再以两拇指自发际向上轮换推至囟门，推30~50次。再自囟门向两旁分推，推20~30次。若囟门未闭的，应推至边缘为宜。

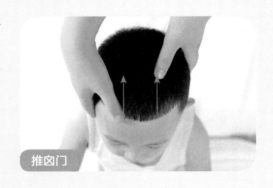

推囟门

【功效】息风通窍，醒脑安神。

【主治】惊风、惊痫、抽搐、两目上翻、头痛、头晕、目眩、衄血、鼻塞。

【配穴应用】治疗头痛、惊风，多与开天门合用，以醒脑宁神。治疗鼻塞，多与揉迎香、掐年寿合用，以通窍。

【穴位解析】囟门穴又称"信会""囟会"，出自《灵枢·热病》。因婴儿时期脑髓未充，头骨不合，俗称囟门，年长时囟门渐合，穴当其处，故名囟会。囟会不仅长于治疗惊痫、头痛、头晕等，也是日常健脑益智的穴位。由于婴儿在12~18月大时前囟门方能闭合，因此在操作时需要手法轻柔，切不可用力按压。此外，囟门穴亦可用于诊断，其凹陷者为气虚、液脱之象；囟门隆起者为高热之象。

【引文】《幼科推拿秘书》："囟门穴：在百会前，即泥丸也。"《千金要方》："小儿虽无病，早起常以膏摩囟上及手足心，甚避寒风。"

7. 山根

【定位】在印堂之下，两眼角之中间。

【操作】掐山根：此穴专以拇指甲掐3~5次。

【功效】开窍、醒目、定神。

【主治】惊风、抽搐、醒目定神、退热定痉、开关通窍。

【配穴应用】治疗惊风、抽搐等症，常与掐人中、掐老龙等合用。

【穴位解析】山根又名"山风""二门"。如《幼科推拿秘书》记载："山根

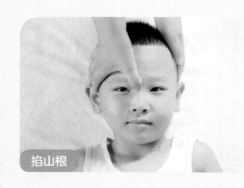

掐山根

在两眼中间，鼻梁骨，名二门。"此外，山根可以用于望诊以诊断疾病，如山根脉络青色为惊为痛，蓝色为喘为咳，赤灰一团为赤白痢疾，青黑之纹为病久或缠绵难愈之疾。如《幼幼集成》云："山根青黑，每多灾异。山根，足阳明胃脉所起，大凡小儿脾胃无伤，则山根之脉不现，倘乳食过度、胃气抑郁，则青黑之纹，横截于山根之位，必有延绵啾唧，故曰灾异。"

【引文】《幼科推拿秘书》："山根在两眼中间，鼻梁骨，名二门。"《保赤推拿法》："掐天庭穴至承浆穴法，于分太阴太阳二穴后，再于天庭、眉心、山风、延年、准头、人中、承浆各穴，皆用大指甲一掐。天庭在额上，眉心在两眉夹界，山风在鼻洼，延年在鼻高骨，准头在笔尖，人中在鼻下口上，承浆在口下低处。"

8. 人中

【定位】在鼻下、唇上之正中，近鼻孔处。

【操作】掐人中：医者一手扶患儿头部，另一手以拇指或食指指甲掐之。掐3~5次或醒后即止。

【功效】醒神开窍。

【主治】惊风、昏厥、癫痫、抽搐、唇动、口噤、撮口、面肿、黄疸、水肿。

【配穴应用】用于急救，惊风、抽搐、昏厥、不省人事、窒息时掐之多有效，多与掐十王、掐老龙等合用。

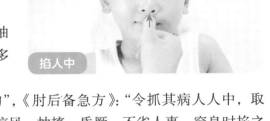

掐人中

【穴位解析】人中穴又名"水沟"，《肘后备急方》："令抓其病人人中，取醒。"指出本穴主要用于急救，治疗惊风、抽搐、昏厥、不省人事、窒息时掐之多有效，并与掐十王、掐老龙等合用。

【引文】《幼幼新书》："人中左右两旁黄，主胃逆。人中青，主下痢。"《幼科推拿秘书》："水沟：在准头下，人中是也。"

9. 风池

【定位】在后头骨之下，发际上凹陷处，当顶肌之外陷中。

【操作】揉风池：用拇、食二指指腹着力揉或拿5~10次。亦可医者立于患儿身后，两手四指分扶其头部两侧，两拇指端同置于两风池穴掐3~5次。

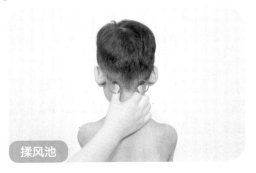

揉风池

【功效】发汗解表，祛风散寒通络。

【主治】头项强痛、目眩、鼻衄、热病汗不出。

【配穴应用】风池穴治疗外感风寒无汗、头痛、鼻塞等，常配合推攒竹、掐揉二扇门等，以加强其发汗解表之力。

【穴位解析】风池穴是治风的要穴，风代表穴内物质为天部风气，池指穴内物质富含水湿，代表有经气阴血在此处化为阳热风气，因此按摩此处可疏散发汗。风池穴发汗效果显著，按此穴后，往往能立见汗出。多用于感冒头痛，目赤痛、鼻塞不通、发热无汗等表实证；表虚者则不宜掐风池。此外，按揉该穴还可治疗项背强痛症。

【引文】《诸病源候论·养小儿候》："儿皆须著帽，项衣取燥，菊花为枕枕之……微汗不瘥，便灸两风池及背第三椎、第五椎、第七椎、第九椎两边各二壮，与风池凡为十壮，一岁儿七壮，儿大者，以意节度，增壮数可至计壮，惟风池特令多，七岁以上百壮。"《幼幼新书·小儿初生将护法第二》："卫颅囟之天，杜风池之邪，浴之以通血脉，哺之以助谷神，皆所以养冲和也。"

二、躯干部穴位

1. 膻中

【定位】在胸骨中央，即两乳中间。

【操作】分推膻中：医者双手四指轻扶患儿两胁，两拇指自膻中穴同时向左右分推20~30次；推揉膻中：一手食、中二指并拢，指面着力，自胸骨柄向下推至膻中穴20~30次；最后以一手中指腹着力按膻中穴并揉之，称推揉膻中。

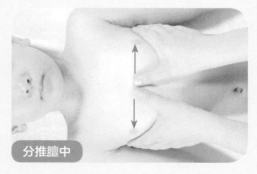

分推膻中

【功效】宽胸理气，止咳化痰。

【主治】喉鸣、痰喘、咳嗽、腹胀、嗳气、呕吐。对各种原因引起的胸闷、吐逆、痰喘、咳嗽均有效。

【配穴应用】治疗呕吐、呃逆、嗳气常与运八卦、横纹推向板门、分腹阴阳等合用；与推肺经、分推肺俞等合用可治疗咳喘；与揉天突、按弦走搓摩、按揉丰隆等合用则可用于痰吐不利。

【穴位解析】膻中，又称"心演"，"演心"，为心包络经气聚集之处，是气之会穴，古籍多述其与脊背风门相对，同调肺系，如《幼科推拿秘书》载："膻中穴，在人迎下正中，与背后风门相对，皆肺家华盖之系。"因此，膻中穴可宽胸理气，疏理上焦气机，推揉膻中穴，常用于治疗咳嗽、呕吐、腹胀等症。

【引文】《幼科推拿秘书》："揉膻中风门……揉着，以我两手按小儿前后两穴，并揉之，以除肺家风寒邪热，气喘咳嗽之症。"《小儿推拿方脉活婴秘旨全书》："慢惊风……掐住眉心良久，太阳、心演推之，灯火断眉心，心演、虎口、涌泉各一燋，香油调粉推之。"

2. 乳旁

【定位】在两乳之外方约1寸处。

【操作】掐揉乳旁：医者双手四指轻扶患儿两胁，以两拇指端同时掐之3~5次，继以揉之30~50次。

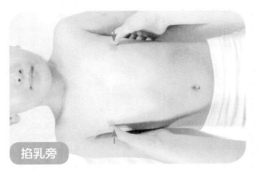
掐乳旁

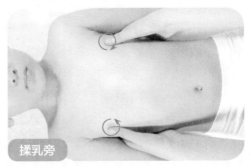
揉乳旁

【功效】宽胸理气，止呕。

【主治】胸闷、呕吐。

【配穴应用】本穴配推揉膻中、揉肺俞、揉中府、揉云门，对痰涎壅塞而致肺不张有效。配合横纹推板门、清胃经等则可用于治疗呕吐。

【穴位解析】乳旁，又称"奶旁"，为经外奇穴，《推拿仙术》言其与胃经关系密切，"拿奶穴旁，属胃经能止吐。"因此本穴能够顺降胃气，具有止呕、止吐的功效。脾胃为气机升降枢纽，脾气升、胃气降，因小儿素体脾常不足，故揉之又可健运脾胃，增强脾的运化水湿作用，以防痰湿凝聚而影响肺的宣发与肃降功能。故可用于调理上焦肺系痰壅之证。

【引文】《小儿推拿广义》："奶旁止吐。"《厘正按摩要术》："奶旁，奶旁即乳旁，用右手大指按之治咳嗽，止呕吐，左右同。"《推拿抉微》："此治咳嗽呕吐，奶旁即两乳之旁，用右大指头按之，男左女右。"

3. 中脘

【定位】在心窝下蔽骨（又名蔽心骨，即胸骨剑突）与脐之中间。

【操作】按揉中脘：令患儿仰卧，医者以右手四指按而揉之，100~200 次，称为按揉中脘；摩中脘：用掌心或四指摩之，称为摩中脘，摩约 5 分钟；推中脘：自中脘向上直推至喉下或自喉往下直推至中脘，称推中脘，又称推胃脘。自中脘推向鸠尾处，称"推三焦"。推约 100~300 次。

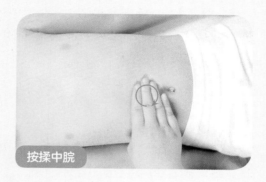
按揉中脘

【功效】健脾和胃，消食，降逆。

【主治】伤寒发热、气喘，以及呕吐、泄泻、气噎、腹痛、腹胀、食不消化等脾系病症。

【配穴应用】揉、摩中脘能健脾和胃、消食和中，治疗腹泻、呕吐、腹痛、腹胀、食欲不振等症时，多与按揉足三里、推脾经等合用；推中脘有降胃气的作用，治疗胃气上逆嗳气呕恶等症，常配合横纹推向板门。

【穴位解析】《幼科推拿秘书》载："中脘穴，胃藏饮食处"，故中脘穴又称"胃脘""太仓"，其为胃之募穴，八会穴之腑会，故中脘是治疗胃病的主穴。揉、摩中脘具有健脾和胃、消食和中的功效，主治腹泻、呕吐、腹痛、腹胀、食欲不振等，多与按揉足三里、推脾经等合用。此穴操作方向不同，所发挥功效截然不同，如《厘正按摩要术》载："推胃脘。由喉往下推止吐，由中脘往上推则吐。均须蘸汤。"指出推中脘自上而下操作，有降胃气的作用，主治胃气上逆嗳气呕恶等症，常配合横纹推向板门；自下而上操作，有涌吐作用。但因胃以降为顺，因此临床多自上而下推按，以降胃气。

【引文】《幼科推拿秘书》："中脘在心窝下，胃府也，积食滞在此。揉者，放小儿卧倒仰睡，以我手掌按而揉之，左右揉，则积滞食闷，即消化矣。"《厘正按摩要术》："上中下三脘，以指抚之，平而无涩滞者，胃中平和而无素滞也。按中脘，虽痞硬而不如石者，饮癖也。"《推拿指南》："此法能止吐：胃脘穴，一名中脘，又名太仓，在脐上四寸，用两指外侧，由喉向下交互推之，凡向下推皆为之补……"

4. 神阙

【定位】在肚脐中，属任脉，又指脐周腹部。

【操作】掌揉神阙补法：令患儿仰卧，医者用中指指腹或掌心着力，逆时针方向揉摩 100~200 次。亦可用拇指和食、中二指抓住肚脐抖揉，逆时针方向抖揉；掌揉神阙泻法：令患儿仰卧，医者用中指指腹或掌心着力，顺时针方向揉摩100~200 次。亦可用拇指和食、中二指抓住肚脐抖揉，顺时针方向抖揉；捏挤神阙：以拇、食指捏挤脐四周，至轻度瘀血为止。

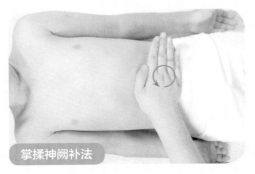 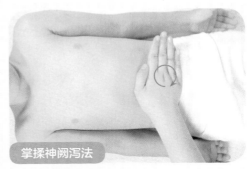

掌揉神阙补法　　掌揉神阙泻法

【功效】温阳散寒，补益气血，健脾和胃，消食导滞。

【主治】泄泻、呕吐、腹痛、腹胀、消化不良、厌食、疳积、肠鸣、痢疾、便秘、脱肛。

【配穴应用】临床上揉脐与摩腹、推上七节骨、揉龟尾常配合应用治疗腹泻，简称"龟尾七节，摩腹揉脐"。此穴能补能泻，补之能温阳补虚，治疗寒湿、脾虚、肾虚泄泻、慢性消化不良、慢性痢疾、气虚脱肛等；泻之能消能下，治疗湿热型泄泻、痢疾、便秘、实热型脱肛等；平补平泻则能和，多用于先天不足，后天失调或寒湿凝聚、乳食停滞、伤乳食泻、厌食等。用平补平泻法，左右摩之，可作为儿童保健法，有消乳食，强壮身体的作用。捏挤肚脐与天枢配合则对腹泻、腹痛有效。

【穴位解析】《幼科推拿秘书》载："脐乃肚脐，一名神阙。""神阙""脐中"均指肚脐，脐为气血运行之要道，位于上、下焦之枢，临近胃肠，故摩神阙对呕吐、腹泻、厌食、疳积、腹痛等症疗效显著。孙重三先生摩神阙与众不同，是以掌心按穴，在腹部分四步旋转揉摩。逆时针方向转为补，摩时左侧上摩及上腹横摩轻，右侧下摩及下腹横摩重；顺时针方向转为泻，用力大小及方向与补法相反。补法，可温中补虚，揉摩后有发热感；泻法，揉摩后可出现肠鸣、矢气以及舒畅感，以清热消滞化食。

【引文】《铜人腧穴针灸图经》："神阙，治泄利不止，小儿奶利不绝，腹大绕脐痛，水肿鼓胀，肠中鸣状如流水声，久冷伤惫，可灸百壮。"《厘正按摩要术》："摩神阙：神阙即肚脐。以掌心按脐并小腹，或往上，或往下，或往左，或往右，按而摩之，或数十次数百次。治腹痛，并治便结。"

5. 肚角

【定位】在脐之两旁，当十一肋端的直下方。

【操作】拿肚角：令小儿仰卧，医者以两手拇指与食、中二指，向深处拿之，同时向偏内上方做一推一拉、一紧一松的轻微动作，3~5次。

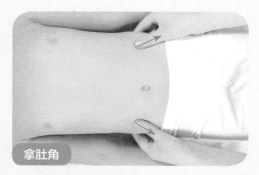

拿肚角

【功效】止痛，导滞，散寒消积。

【主治】寒热腹痛、泻痢等症。

【配穴应用】本穴是止腹痛的要穴，主治受寒、伤食引起的腹痛、腹泻，及其他各种原因引起的腹痛，若配一窝风可加强止痛效果。

【穴位解析】肚角是止腹痛的要穴，在《厘正按摩要术》中记载："按肚角，肚角在脐之旁，用右手掌心按之，治腹痛，亦治泄泻。"拿肚角，具有行气止痛、健脾和胃，理气消滞的功效。孙重三先生操作肚角穴颇有特色，操作时患儿仰卧，医者站于患儿左侧，两拇指分置于两肚角穴上，双手食、中二指同时置于腰背部与肚角相对的位置，然后拇指与食、中二指相对用力做一提一紧、一拉一松的提拿动作，反复操作至以患儿能耐受为度。但本法刺激较强，不可操作时间过长。为防止患儿哭闹影响手法的进行，宜在诸手法推毕后再拿此穴。

【引文】《推拿仙术》："肚角穴：止泄止肚痛，往上推止泄，往下推泄。"《幼科推拿秘书》："肚角穴，腰下两旁往丹田处也。"《小儿推拿广意》："肚角止涌泄。"《小儿推拿直录》："肚角穴属大肠能止泻。"

6. 天枢

【定位】脐旁2寸，左右各一，属足阳明胃经。

【操作】揉天枢：以食指或中指揉之，称为揉天枢，100~200次；捏挤天枢：以两手拇、食指捏挤至皮下轻度瘀血为止，称捏挤天枢，捏挤至局部瘀血为度。

【功效】理气消滞，疏调大肠。

【主治】腹胀、腹痛、腹泻、痢疾、便秘、食积不化。

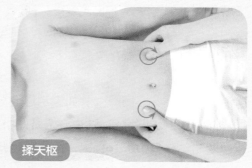

揉天枢

【配穴应用】治疗时，天枢穴常与脐相配，以中指按脐，食指与无名指各按两侧天枢穴同时揉动。治疗腹痛时，多与拿肚角相配伍，或先用针刺，继用挤捏法。

【穴位解析】天枢为大肠之募穴，具有疏调大肠，理气行滞的功效，刺激其能够有效调整胃肠蠕动。故揉天枢可用于治疗急慢性胃肠炎、痢疾及消化功能紊乱引起的呕吐、食积、腹胀、腹泻、大便秘结等症。正如《千金要方》所记载："天枢，主冬月重感于寒则泄，当脐痛，肠胃间游气切痛。"孙重三流派常在治疗胃气不和，胃肠积热所引起的恶心呕吐、呃逆、脘腹胀满、便秘纳呆、发热烦渴等症时，常与泻大肠、退六腑、推天柱骨、揉天枢、推下七节骨等合用。

【引文】《幼科推拿秘书》："揉天枢，天枢穴在膻中两旁两乳之下，揉此以化痰止咳，其揉法以我大、食两指八字分开，按而揉之。"

7. 腹

【定位】腹部。

【操作】分推腹阴阳：医者以两手四指自中脘穴向两旁斜下分推 50~100 次，称分推腹阴阳；摩腹：以掌面或四指摩之，称摩腹。逆时针方向为补法，顺时针方向为泻法，往返摩之为平补平泻法。一般摩 5 分钟。

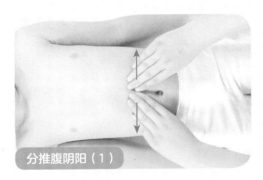
分推腹阴阳（1）

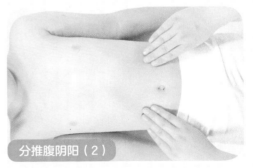
分推腹阴阳（2）

【功效】和胃消食，降逆止呕，健脾止泻，通便。

【主治】身热腹胀、停乳积食、胸闷、消化不良，及伤食、呕吐、恶心、厌食、疳积、便秘等症。

【配穴应用】治疗胃气上逆引起的恶心、呕吐、腹胀等症，多与运八卦、推脾经、按揉足三里等合用；治疗小

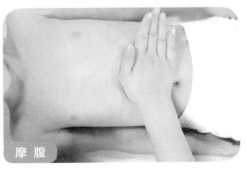
摩　腹

儿厌食症多与清板门、运八卦、摩腹、捏脊等合用；作为小儿保健手法，常与补脾经、按揉足三里、捏脊合用，以强健身体。

【穴位解析】腹部是气血生化之所，分布有肝、脾、胃、胆、大肠、小肠、肾、膀胱等脏器，因此具有通和上下、充实脏腑、分理阴阳的作用。孙重三流派采用分腹阴阳以消食、理气、降逆，善治乳食停滞，采用摩腹法健脾和胃、理气消食。孙重三先生摩腹的操作与众不同，其在腹部分四步旋转摩揉，逆时针方向操作为补法，且摩揉降结肠、横结肠时轻，而摩揉升结肠和小腹部时稍重。且顺时针方向摩腹为泻法，用力大小及方向与补法相反。补法多用于虚寒证，泻法则多用于实热证。

【引文】《厘正按摩要术》："摩腹，用掌心团摩满腹上，治伤乳食。"《秘传推拿妙诀》："凡遇小儿不能言者，若偶然恶哭不止，即是肚痛，将一人把小儿置膝间，医人对面将两手搂抱其肚腹，着力久久揉之，如搓揉衣服状，又用手掌摩揉其脐，左右旋转数百余回，每转三十六，愈多愈效。"

8. 丹田

【定位】小腹部，在脐下 2.5 寸。

【操作】揉丹田：用拇指指面或其他四指揉之，称揉丹田。揉 100~300次；摩丹田：用掌摩丹田，称摩丹田。摩 2~3 分钟。

【功效】培肾固本，温补下元，泌别清浊。

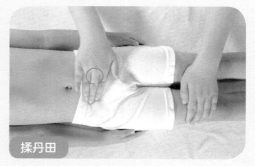
揉丹田

【主治】小腹胀痛、腹泻、便秘、遗尿、小便短赤、小便闭、脱肛、疝气。

【配穴应用】多用于治疗小儿先天不足，寒凝少腹所致的腹痛、腹泻、疝气、遗尿、脱肛等症，常与补肾经、推三关、揉外劳宫等合用。如用于遗尿，取其温补下元的作用，多与补肾经、揉二人上马合用；用于尿闭、小便赤，则取其分利之功，多配清小肠、推箕门等。

【穴位解析】丹田位于小腹部，是古人认为储藏精气神之所，犹如性命之根本。人的元气发源于肾，藏于丹田，借三焦之道，周流全身，以推动五脏六腑的功能活动。因此，丹田穴具有温补之功，能够助肾纳气、温补下元、通行元气，疏通水道。正如《推拿抉微》载："丹田在脐下二寸，一名石门穴。膀胱如釜底乘水，丹田如灶底着薪，故能治水泻等症。"

【引文】《幼科推拿秘书》："丹田穴，即气海也。"《保赤推拿法》："搓脐法：以左大指按儿脐下丹田不动，以右大指在儿脐旁周围搓之，治水泻、膨胀、脐风等症。《推拿抉微》："以左大指按儿丹田不动，以右大指在儿脐周围搓之。治水泻、膨胀脐风等症。"

9. 膀胱

【定位】在尿闭时，小腹高起处。

【操作】揉运膀胱：患儿仰卧，下肢伸直，医者站于患儿左侧，左手扶其双膝，右手食、中、无名指指腹按于穴上，缓慢双向揉运各 200~300 次。

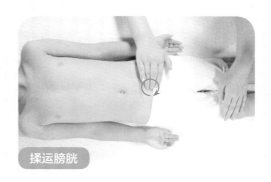
揉运膀胱

【功效】调膀胱，利小便。

【主治】小便不利、尿闭。

【配穴应用】揉运膀胱配合推箕门，治疗小儿癃闭。

【穴位解析】揉运膀胱是孙重三先生的特色操作，其他历代文献未有记载。尿闭可见小儿腹部隆起，此为上焦火盛，气失肃降，水道不通不能下输于膀胱，或脾胃虚弱，升清降浊功能失常，以致膀胱失职，小便难以排出而发病。孙重三流派应用揉运膀胱与推箕门合用，以刺激膀胱，揉运时要求手法宜轻、宜缓，施术过程中术者仔细观察患儿膨隆的下腹部，找到下腹部膨隆最高点（多为关元穴附近），待患儿身体放松后，再以中指指面轻轻按压此最高点，力度以患儿能忍受为度。治疗小儿尿闭或小儿麻痹症尿闭和手术后尿闭，均有良好的效果。

10. 天柱骨

【位置】在项后第 1 颈椎上入发际 1 寸处。

【操作】推天柱骨：医者左手轻扶患儿前额，右手拇指或食指面着力，自后发际上一寸处向下推至第一椎骨。20~40 次；刮天柱骨：用酒盅或汤匙边沾水自上而下做刮，称刮天柱骨。刮至皮下轻度淤血即可。

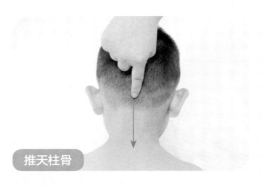
推天柱骨

【功效】息风止痉，止吐。

【主治】惊风、两目上视、角弓反张、颈项强急、喘促吐泻。

【配穴应用】本穴对各种原因引起的呕吐都有很好的治疗效果，如多以推天柱骨、刮天柱骨，与横纹推向板门、揉中脘、清胃经合用。

【穴位解析】孙重三先生定天柱骨穴于项后第1颈椎入发际1寸处至大椎穴成一直线。用拇指面或食指面做自上而下的直推操作为主。孙重三流派以推天柱骨配运八卦为主，伤食加分推腹阴阳，运板门；脾虚加补脾经；湿热加清天河水，推箕门；寒吐加推三关等辨证施治。

【引文】《幼科推拿秘书》："天柱，即颈骨也。"

11. 大椎

【定位】在第七颈椎与第一胸椎棘突之间。属督脉。

【操作】按揉大椎：医者用中指端按或揉，称按大椎和揉大椎，30~50次；捏挤大椎：用双手拇指、食指将其周围的皮肤捏起，向其穴挤去，至局部皮肤紫红瘀斑为度，称捏挤大椎。

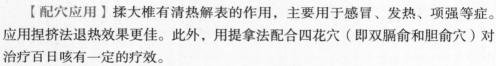

按揉大椎

【功效】清热解表，通经活络。

【主治】发热、项强、咳嗽、感冒、百日咳。

【配穴应用】揉大椎有清热解表的作用，主要用于感冒、发热、项强等症。应用捏挤法退热效果更佳。此外，用提拿法配合四花穴（即双膈俞和胆俞穴）对治疗百日咳有一定的疗效。

【穴位解析】大椎位于人体督脉，因督脉具有统率及督促人体全身阳气的作用，而手足三阳经又均有经脉经过大椎穴，故大椎具有统率阳气的强大作用。古代常将大椎称为"柱骨之汇"，指其汇聚人体所有的阳经到这个部位上，因而以揉法、捏挤等手法刺激大椎，能够振奋阳气，故大椎具有清热解表的作用，特别是对于小儿高热不退的可采用此穴。但操作时需注意手法需轻柔，以免损伤颈椎。此外，大椎穴还可治疗部分颈肩背部疼痛病症。

12. 肩井

【定位】在大椎与肩峰连线之中点，肩部筋肉处。属足少阳胆经。

【操作】按肩井：用指端按其穴10~30次，称按肩井；拿肩井：医者用拇指与食、中二指对称用力提拿肩筋3~5次，称拿肩井。

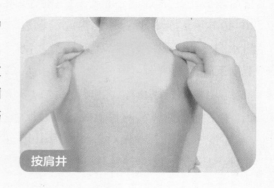

按肩井

【功效】解表发汗，通窍行气。

【主治】感冒、惊厥、上肢抬举不利。

【配穴应用】按、拿肩井能宣通气血，发汗解表，临床常与推攒竹、分推坎宫、揉太阳、揉耳后高骨四大手法相配合，多用于治疗外感发热无汗、肩臂疼痛、颈项强直等。

【穴位解析】《幼科推拿秘书》记载："总收法，诸症推毕，以此法收之，久病更宜用此，永不犯。"指出按拿肩井为诸法推毕的结束动作，称为总收法。孙重三流派遵照前人之法，在疾病治疗将结束时均用此法。"其法以我左手食指掐儿肩井陷中，乃肩膊眼也。又以我右手紧拿小儿食指无名指伸摇如数，病不复发矣"。用以疏通气血，宣通周身气血。

【引文】《幼科铁镜》："肩井穴是大关津，掐此开通血气行，各处推完将此掐，不愁气血不周身。"

13. 肺俞

【定位】在第三胸椎棘突下，即身柱穴旁开 1.5 寸。

【操作】按揉肺俞：医者双手四指轻扶患儿两胁，以两手拇指按穴上揉 100~200 次。亦可用两拇指分别自肩胛骨内缘自上而下推动 50~100 次，称推肺俞或分推肩胛骨。

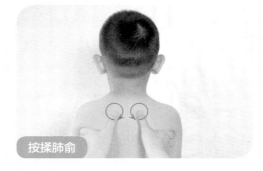
按揉肺俞

【功效】调肺气、补虚损、止咳嗽。

【主治】发热、咳嗽、气喘、胸闷、胸痛等肺系疾病。

【配穴应用】常与推肺经、揉膻中等配伍，用于治疗呼吸系统病证。若治疗久咳不愈，可加补脾经，以培土生金；气阴两伤时，配合补肾经、揉二人上马等，则效果更佳。

【穴位解析】肺俞穴是肺脏经络气血输注于背部体表的特殊腧穴，故通过揉、推等手法作用于肺俞可以调理肺脏功能。如《厘正按摩要术》："推肺俞，肺俞在第三椎下，两旁相去脊各一寸五分，对乳引绳取之。须蘸葱姜汤，左旋推属补，右旋推属泻，但补泻须分四六数用之，治风寒。"孙重三流派临证时，以泻法（向外揉为泻）治疗肺热、气短、喘促胸闷、郁火结胸、感冒咳嗽等症；用补法（向里揉为补）治疗久咳肺虚各症。

【引文】《幼科铁镜》："肺俞重揉，漫夸半夏、南星。"《保赤推拿法》："此穴在肩膀骨之夹缝处，两边两穴，揉之化痰。"

14. 八道

【定位】在胸部两侧第 1~5 肋间隙。

【操作】分推胸八道：医者以两手拇指桡侧缘，自胸骨柄起，沿 1~5 肋间隙顺序向两侧分推 20~50 次，再配合推揉膻中。

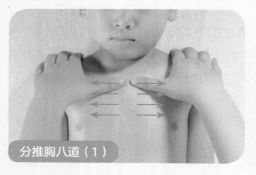

分推胸八道（1）

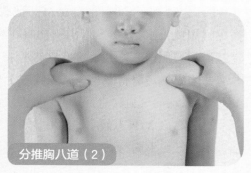

分推胸八道（2）

【功效】理气、化痰、止咳。

【主治】外感咳嗽、内伤咳嗽、胸闷、痰壅喘鸣。

【配穴应用】八道配推揉膻中，理气止咳化痰的作用更佳。

【穴位解析】分推八道是孙重三先生的特色用穴，其他历代文献未有记载。分推八道又称分推胸阴阳，其通过胸部前正中线向左右两边分推，以两拇指自胸骨向两侧肋间隙分推，推到第四类间隙，左右共八道，故称胸八道，意在使阴阳各归其位，左右相引，以调节阴阳。具有止咳化痰、降逆平喘、宽胸理气之效，尤善治疗各种咳嗽、胸闷胸痛。孙重三流派对外感咳嗽、内伤咳嗽、胸闷、胸痛均善应用推八道，再适当辨证配穴，临床效果显著。

15. 风门

【定位】第二胸椎棘突下旁开 1.5 寸。

【操作】揉风门：医者用两拇指或一手食、中指腹揉 20~30 次，称揉风门。

【功效】解表通络。

【主治】感冒、咳嗽、气喘、鼻塞、骨蒸潮热、盗汗及腰背部病症。

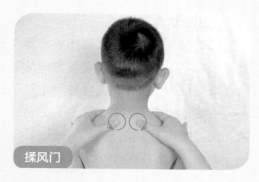

揉风门

【配穴应用】揉风门主要用于外感风寒，咳嗽气喘，临床上多与清肺经、揉肺俞、推揉膻中等配合应用。与揉二人上马、肾顶、分推手阴阳等相配合可用于治疗骨蒸潮热、盗汗。与拿委中、承山、昆仑配合则用于治疗腰背部肌肉疼痛。

【穴位解析】风门是足太阳膀胱经与督脉之交会穴，为风邪之门户，是风邪易侵袭之处，揉风门具有疏风解表、清热调肺之功，正如《幼科推拿秘书》记载："风门穴，在脊骨二节下。""膻中穴，在人迎下正中，与背后风门相对，皆肺家华盖之系。"

【引文】《幼科推拿秘书》："咳嗽揉之，取热。"

16. 脾俞

【定位】在第十一胸椎棘突下，旁开 1.5 寸。

【操作】揉脾俞：医者用两拇指或一手食、中指腹揉 50~100 次，称揉脾俞。

【功效】健脾和胃，消食祛湿。

【主治】呕吐、腹泻、疳积、食欲不振、黄疸、水肿、慢惊、四肢乏力等。

【配穴应用】常用于治疗脾胃虚弱、乳食内伤、消化不良等症，多与推脾经、按揉足三里等合用。

【穴位解析】脾俞为脾在背之俞穴，内应脾脏，是脾气转输、输注之所，治脾要穴。而小儿生理特

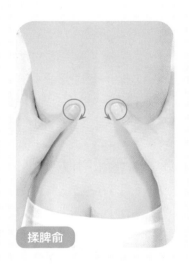

揉脾俞

性即为脾常不足，易引发脾失健运导致的腹泻、呕恶、厌食、久咳、水肿、遗尿等症。揉脾俞具有健脾胃、助运化、祛水湿的功效，善于治疗小儿消化系统疾病。

【引文】《百症赋》："脾虚谷以不消，脾俞、膀胱俞觅。"

17. 胃俞

【定位】第十二胸椎棘突下，后正中线旁开 1.5 寸处。

【操作】揉胃俞：医者用两拇指或一手食、中指腹揉 50~100 次，称揉胃俞。

【操作】医者用两拇指或一手食、中指腹揉 50~100 次，称揉胃俞。

【功效】理气和胃。

【主治】胃痛、呕吐、腹胀。

【配穴应用】揉胃俞与推脾经、按揉足三里等穴合用，适用于脾胃虚弱，气机不畅等引起的胃脘

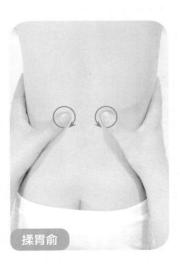

揉胃俞

痛、呕吐、腹胀、肠鸣等症。

【穴位解析】《灵枢·海论》:"胃者,水谷之海。"胃主受纳,以降为和,故胃俞穴具有和胃健脾,理中降逆的功效。又因小儿脾常不足,运化功能不足,易引起胃气不和、胃肠积热,故多见实证。揉胃俞善于治疗恶心呕吐、呃逆、脘腹胀满等症。

【引文】《针灸大成》:"多食身瘦:脾俞、胃俞。"

《厘正按摩要术》:"大指端脾,二节胃。"

18. 肾俞

【定位】第二腰椎棘突下,旁开 1.5 寸。

【操作】揉肾俞:医者用两拇指或一手食、中指腹揉 50~100 次,称揉肾俞。

【功效】滋阴壮阳,补益肾元。

【主治】腹泻、便秘、少腹痛、下肢痿软乏力、慢性腰背痛、肾虚气喘等。

【配穴应用】与揉二人上马、补脾经或推三关等合用,常用于肾虚腹泻或阴虚便秘,或下肢瘫痪等症。与腰俞、委中等配合常用于治疗慢性腰背痛。与揉肺俞、脾俞等配合则可用于治疗肾虚气喘。

揉肾俞

【穴位解析】《释名·释形体》:"肾,引也。肾属水,主引水气灌注诸脉也。"肾俞穴是肾脏在背之俞穴,内应肾脏,是肾气转输、输注之所,治肾疾要穴,故名之。小儿先天肾气常不足,对于肾气不足、肾精不充所致的五迟五软、遗尿、水肿、久喘等病症,揉肾俞有补益肾元、益肾固精、清热利湿之功效。

【引文】《太平圣惠方》:"理虚劳、耳聋、肾虚及水脏胀,挛急腰痛,小便浊,阴中疼,血精出,五劳七伤,冷呕,脚膝拘急,好独卧,急肿如水。"

19. 大肠俞

【定位】第四腰椎棘突下,旁开 1.5 寸凹陷中。

【操作】揉大肠俞:医者用两拇指或一手食、中指腹揉 50~100 次,称揉大肠俞。

【功效】调理大肠,通经活络。

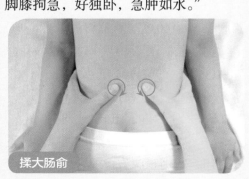

揉大肠俞

【主治】腰腿痛，腹胀、腹泻、便秘等胃肠病证。

【配穴应用】揉大肠俞与推下七节骨、清大肠、掐揉四横纹、运板门、分阴阳等并用具调肠通腑之效，可消除腹胀。与推七节骨、三关，补脾经、肾经，揉龟尾、外劳宫、足三里、止痢、天枢，摩腹等配合可温补肾阳，益气健脾助运，助运止泻。

【穴位解析】大肠为六腑之一，大肠俞意为大肠之气转输之处，故揉大肠俞善降大肠之气，外散大肠腑之热，具有理气降逆、调和脾胃之功。

【引文】《千金翼方》："主肠癖泄痢。"《医宗金鉴》："大肠俞治腰脊疼，大小便难此可通，兼治泄泻痢疾病，先补后泻要分明。"

20. 膀胱俞

【定位】第二骶椎棘突下，旁开1.5寸，与第二骶后孔齐平。

【操作】揉膀胱俞：医者用两拇指或一手食、中指腹揉50~100次，称揉膀胱俞。

【功效】清利湿热、利尿通淋。

【主治】小便不利、遗尿等膀胱气化功能失调等证，以及腹泻、便秘等。

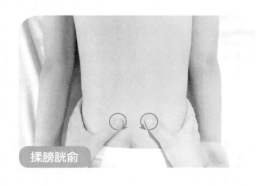

揉膀胱俞

【配穴应用】与肾俞、中极、三阴交等穴合用，主治小便不利。治疗腹痛泄泻，则配阴陵泉、下巨墟、天枢等穴。

【穴位解析】膀胱，膀胱腑也。俞，输也。膀胱俞名意指膀胱腑中的寒湿水气由此外输膀胱经，因此膀胱俞有清热利湿，通淋止痛之功，揉膀胱俞可以通调膀胱气机，培补下元，宣通下焦，通利水道。孙重三流派临床上多用揉膀胱穴治疗膀胱气化不利所引发的小便不利、遗尿、泄泻、便秘等症。

21. 七节骨

【位置】第四腰椎至尾椎骨端（长强穴）成一直线。

【操作】推上七节骨：患儿俯卧位，医者位于患儿左侧，用拇指桡侧面或食、中二指面自下而上直推100~200次；推下七节骨：患儿俯卧位，医者位于患儿左侧，用拇指桡侧面或食、中二指面自上而下直推100~200次。

【功效】温阳止泻，泻热通便。

【主治】泄泻、便秘、脱肛。

【配穴应用】临床常与按揉百会、揉丹田等合用，治疗气虚下陷所致的脱肛、遗尿等症；推下七节骨能泻热通便，多用于肠热便秘或痢疾等症。

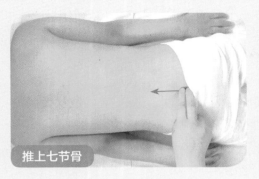

推上七节骨

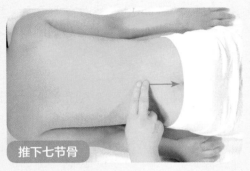

推下七节骨

【穴位解析】《幼科推拿秘书》："七节骨者，从颈骨数下第七节也。"七节骨位于背部正中线，相当于命门至尾骨端一线，故推七节骨具有温阳止泻、泻热通便的双向作用。推上七节骨能温阳止泻，多用于虚寒腹泻或久痢等症，但若属实热证，则不宜用本法，用后多令儿腹胀或出现其他变症。推下七节骨具有泻下作用，多用于治疗实热便秘、伤食、痢疾等病症，若腹泻属虚寒者，不可用推下七节骨法，以防止滑泄。因此，在临证时需辨清寒热虚实，分别论治。

【引文】《小儿推拿广意》："便秘者，烧酒在肾俞推上龟尾……泄泻亦要逆推，使气升而泄可止也。"《幼科推拿秘书》："七节骨：水泻，从龟尾向上擦如数，立刻即止；若痢疾，必先从七节骨往下擦之龟尾，以去肠中热毒，次日方自下而上也。"

22. 龟尾

【位置】在尾椎骨端。

【操作】揉龟尾：患儿俯卧位，医者位于患儿左侧，用拇指端或中指端着力揉动 100~300 次，称揉龟尾。

【功效】通调大肠。

【主治】泄泻、便秘、脱肛、遗尿。

【配穴应用】治疗腹泻、便秘等症，多与揉脐、推上七节骨合用。

【穴位解析】龟尾是督脉之络穴，其性平和，历代小儿专著对于龟尾穴的作用有明确的记载，如《幼科推拿秘书》云："龟尾者，脊骨尽头，间尾穴也……龟尾穴揉止泻痢。"故揉龟尾能够通调督脉

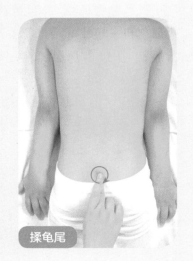

揉龟尾

之经气，调理大肠的功能，具有双向调节功能，既能止泻，又能通便。

【引文】《小儿按摩经》："揉龟尾并脐揉，治儿水泻、乌痧、膨胀、脐风、月家盘肠等症。"《幼科推拿秘书》："龟尾者，脊骨尽头，间尾穴也……龟尾穴揉止泻痢。"

23. 脊

【位置】大椎至长强成一直线。

【操作】推脊：患儿俯卧位，医者位于患儿左侧，用食、中二指面自上而下做直推100~300次，称推脊；捏脊：医者以拇指和食、中指指面着力于脊背长强穴，将皮肤夹持，提起，并自下向上

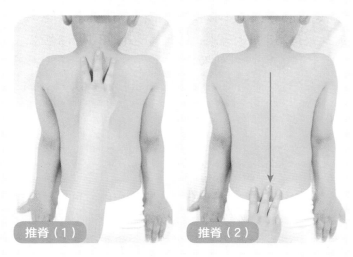

推脊（1）　　推脊（2）

捻搓至大椎穴，医者用捏法自下而上捏3~5次，称捏脊。每捏三下再将背脊提一下，称为捏三提一法。

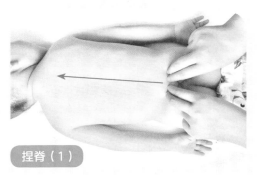

捏脊（1）

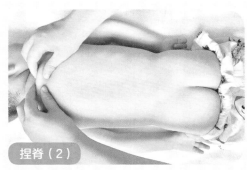

捏脊（2）

【功效】调阴阳，理气血，和脏腑，通经络。

【主治】发热、惊风、夜啼、疳积、腹泻、呕吐、便秘等。

【配穴应用】临床治疗先、后天不足的一些慢性病症，常以捏脊法与补脾经、补肾经、推三关、摩腹、按揉足三里等配合应用；推脊柱可清热，与清天河水、退六腑、推涌泉等合用，可用于治疗腰背强痛、角弓反张、下焦阳气虚弱等症。

【穴位解析】"脊"又名"脊柱",属督脉经,督脉贯脊属脑络肾,督率阳气,统摄真元。因此,施以捏脊法自下而上能调阴阳,理气血,和脏腑,通经络,培元气,具有强健身体的功能,是小儿保健常用主要手法之一。本法操作时亦旁及足太阳膀胱经脉,临床应用时可根据不同的病情,重提或按揉相应的背部俞穴,能加强疗效。以捏脊法衍生出的捏积法,不仅常用于小儿疳积、腹泻等病症,还可用于成人失眠、肠胃病、月经不调等病症。

【引文】《推拿仙术》:"伤寒骨节疼痛,从此用指一路旋推至龟尾。"《厘正按摩要术》:"推骨节。由项下大椎,直推至龟尾,须蘸葱姜汤推之,治伤寒骨节疼痛。"

三、上肢部穴位

1. 脾经

【定位】在拇指桡侧尖端,循赤白肉际至指根处。

【操作】清脾经:医者用左手握住患儿的手,同时用拇、食二指将患儿拇指伸直,再用右手拇指自指根推至指尖为泻法,即清脾经;补脾经:捏患儿的拇指,使之微屈,再用右手拇指自患儿拇指尖推至指根为补法。推 200~300 次。

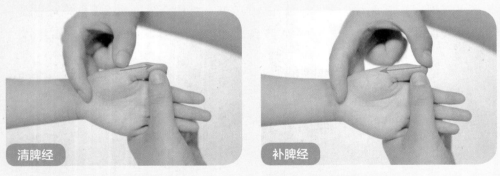

清脾经　　补脾经

【功效】补脾经能健脾胃,补气血;清脾经能清热利湿,化痰止呕。

【主治】急热惊风、伤乳伤食、身热膨胀、呕吐嗳气、少食多睡、昏迷喘促。凡实热各症,均宜用泻法。慢惊风、不思饮食、腹胀成积、疳积、腹痛、飧泻、水泻、元气虚弱、自汗盗汗、身瘦无力。凡脾胃虚寒各症,均宜用补法。

【配穴应用】治疗脾胃虚弱、气血不足引起的腹泻、食欲不振、消化不良、肌肉消瘦等症,多与推三关、捏脊、运八卦等合用。治疗湿热蕴蒸、皮肤发黄、恶心呕吐、腹泻、痢疾等症,多与清天河水、清肺经、揉小天心、清小肠等合用以清热利尿。

【穴位解析】脾主运化，为后天之本，而小儿脾胃薄弱，脾主运化功能尚未健全，易致饮食积滞、生痰生湿、郁而化热等证。故补脾经，具有健脾胃，补气血之功效，善治脾胃虚弱所致食欲不振、消化不良等虚证；清脾经，具有清热利湿、化痰止呕之功效，善治恶心呕吐、腹泻痢疾、食积等实证。但需注意不宜攻伐太过，一般情况下，脾经多用补法，体壮邪实者方可用清法。临证之时需据脏腑虚实，灵活应用。

【引文】《推拿仙术》："补脾土，饮食不消，食后作饱胀满用之。"《小儿推拿广意》："脾土，补之省人事，清之进饮食。"

2. 肝经

【定位】在手食指掌面之末节。

【操作】清肝经：医者用左手握住患儿的手，使指端向上，以右手拇指腹由下往上推为清，反之为补。推200~300次。

【功效】平肝泻火，息风镇惊，解郁除烦，和气生血。

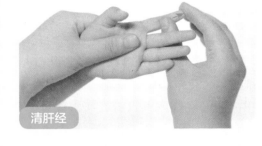
清肝经

【主治】目赤昏瞀，烦躁不宁。

【配穴应用】治疗惊风抽搐、烦躁不安、目赤肿痛、五心烦热等症，多与清心经、掐揉小天心、补肾经、退六腑合用。

【穴位解析】小儿肝常有余，肝气生发过极，则易使阴阳失于调和，从而导致肝火上炎、肝阳上亢、肝气横逆等实证。《幼科推拿秘书》载："推肝木：肝木在食指，肝属木，木生火，肝火动，人眼目昏闭，法宜清。诸病从火起，人最平者肝也，肝火盛则伤脾。退肝家之热，又必以补脾土为要。"故推肝木主要用清法以平肝泻火、息风镇惊；若肝虚应补，则须补后加清或以补肾经代之，称为滋肾养肝法。

【引文】《小儿推拿广意》："肝木，推侧虎口，止赤白痢、水泄、退肝胆之火。""肝经有病患闭目，推展脾土效最速。"《厘正按摩要术》："推肝木。肝木即食指端。蘸汤，侧推之直入虎口，能和气生血。"

3. 心经

【定位】在手中指掌面之末节。

【操作】清心经：医者用左手握住患儿的手，使指端向上，以右手拇指腹由患儿中指末节向上推为清，反之为补。推100~200次。掐心经：医者用左手固定患儿的手，以右手拇指指甲掐患儿中指指端中心处。掐 3~5 次。

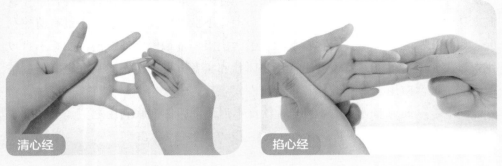

清心经　　　　　　　　　　　　　　掐心经

【功效】清法可清热退心火；补法可益气和血、补心。

【主治】惊风、惊吓、身烧、无汗、五心潮热、重舌、木舌、口疮热症、胸闷烦满、面赤腹痛、小便短赤，以上各症均宜泻之。慢惊、慢脾、胆怯、气虚、睡卧露睛，凡属心虚不足之症、均宜补之。

【配穴应用】用清法能清热退心火，治疗心火旺盛引起的高热面赤、神昏烦躁、口舌生疮、小便短赤、惊风、惊吓等，多与退六腑、清天河水、清小肠等合用。清心经临床可以清天河水代替。补心经则多与补脾经、推三关、揉二人上马、补肾经等合用，用于治疗气血虚弱、心烦不安、睡卧露睛等症。

【穴位解析】小儿为纯阳之体，心气相对充盛有余，易引动心火，而发小便短赤、高热等心火旺盛之证。故本穴治疗多以泻心火为主，清心泻火是推心经的核心功效。临证时心经不可妄加补法，需补时可补后加清，或以补脾经代之，以防扰动心火。

【引文】《小儿推拿广意》："心火：推之退热发汗，掐之通利小便。"《保赤推拿法》："推掐心经穴法，心经即中指尖。向上推至中指尽处小横纹，行气通窍，向下掐之能发汗。"

4. 肺经

【定位】在手无名指掌面之末节。

【操作】清肺经：医者用左手握住患儿的手，使指端向上，以右手拇指腹由患儿无名指末节往上推为清；补肺经：医者以右手拇指指腹由患儿无名指末节向下推为补。推 200~300 次。

【功效】清肺经能宣肺清热、疏风解表、止咳化痰。补肺经能补益肺气。

【主治】急惊、肺热、胸满、喘促、痰咳、鼻干、气闷。凡肺经实热者宜清；虚寒者宜补。治疗感冒发热、咳嗽气喘、痰鸣、鼻干、鼻流涕等症，多与清天河水、退六腑、运八卦等合用。

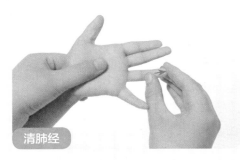

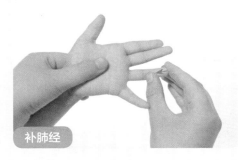

【配穴应用】治疗肺气虚损、少气懒言、面白、自汗、盗汗、遗尿、脱肛、大便秘结等，多与补脾经、推三关、揉二人上马等合用。

【穴位解析】《厘正按摩要术》："推肺金。肺金即无名指端。蘸汤推之，性主温通，能止咳化痰。"肺经既可泻又可补，清肺经有清热宣肺之功效，多用于咳喘、发热等实证；补肺金可补益肺气，多用于肺气虚所致的咳喘、自汗等虚证。孙重三先生在五经穴上运用直推法操作，其中心、肝、脾、肺四经向心方向推为补，离心方向推为清；而肾经与以上四穴补泻的方向相反。

【引文】《小儿推拿方脉活婴秘旨全书》："肺受风寒咳嗽多，可把肺经久按摩。"《小儿推拿秘诀》："鼻流清水推肺经为主。""口吐白涎，有痰，推肺经为主。"

5. 肾经

【定位】在手小指掌面，稍偏尺侧，指尖至指根。

【操作】补肾经：医者用左手握住患儿的手，使手掌向上，以右手拇指腹从患儿指根推到小指尖为补肾经；清肾经：医者以右手拇指指腹由患儿小指尖推到阴池为清肾经。推 100~200 次。

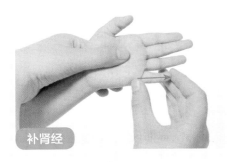

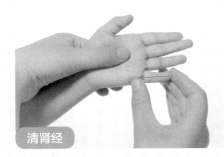

【功效】补肾经能滋肾壮阳、强壮筋骨；清肾经能清利下焦湿热。

【主治】膀胱蕴热、小便不利、腹胀泄泻、小肠疝气等症，宜清。先天不足、久病虚弱、面黑睛暗、肾亏骨软等症，宜补。

【配穴应用】治疗先天不足、久病体虚、五更泄泻、久泻、遗尿、喘息等，多与补脾经、揉二人上马、推三关等合用。治疗膀胱蕴热、小便赤涩、腹泻、小儿肾炎等，多与掐揉小天心、清小肠、推箕门等合用。

【穴位解析】肾经为补肾气、益肾精之要穴，多用于补肾益气、温补下元。关于补肾水的操作方向，《幼科铁镜》中表述"禹铸曰：四脏俱推上为补，下为泻。何肾与四脏相反。盖四脏居一身之上。而肾居下。肾虚则推四脏之气，往下以滋肾，故曰下补。肾水混浊，则小便闭赤。若再往下推则闭愈甚。一往上提，疏通水道，而小便自清。故曰推上为清。此上下清补有异。若不明上下之理，恐人疑推肾之上下两字有讹，则遗害不浅，故识之。"

【引文】《小儿按摩经》："肾经有病小便涩，推动肾水即救得。"《小儿推拿广意》："肾水，推之退脏腑之热，清小便之赤，如小便短，又宜补之。"

6. 肾顶

【定位】小指掌面末端处。

【操作】揉肾顶：医者左手握住患儿的手，右手食、中二指夹持患儿小指，以拇指揉之，100~500次。

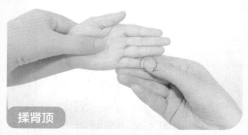
揉肾顶

【功效】收敛元气，固表止汗。

【主治】自汗、盗汗、解颅等。且对自汗、盗汗或大汗淋漓者，有良效。

【配穴应用】肾顶为止汗要穴，阴虚盗汗配揉二人上马，阳虚自汗配补脾经。

【穴位解析】肾顶是止汗要穴，具有收敛元气，固表止汗，补肾壮骨之功效。按揉肾顶穴对自汗、盗汗或大汗淋漓不止等症均有一定的疗效；同时也可补肾壮骨，治肾虚骨弱、解颅等。

【引文】《小儿推拿学概要》："功用收敛元气，固表止汗。"

7. 四横纹

【定位】在食指、中指、无名指、小指的掌面，第二节横纹之中间。

【操作】掐揉四横纹：医者左手握住患儿手掌，使掌面向上，手指略屈，然后用右手拇指指甲，自患儿食指依次掐至小指，继以揉之。

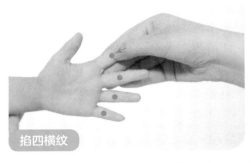

掐四横纹

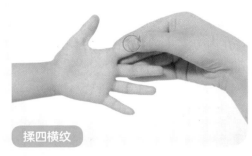

揉四横纹

【功效】能退热除烦，散瘀结，调中行气，和气血，消胀。

【主治】喘促气闷、胸满、痰嗽、口唇干裂、腹痛。

【配穴应用】用于胸闷痰喘，多与运八卦、推肺经、推膻中等合用；用于内伤乳食、消化不良、腹胀等，可与捏脊、推脾经、运板门合用。

【穴位解析】《小儿推拿秘诀》："四横纹掐和气血。"四横纹均有理中行气、化积消胀、退热除烦的作用，推四横纹能和上下之气。此外，本穴是治疗疳积的要穴，可以单穴使用，亦可以与推脾经、捏脊、摩腹配合使用。

【引文】《小儿按摩经》："四横纹和上下气，吼气腹疼皆可止。"《小儿推拿广意》："四横纹，掐之推脏腑之热，止肚痛，退口眼歪斜。"

8. 内劳宫

【定位】手掌中央，即以患儿中指、无名指，屈向掌心，当两指尖所着之处，中间是穴。

【操作】掐揉内劳宫：医者左手握住患儿手掌，使手指伸直，用右手食、中二指夹持患儿拇指，然后以右手拇指指甲掐之，继以揉之。

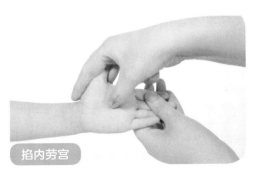

掐内劳宫

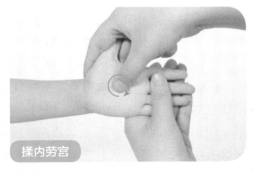

揉内劳宫

【功效】清心经热。

【主治】心热抽搐、睡卧不安、感冒发烧、恶寒无汗、气逆呕秽、口臭、口疮、溺血、便血、牙龈溃烂。

【配穴应用】本穴属心包络，为清热除烦的效穴。主治发热、五心烦热、口舌生疮、烦渴、牙龈溃烂、便血等，多与清天河水、掐揉小天心等合用，施术时宜在内劳宫穴滴少许凉水，用口边吹边揉，此清热之力更强。孙重三先生擅用此穴清心经热及阴虚发热之证。

【穴位解析】内劳宫穴性寒凉，一切实热证均可用，为清热、除烦的效穴。《小儿推拿秘诀》："不问大热或大炎，可向水底捞明月。"但也因本穴性寒，尤易伤伐脾胃之阳，故不宜久用。如《小儿按摩经》载："揉劳宫，动心中之火热，发汗用之，不可轻动。"

【引文】《小儿推拿秘诀》："不问大热或大炎，可向水底捞明月。"《万育仙书》："运内劳宫，屈中指运之，能动五脏六腑之气，左运汗，右运凉。"

9. 八卦（八宫）

【定位】在手掌中心以外的圆圈。又称八宫，即乾、坎、艮、震、巽、离、坤、兑八宫。

【操作】运八卦：医者左手握住患儿手掌，使掌面向上，同时左手拇指按定离宫；用右手食、中二指夹住患儿拇指，然后以右手拇指端自乾宫向坎宫运至兑宫，称运八卦，也称运八

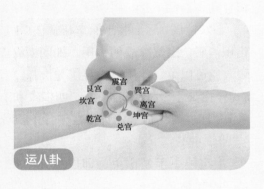

运八卦

宫。在运至离宫时，应从左手拇指上运过，否则恐动离火。运 50~100 遍。

【功效】顺运八卦能宽胸理气、止咳化痰、行滞消食。逆运八卦能降气平喘。临床上分运八卦常与顺运或逆运八卦合用。乾震顺运能安魂；巽兑顺运能定魂；离乾顺运能止咳；坤坎顺运能清热；坎巽顺运能止泻；巽兑逆运能止呕；艮离顺运能发汗；揉艮宫能健脾消食。

【主治】急慢惊风、痰喘咳嗽、吐乳、胸闷痞满。

【配穴应用】主治胸闷、咳嗽、气喘、呕吐、腹胀、腹泻、食欲不振等，常配伍推脾经、掐揉四横纹、运板门、推揉膻中、分腹阴阳等。顺运八卦善开胸膈，用于胸闷腹胀等，多与运板门、揉中脘等合用。逆运八卦能降气平喘，用于痰喘呕吐等，多与推天柱骨、推膻中等合用。

【穴位解析】八卦又称"八宫""八方"，《小儿推拿秘诀》云："凡运八卦开胸膈。"运八卦善理气宽胸，其顺运偏于理气化痰，逆运偏于降逆止呕。

【引文】《小儿推拿秘诀》："凡运八卦开胸膈。"《幼科推拿秘书》："八卦在手

掌上，中指根下是离宫，属心火。此宫不宜运动，恐运动心火，运法必用我大指覆按之。"

10. 小天心

【定位】在患儿手掌根部，大横纹之前，阴池、阳池（掌根腕横纹部，拇指侧为阳池，小指侧为阴池）之间。

【操作】掐揉小天心：医者左手托住患儿的手，使掌心向上，用右手拇指端掐揉之100~500次。捣小天心：医者左手托患儿手背，用屈曲的食指或中指端捣之。

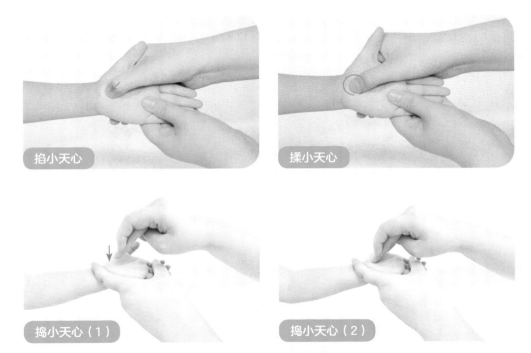

掐小天心　　揉小天心

捣小天心（1）　　捣小天心（2）

【功效】清心经热，镇惊；清膀胱之热，通利小便。

【主治】急热惊风、眼上视、下翻、目定无神、小便黄、尿急。

【配穴应用】心经有热、惊风、夜啼等，多与清天河水、揉二人上马、清肝经等合用。若心经热盛，移热于小肠，出现口舌生疮、小便赤涩等，则与清天河水、清小肠、揉二人上马合用。

【穴位解析】《推拿抉微》："涂蔚生曰：小天心即针灸之所谓大陵穴，属心包络，故能治风。然当系因热生风。"小天心穴位于心包经经络循行之处，性寒，主要用于心经有热及心经之热下移小肠的小便短赤等。同时又可镇惊安神，若眼上翻者则向下掐、捣；右斜视者向左掐、捣；左斜视者向右掐、捣。

【引文】《小儿按摩经》："掐小天心，天吊惊风，眼翻白偏左右，及肾水不通用之。""小天心能生肾水，肾水虚少须用意。"《小儿推拿方脉活婴秘旨全书》："揉此以清肾水之火，眼翻上下，掐之甚妙。若绕天心，则已在分阴阳之内矣。"

11. 手阴阳

【定位】手掌根，自小天心处向两旁分至阳池、阴池（拇指侧为阳池，小指侧为阴池）。

【操作】分推手阴阳：医者双手合握患儿之手，用两拇指自小天心向两旁分推至阳池、阴池，100~150 次。因穴位位于手部，故又称"分推手阴阳"。如实热证阴池宜重，虚寒证阳池宜重。本穴亦可以两手拇指从阴池、阳池向小天心穴合推，称为"合阴阳"。

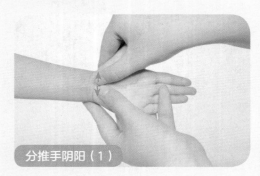

分推手阴阳（1）

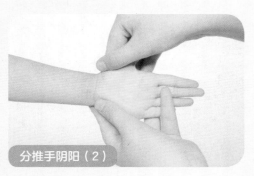

分推手阴阳（2）

【功效】平衡阴阳，调和气血，行滞消食。

【主治】急慢惊风、乳食积滞，以及阴阳不调、气血不和所致的寒热往来、烦躁不安、腹胀、泄泻、呕吐、痢疾等病症。

【配穴应用】合阴阳功专行痰散结，用于痰结喘嗽、胸闷等症，常以合阴阳配揉肾纹（位于手掌面，小指第二指间关节横纹处）、清天河水等清热散结的穴位。分阴阳功专调和阴阳气血，常与其他穴位相配，用于各种疾病治疗。

【穴位解析】《小儿按摩经·手诀》："分阴阳：屈儿拳于手背上，四指节从中往两下分之，分利气血。""和阴阳：从两下合之，理气血用之。"详分阴阳、和阴阳各条。孙重三先生擅用分推手阴阳，临症时其处方的第一个穴位便是本穴，正如《幼科推拿秘书·推拿手法·分阴阳》记载："盖小儿之病，多引气血不和，故一切推拿，必先从阴阳分起。"

【引文】《小儿推拿秘诀》曰："再推阴阳分寒热。"《厘正按摩要术》曰："法治寒热往来。将儿手掌向上，医用两手托住，将两大指于掌后中间，往外阴阳二

穴分。阳穴宜重分，阴穴宜轻分，无论何法，均须用此。寒证多分阳，热证多分
阴，又不可不讲也。"

12. 板门

【定位】手掌拇指本节后，鱼际
肉处。

【操作】运板门：医者左手托扶患
儿的手，右手食、中二指夹持患儿拇
指，中指同时抵住患儿合谷穴，随后
拇指相对用力拿板门 5~10 次，继以运
30~50 次。板门推向横纹：以右手拇指
桡侧自拇指根推向腕横纹，50~100 次。

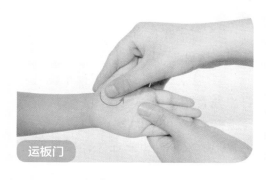

运板门

横纹推向板门：以右手拇指桡侧自腕横纹推向拇指根，50~100 次。

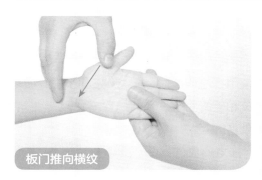

板门推向横纹

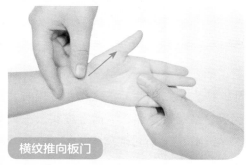

横纹推向板门

【功效】运板门能健脾和胃消食积，除腹胀；板门推向横纹能健脾阳，止泄
泻；横纹推板门能健脾和胃，消食化滞，调理气机，除胸闷，止呕吐。

【主治】急慢惊风、角弓反张、腹胀、脾虚泄泻、食欲不振、呕吐、嗳气、
乳食停积。

【配穴应用】孙重三先生治疗乳食停积多用板门配足三里；吐乳多配外劳
宫。板门推横纹治疗脾阳不振、乳食停滞引起的泄泻多与推大肠、推脾经等合
用。横纹推板门能止呕，用于胃气受伤、失于和降所致呕吐，多与推脾经、推天
柱骨、分腹阴阳等合用。

【穴位解析】板门穴最早见于《小儿按摩经》，"板门推向横门掐，止泻；横
门推向板门掐，止吐"。板门穴属胃脘，具有健脾和胃，消食化滞，通达上下气
机的作用。《幼科推拿秘书》："板门穴，在大指下，高起一块平肉如板处。属胃
脘。"孙重三流派应用此穴消食积，多配足三里，吐乳配外劳宫。

【引文】《小儿推拿方脉活婴秘旨全书》："板门，在大指节下五分，治气促，气攻，板门推向横纹，主吐；横纹推向板门，主泻。"《幼科推拿秘书》："板门穴，在大指下，一块平肉如板，属胃。"

13. 指三关

【定位】在食指掌面桡侧边缘，从指间至指根处，即风、气、命三关。

【操作】推指三关：以拇指桡侧面自患儿食指掌面稍偏桡侧，从指端推至指根。推 100~200 次。

【功效】能和血通关，平肝胆之火，除大肠之热。

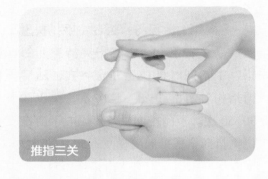

推指三关

【主治】寒热泻痢。

【配穴应用】本穴除可以做望诊用，还可配伍天门入虎口、揉外劳宫，治疗外感风寒表虚证。

【穴位解析】指三关又名"小三关""虎口三关"，从虎口上食指第一节为风关，第二节为气关，第三节为命关。临床常用推法与搓法，推之，则通气血、发汗；搓之，则化痰。本穴作望诊用时，红黄相兼为正常；而疾病时，则以浮沉辨表里，红紫辨寒热，淡滞定虚实，三关测轻重。

【引文】《小儿推拿广意》："指上三关，推之通血气发汗。"

14. 大肠

【定位】在食指桡侧的尖端循赤白肉际至虎口处。

【操作】补大肠：医者左手托住患儿的手掌侧置，右手食、中二指夹住患儿拇指，然后用拇指侧面，自患儿食指端桡侧，推向虎口为补；清大肠：反之自患儿虎口，推向食指端桡侧为泻。推 100~300 次。

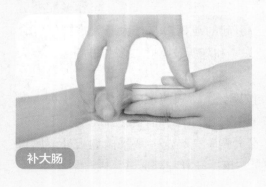

补大肠

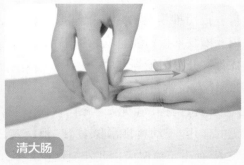

清大肠

【功效】补法能健脾固肠止泻；泻法能清热泻火，退肝胆之火。

【主治】赤白痢疾、寒热泄泻、肝胆火旺证。

【配穴应用】虚寒泻加推三关、捏脊；湿热泻加清天河水、退六腑、推箕门；伤食泻加运板门、运八卦；气虚加天门入虎口效果更佳。

【穴位解析】孙重三先生临床多用推大肠配伍推脾经、推上七节骨治疗小儿腹泻，虚证用补法，效果犹如诃子、炮姜；实证用泻法，效果犹如大黄、枳实，随证灵活加减应用。需注意患儿腹泻严重时，不可过度推补本穴，应在腹泻缓解后，推清本经穴，疗效更佳。

【引文】《小儿推拿方脉活婴秘旨全书》："大肠侧推到虎口，止泻止痢。"《保赤推拿法》："虎口侧推到大肠经法：儿有积滞，从虎口穴侧推到大肠经，能使儿泻。"

15. 小肠

【定位】在小指尺侧边缘，自指尖至指根。

【操作】清小肠：医者用右手食指和中指指面自小儿小指指根向指尖直推为泻小肠；补小肠：用食指、中指指面自小儿小指指尖向指根直推为补小肠。推 100~500 次。

【功效】滋阴补虚，清热利尿，泌别清浊。

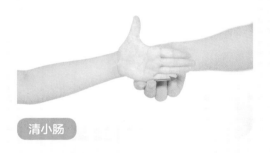

清小肠

【主治】小便赤涩、尿闭、泄泻、午后潮热、口舌糜烂等。

【配穴应用】若心经有热，热移于小肠，多配清天河水，能加强清热利尿的作用。若阴虚水亏，小便短赤，则用补法。

【穴位解析】小肠具有主化物而分清别浊的生理功能，故小肠穴具有治疗下焦湿热、泌别清浊的作用，用于治疗小便短赤不利，以清心经有热下移小肠者；还可治疗尿闭、水泻等症，特别是治疗泄泻，取利小便以实大便之意。孙重三流派在应用此穴时，多用清法。

【引文】《幼科推拿秘书》："小肠穴，在小拇指外边。"《小儿推拿学概要》："本穴治小儿泄泻最效，不但能利小便，同时尚能分清降浊。"

16. 十王（十宣）

【定位】又名十宣。在两手五指尖，靠近指甲处。

【操作】掐十王：医者左手握住患儿的手，使掌心向外、指端向上，用右手拇指指甲，先掐患儿中指，随后逐指各掐3~5次。

【功效】清热醒神。

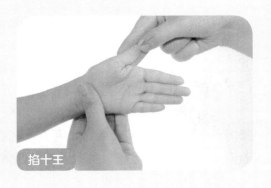

掐十王

【主治】急热惊风、身热抽搐、两目上视、烦躁不安、神呆、多啼、精神恍惚、昏厥。

【配穴应用】主要用于急救，多与掐人中、掐少商等合用。

【穴位解析】十王又名十宣穴，出自《小儿推拿广意》，其记载"五指甲伦为十王穴""十王穴，掐之则能退热"。掐十王穴可用于急惊厥、高热不退等一切脏腑热证。孙重三先生认为十王可退实热。

【引文】《厘正按摩要术》："掐十王，十王在五指甲侧，能退热。"《推拿指南》："此法能退热，十王穴在五指甲两侧，用右大指甲掐之，男左女右。"

17. 左端正

【定位】中指桡侧，指甲根旁1分许。

【操作】掐揉左端正：以拇指甲先掐3~5次，继以揉之，50~100次，称掐揉左端正。

【功效】止泻痢。

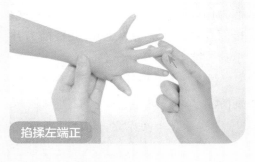

掐揉左端正

【主治】痢疾、霍乱、水泻、眼右斜视。

【配穴应用】用于水泻、痢疾，多与推脾经、推大肠合用。

【穴位解析】《厘正按摩要术》记载："掐左端正，能止泻。"中医素有阳从左升，阴从右降之说，故掐左端正有升提、止泻之作用，主要用于水泻、痢疾等症。

【引文】《厘正按摩要术》："中指左右为两端正。"《小儿推拿广意》："眼右视，掐左端正穴。"

18. 右端正

【定位】中指尺侧，指甲根旁1分许。

【操作】掐揉右端正：以拇指甲先掐3~5次，继以揉之，50~100次，称掐揉右端正。

【功效】止呕吐，降逆，止血。

【主治】鼻出血、呕吐、眼左斜视。

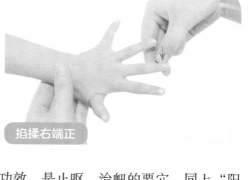

掐揉右端正

【配穴应用】用于胃气上逆而致恶心、呕吐，多与运八卦、推脾经、横纹推向板门等合用。

【穴位解析】右端正穴出自《小儿推拿广意》，具有清心宁神、降逆止呕之功效，是止呕、治衄的要穴。同上"阳从左升，阴从右降"之说，故右端正具有平降之功，揉之可降逆止呕。

【引文】《小儿推拿广义》："眼左视，掐右端正穴。右视，掐左端正穴。"《厘正按摩要术》："端正在右者，中指端右侧，掐之止吐。"

19. 少商

【定位】拇指桡侧，去爪甲角一分许。

【操作】掐少商：医者左手轻握患儿的手，用右手拇指甲掐之 3~5 次。

【功效】清热利咽，开窍。

【主治】咽喉肿痛、痰喘、心烦胸闷、口渴引饮、口疮、吐秽等。

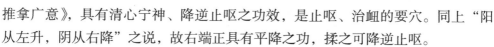

掐少商

【配穴应用】治疗发热、咽喉肿痛、咳嗽者，宜配清肺经、推天柱骨等。治疗昏迷、癫狂、窒息等则与掐人中同用。

【穴位解析】少商为手太阴肺经井穴，脉气初发，故名少商。因此掐少商穴可治疗外感风热所引起的咳嗽、咽喉肿痛、失音、鼻衄、热病等症，解表清热、清肺利咽。少商穴五行属性属木，故其疏通、条达、开泄之作用较强，治之具有通窍散结之功。

【引文】《小儿推拿方脉活婴秘旨全书》："掐大指少商穴：治湿痰疟疾。"《保赤推拿法》："此穴在手背大指甲，向上内侧，离指甲如韭叶许，掐之，治湿痰疟痢。"

20. 商阳

【定位】在食指桡侧，去爪甲角一分许。

【操作】掐商阳：医者左手轻握患儿的手，用右手拇指甲掐之3~5次。

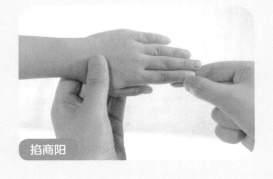

掐商阳

【功效】清热利咽。

【主治】寒热疟疾、身热无汗、耳聋、口干、胸闷喘咳等。

【配穴应用】主治发热、咽喉肿痛、耳鸣耳聋等，多配合清肺经、清天河水等穴。

【穴位解析】商阳穴可调节大肠经气，是大肠经体内经脉气血向体表经脉运行的出口，又因大肠与肺经之络脉直接相连，故可清宣手阳明与手太阴两经郁热，有泻实祛邪之功。故掐商阳穴能清泻阳明火热，具有清热解毒、泻火消肿、利咽止痛之功效。

【引文】《百症赋》："寒疟兮，商阳，太溪验。"《杂病穴法歌》："两井两商二三间，手上诸风得其所。"

21. 中冲

【定位】在手中指尖端。

【操作】掐中冲：医者左手轻握患儿的手，使掌心向外，中指指端向上，用右手拇指甲掐之3~5次。

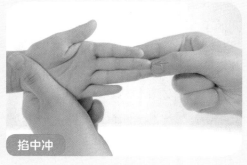

掐中冲

【功效】具较强的清热之力。

【主治】身热烦闷、恶寒无汗、五心潮热、口疮、木舌、重舌等。

【配穴应用】主治发热烦闷、口疮、中暑等，多与清肺经、清天河水等合用。与捣小天心配合，可用于小儿夜啼。心痛者，可加揉内关。昏迷者，则宜配掐人中。

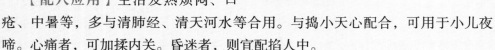

【穴位解析】中冲穴，意为体内心包经的高热之气由此冲出体表。心为君主之官，主血脉，故掐中冲穴能调理气血、疏通经络，具有宁心安神、开窍醒脑、清热泻火、消肿止痛的功效。《针灸资生经》曰："中冲、命门，疗身热如火，头痛如破。"

【引文】《类经图翼》："主治热病汗不出，头痛如破，身热如火，心痛烦满，舌强痛，中风不省人事。"

22. 五指节

【定位】手指背面，中间之骨节处。

【操作】掐揉五指节：医者左手握患儿手掌，使掌面向下，以右手拇指使患儿五指微屈，然后依次掐之，各3~5次；继以揉之。

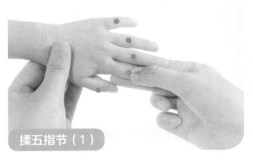

揉五指节（1）

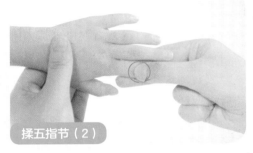

揉五指节（2）

【功效】掐揉五指节能祛风通关开窍，醒神定痉，安神镇惊。揉五指节能祛风痰。

【主治】惊风抽搐，口吐涎沫。

【配穴应用】主治惊惕不安、惊风等症，多与清肝经、掐老龙等合用。主治胸闷、痰喘、咳嗽、吐涎等症，多与运八卦、推揉膻中等合用。

【穴位解析】《厘正按摩要术》："五指中节有横纹为五指节。"掐揉五指节，可以安神镇惊，祛风痰，通关窍，掐五指节主要用于惊惕不安、惊风等症；揉五指节主要用于胸闷、痰喘、咳嗽等症。此外，搓揉五指节还可用于指间关节屈伸不利。

【引文】《小儿按摩经》："掐五指节，伤风被水吓，四肢常掣，面带青色用之。"《小儿推拿广意》："五指节：掐之，去风化痰，苏醒人事，通关膈闭塞。"

23. 二扇门

【定位】手背中指本节（掌指关节）两旁凹陷中。

【操作】掐二扇门：令患儿掌心向下，医者先以两手食、中二指固定患儿腕部，无名指托扶患儿手掌，然后用两拇指指甲于本穴同时掐之，3~5次；继以揉之。

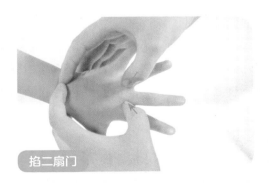

掐二扇门

【功效】发汗解热，安神止痉。

【主治】主治伤风、感冒、发热无汗、急惊、抽搐、口眼歪斜等。主治口眼斜歪，向右歪者，宜重掐左手穴；向左歪者，宜重掐右手穴。

【配穴应用】本穴为发汗效穴。如治疗发热无汗者，多与掐心经和内劳宫、揉太阳相配伍，具良好的发汗之功。

【穴位解析】二扇门出自《小儿按摩经》，是发汗之效穴，被认为是腠理之门，如《推拿仙术》记载："揉掐二扇门发汗用之。"孙重三流派应用本穴发汗时，必先掐心经与内劳宫，再重揉太阳穴，然后掐本穴300次左右，至患儿头部及身微微汗出，效果立竿见影。但需注意因该穴性温，发散之力强，易耗伤阳气，故对体虚患儿慎用。若必须用时，必先用补脾经、补肾经、揉肾顶以固表，然后再用汗法。

【引文】《小儿按摩经》："掐两扇门，发脏腑之汗，两手揉掐，平中指为界，壮热汗多者，揉之即止，又治急惊，口眼歪斜，左向右重，右向左重。"《小儿推拿广意》："二扇门：掐之属火，发脏腑之热，能出汗。"

24. 总筋

【定位】在手腕掌后横纹中点。

【操作】揉总筋：以拇指或中指指端着力按揉100~300次，为揉总筋。亦可用拇指指腹着力于穴位上，同时以食指按手腕背部对合拿之，另一手握其四指摆动，称拿总筋。

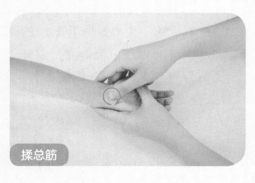
揉总筋

【功效】清心热，退潮热，通调周身气机。

【主治】心经热、口舌生疮、潮热、牙痛、肠鸣吐泻、惊风抽搐。

【配穴应用】治疗口舌生疮、潮热、夜啼等，宜配清天河水，能加强其清热的作用。

【穴位解析】《幼科推拿秘书》载："总筋穴，在大横纹下，指之脉络皆总于此，中四指脉皆总于此。"总筋又名"总经""总心"，其正对中指处，是心包经所过之处，揉总筋能清心经热，通调周身气机，具有散结止痉、清热利尿的作用。揉总筋操作宜快，稍用力，对实热、潮热皆有疗效。特别是治疗惊风抽搐时多用掐法。

【引文】《小儿按摩经》："掐总筋，过天河水，能清心经，口内生疮，遍身潮热，夜间啼哭，四肢常掣，去三焦六腑五心潮热病。"《小儿按摩经》："诸惊风，总筋可治。"

25. 外劳宫

【定位】在手背，与内劳宫相对。

【操作】掐揉外劳宫：令患儿手掌向下，医者用左手拇指、食指捏患儿中指，并使其微屈，右手食指、中指夹持患儿腕部，以拇指甲先掐3~5次，继以揉之。

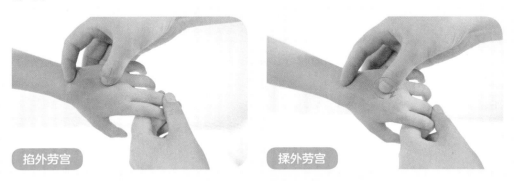

掐外劳宫　　　揉外劳宫

【功效】本穴性温，不仅能温阳散寒、升阳举陷，而且能发汗解表。

【主治】一切寒证，不论外感、内伤皆宜。临床常用于治疗外感风寒、鼻塞流涕、完谷不化、腹痛肠鸣、泄泻、痢疾、疝气，以及脏腑积寒积热、肚腹膨胀、青筋暴露、遍身潮热等。

【配穴应用】治疗遗尿、脱肛，多与补脾经、补肾经、揉二人上马等合用。

【穴位解析】《幼科推拿秘书》载："外劳宫，在手背正中，属暖。"外劳宫穴性温，具有温阳散寒之效，主治里寒，善于散脏腑凝寒痼冷，因此，内寒外寒均适宜。同时掐揉外劳宫又能升阳气、固表，适用于脾胃气虚的腹痛、泄泻。《小儿推拿方脉活婴秘旨全书》："外劳宫，在指下，正对掌心是穴，治粪白不变、五谷不消、肚腹泄泻。"

【引文】《小儿按摩经》："掐外劳宫，和脏腑之热气，遍身潮热，肚起青筋揉之。"《小儿推拿方脉活婴秘旨全书》："外劳宫止泻用之，拿此又可止头疼。"

26. 威灵

【定位】在手背，食、中二指本节后，二、三掌骨交缝处。

【操作】掐威灵：令患儿手掌向下，医者左手拇、食二指捏住患儿食指，并向上向外轻提，用右手食、中二指夹持患儿腕部，以拇指甲先掐3~5次，继以揉之。

【功效】开窍，醒神，镇惊。

【主治】急惊暴死、昏迷不醒、头痛、耳鸣。

【配穴应用】本穴主要用于急救，遇患儿急惊暴死者，宜与掐人中、中冲、十王等穴合用。

【穴位解析】威灵穴具有醒神开窍之功，《幼科推拿秘书》载："此穴与中指相连通心，急惊，双手掐此，叫则

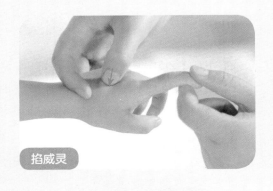

掐威灵

治，不叫难救。"威灵醒神作用较强，常用于治疗神昏等急症，掐威灵与掐精宁合用，可开窍醒神，息风止痉。临证时若掐威灵，患儿有哭声者可治，无声者难治。

【引文】《小儿按摩经》："掐威灵穴，治急惊暴死，掐此处有声可治，无声难治。"《厘正按摩要术》："揉威灵，治卒亡。"

27. 精宁

【定位】又名精灵，在手背，外劳宫旁，当无名指与小指之本节后陷中。

【操作】掐精宁：令患儿手掌向下，医者左手拇、食二指捏住患儿无名指，并向上向外轻提，用右手食、中二指夹持患儿腕部，以拇指甲先掐3~5次，继以揉之。

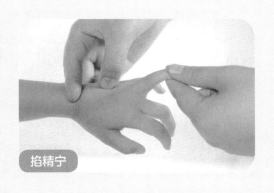

掐精宁

【功效】祛痰涎、消痞积。

【主治】痰喘、气急、干呕、痞积。

【配穴应用】临床上用于急救，本穴多与威灵配用，能加强开窍醒神的效果。

【穴位解析】《小儿推拿方脉活婴秘旨全书》："精宁穴在四指、五指夹界下半寸，治痰壅、气促、气攻。"掐精宁善消坚破积，克削气分，故虚者慎用。如必须应用时，多与补脾经、补肾经、推三关等补益穴同用，以免元气受损。临床应用精宁穴应根据病情，合理应用。

【引文】《小儿推拿广意》："精宁，掐之能治风哮，消痰食痞积。威灵，掐之，能救急惊、卒死，揉之即苏醒。"《小儿推拿直录》："精灵：掐而揉之，消痰痞积，胸隔气喘。"

28. 二人上马

【定位】手背无名指与小指中间的后方，与手掌之兑宫相对。

【操作】掐二人上马：医者左手握住患儿的手，使手心向下，先用右手拇指、中指相对掐 3~5 次，继以揉之，100~200 次。

【功效】补肾滋阴，顺气散结，清心、利小便。

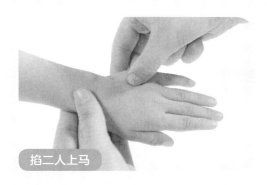
掐二人上马

【主治】小便赤涩、神昏、腹痛、体虚、淋证、脱肛、遗尿、消化不良、喘促等。

【配穴应用】用于阴虚阳亢、潮热烦躁、久病体虚、消化不良、牙痛、小便赤涩、睡时磨牙等，可与其他补益穴合用。

【穴位解析】二人上马别名"二马""上马"，为补肾滋阴主穴，《推拿仙术》载："揉掐二人上马，清补肾水用之，并治眼吊。"指出此穴能滋肾、顺气，用于肾阴不足引起的阴虚内热、烦躁口渴、口干齿痛，以及肾阴不足引起的痰喘。孙重三流派将揉二人上马与揉丹田归为补肾益元气之要穴，揉二人上马滋阴，揉丹田益元，二者同调阴阳。此外，本穴可利水通淋，对小便闭塞疗效明显。

【引文】《小儿推拿广意》："二人上马，掐之苏胃气，起沉疴，左揉生凉、右揉生热。"《小儿推拿方脉活婴秘旨全书》："二人上马，在小指下里侧，对兑边是穴，治小便赤涩，清补肾水。"

29. 合谷

【定位】在手虎口歧骨间凹陷中。

【操作】掐合谷：医者左手握住患儿的手，使其手掌侧置，用右手食、中二指固定其腕部，拇指先掐 3~5 次，继以揉 100~200 次。

【功效】清热，通络，止痛。

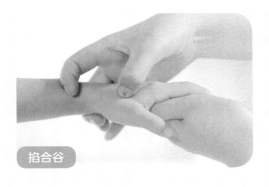
掐合谷

【主治】头痛、项强、身热无汗、鼻衄、咽喉肿痛、口疮、积食不化等。

【配穴应用】治疗发热无汗、头痛项强，常与推肺经、揉太阳、拿风池等合用。

【穴位解析】按揉合谷穴可祛风解表，通络镇痛，其属手阳明大肠经，与肺经相表里，故可主外感邪气在表诸疾，对咽痛、腹痛、头痛等具有较好镇痛效果。又因阳明经多气多血，故此穴善于调和气血、通经止痛。孙重三流派多以掐合谷，取其回阳救逆、散惊去热之功效。

【引文】《小儿推拿广意》："合谷穴原连虎口，通关开窍解昏沉。"

30. 一窝风

【定位】在手背腕横纹中央凹陷中。

【操作】掐一窝风：医者左手托扶患儿之手，令其手掌向下，并使腕略背伸，用右手拇指或食指先掐 3~5 次，继以揉 100~200 次。

【功效】宣通表里，温经散寒；温中行气，止腹痛。

【主治】伤风感冒和急慢惊风，以

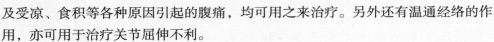

掐一窝风

及受凉、食积等各种原因引起的腹痛，均可用之来治疗。另外还有温通经络的作用，亦可用于治疗关节屈伸不利。

【配穴应用】治疗外感风寒，宜与开天门、分推坎宫、揉耳后高骨、运太阳相配应用。与推天柱骨、揉中脘、掐揉足三里等穴合用，可用于治疗风寒袭肺，入里传变所致的腹胀、腹痛或伴干呕者。

【穴位解析】一窝风穴性热而发，具有祛风散寒，温中行气、温通经络之功效，《万育仙书》中载："掐一窝风，治久病腹疼，并慢惊及发汗。"一窝风与二扇门、外劳宫皆有温阳散寒之功。但一窝风主要用于腹痛，又能驱经络之寒以治痹痛；外劳宫主要用于脏腑积寒与气虚下陷之症；二扇门主用于外感风寒无汗。因此，揉一窝风穴主要用以温经散寒，止肚痛，特别是对于腹痛虚寒者效果更佳。

【引文】《小儿推拿方脉活婴秘旨全书》云："一窝风：在掌根尽处腕中，治肚痛极效，急慢惊风。又一窝风掐住中指尖，主泻。"《小儿推拿广意》："一窝风，掐之止肚疼，发汗去风热。"

31. 膊阳池

【定位】手背一窝风之后三寸处。

【操作】掐膊阳池：医者左手托住患儿之手，使掌面向下，用右手拇指甲先掐 3~5 次，继以指腹揉之，100~200 次。

【功效】清热，疏风，解表，止头痛；通利二便。

【主治】感冒头痛、大便闭塞、小便赤涩。

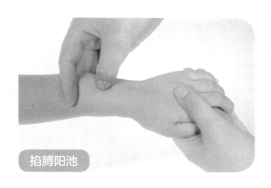

掐膊阳池

【配穴应用】本穴为治大便秘结之效穴。大便滑泻或虚脱者禁用。治疗小便赤涩可配伍清小肠、清天河水等穴位；治疗感冒头痛，则须配伍开天门、分推坎宫、揉耳后高骨、揉太阳等进行治疗。

【穴位解析】膊阳池的位置相当于成人"支沟穴"，该穴可以发汗，治疗头痛、大小便不通等症，具有能降、能通、能行的特性，《小儿推拿方脉活婴秘旨全书》："阳池穴，在掌根三寸是，治风痰、头痛。"孙重三流派多用掐膊阳池发汗解表，治疗感冒头痛、大便闭塞、小便赤涩等症，特别是对大便秘结的患儿，多用此穴揉之可行气通便。

【引文】《小儿按摩经》："掐膊阳池，止头痛，清补肾水，大小便闭塞或赤黄，眼翻白又能发汗。"《厘正按摩要术》："掐阳池。阳池在手背一窝风之后。清补肾水，治大小便闭，眼翻白。掐后以揉法继之。治头痛风寒无汗，为表散之法。"

32. 曲池

【定位】在肘弯横纹头凹陷中。

【操作】掐揉曲池：医者一手托扶患儿前臂，使其屈肘，另一手以拇指甲先掐3~5次，继以指腹揉之，100~200次。

【功效】解表退热，利咽。

【主治】感寒身热、嗳气、腹痛、呕吐泄泻、咽喉肿痛等。

【配穴应用】与清天河水、清肺经等配伍，适用于治疗风热感冒、咽喉肿痛、胸闷咳喘等病症。与手三里、合谷等穴相配，则多用于治疗上肢痿痹等。

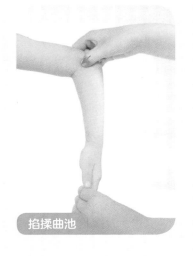

掐揉曲池

【穴位解析】曲池穴位于肘部，是经气运行之大关，能够通达上下，通里达表，为表里双清的要穴，既可清在外之风热，又可清在内之火邪。因此，揉曲池穴可解风热表邪，治疗风热感冒、咽痛等症；曲池穴又为手阳明大肠经合穴，可调理大肠功能，治疗腹痛腹泻等症。孙重三流派善于采用拿曲池，治疗惊风、抽搐，以息风止痉。

【引文】《杂病穴法歌》："头面耳目口鼻病，曲池、合谷为之主。"

33. 三关

【定位】在前臂桡骨上缘。自桡侧腕横纹头直上至肘弯处，成一直线。

【操作】推三关：医者左手托扶患儿左手，令侧置其掌，食指在下伸直托患儿前臂，用右手食、中二指，自桡侧腕横纹头直上推至肘弯，100~200次。

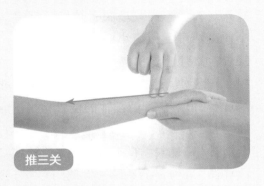

推三关

【功效】本穴性温，能益气活血、温补下元、温阳散寒、发汗解表。并能发汗、补虚逐邪、和血顺气、培养一身之根本。温阳散寒，益气活血。

【主治】一切虚寒症。如腹痛、腹泻、畏冷、食欲不振、病后虚弱、四肢无力。

【配穴应用】治疗气血虚弱、命门火衰、下元虚冷、身体虚弱、四肢厥冷、面色无华、食欲不振、疳积、吐泻等阳气不足、气血亏虚证，多与补脾经、补肾经、揉二人上马、运八卦等合用。治疗痧毒内陷、隐疹不出、黄疸、阴疽、感冒恶寒等症，多与推脾经、清肺经、运八卦、掐二扇门等合用。

【穴位解析】三关穴，性温热，能补气行气，具有发汗解表作用，散寒解表，透疹痘，用于外感风热。正如《小儿推拿广意》记载："三关出汗行经络，发汗行气是为先。"同时，推三关还可益气活血，温补下元，法略轻，大补气血与退六腑相伍，推数之比为6∶4。此外，具有温阳散寒之功，采用推三关治疗虚寒诸证效果显著。

【引文】《小儿推拿广意》："三关，男左三关推发汗，推下六腑谓之凉；女右六腑推上凉，退下三关谓之热。"《幼科推拿秘书》："侧推三关，从鱼际穴推至曲池，大补元气。"

34. 天河水

【定位】在前臂正面，自总经（即总筋，位于腕部掌侧横纹中点）至肘弯中间成一直线。

【操作】清天河水：医者左手托扶患儿的手，使掌心向上，食指在下伸直

托住患儿前臂，用右手拇指桡侧或
食、中二指指面，自总经直线向上推
100~200次。

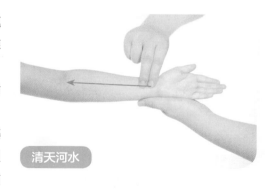

清天河水

【功效】清热解表，泻心火，除
烦躁。

【主治】一切热证。如潮热、外感
发热、烦躁不安、脾胃积热、身热腹
胀、口渴饮冷、弄舌、惊风、痰喘咳
嗽等。

【配穴应用】主治感冒、发热、头痛、恶风、汗出、咽痛等症，常与四大手
法合用。治疗五心烦热、烦躁不安、惊风、口舌生疮、弄舌、重舌等，可单用或
与清心经、清肝经等配合使用。

【穴位解析】天河水性微凉，能清热解表，如《小儿推拿广意》载："天河
水，推之清心经烦热，如吐宜多运。"孙重三先生认为本穴清热作用平和，且清
热而不伤阴，善清卫分、气分之热，虚热、实热皆可用，多用于体温在39℃以
下者。此外，本穴由于推拿法的不同，清热的作用也不同，如大推天河水解热作
用大于清天河水，引水上天河清热作用大于大推天河水。

【引文】《秘传推拿妙诀》："口渴是虚火，推天河水为主。"《小儿推拿秘诀》：
"口出臭气心经热，只要天河水清澈。上入洪池下入掌，一切热病都去得。"

35. 六腑

【定位】在前臂尺骨缘，从肘尖至
尺侧腕横纹头，成一直线。

【操作】退六腑：医者左手托持患
儿左手，令患儿手掌侧置，食指在上伸
直，抚患儿前臂，用右手食、中二指自
肘尖退至腕横纹头。推100~200次。

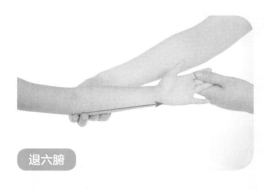

退六腑

【功效】本穴性寒大凉，善清营
分、血分之热，功专清热凉血解毒，
并能止汗、清热。

【主治】一切实热证。如心热烦躁、脏腑郁热积滞、壮热苔黄、口渴咽干、
疰腮、肿毒、大便干燥等。

【配穴应用】本穴与补肺经合用，具有较好的止汗效果。本穴与推三关为大

凉大热要穴，可单用，亦可两穴合用。

【穴位解析】孙重三先生认为，六腑清热力量较天河水强，多用于体温在39℃以上的实热证者。推上三关与退下六腑常结合使用，若患儿阳气不足、下元虚冷、久泻等可单用推三关；若高热烦躁、大便干燥等则用退六腑。两穴合用能平衡阴阳，防止大凉、大热伤其正气。如寒热夹杂以热为主，则以退六腑三数，推三关一数之比推之；若以寒为主则以推三关三数，退六腑一数之比推之；推数相等则有调和之意。

【引文】《小儿按摩经》："六腑凡做此法，先掐心经，点劳宫，男退下六腑，退热加凉，属凉，女反此，推上为凉也。"《小儿推拿方脉活婴秘旨全书》："六腑专治脏腑热，遍身潮热大便结，人事昏沉总可推，去病犹如汤泼雪。"

36. 肚肘

【定位】在肘关节，鹰嘴骨突处。

【操作】摇肚肘：用左手拇指、食、中三指托患儿肚肘，以右手拇指、食指二指叉入虎口，同时用中指按定天门穴（小鱼际中点），然后屈患儿之手，上下摇 20~30 次。

【功效】通经活血，顺气生血，化痰。

【主治】气血不和、痹痛、痞块、痰嗽、急惊等。

【配穴应用】本穴多与其他穴位配合使用，一般不单用。

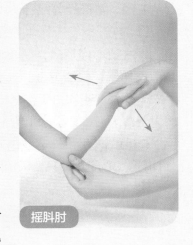

摇肚肘

【穴位解析】《小儿按摩经》云："天门虎口揉肚肘，生血顺气皆妙手。"肚肘具有明显的理气顺气作用。孙重三流派应用摇肚肘以顺气活血，多用于 2 岁以上患儿。孙重三先生在治疗结束时，常做摇肚肘法，以加强通利关节、调和气血的作用。

【引文】《小儿按摩经》："用右手大指掐儿虎口，中指掐住天门，食指掐住总位，以左手五指聚住揉肚肘，轻轻慢慢而摇，生气顺气也。"《厘正按摩要术》："左手托儿肚肘运动，右手持儿手摇动，能治痞。"

四、下肢部穴位

1. 百虫

【定位】在髋骨与膝盖中间。

【操作】拿百虫：医者以两手拇指、中指同时合拿患儿两侧百虫穴 3~5 次。

【功效】通经络，止抽搐。

【主治】惊风、抽搐、昏迷、不省人事。

【配穴应用】治疗下肢瘫痪及痹痛等症，常与按揉足三里、拿委中、按揉承山等合用。治疗惊风抽搐，多与清肝经、掐人中等配伍应用。

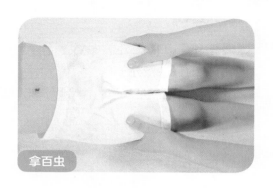

拿百虫

【穴位解析】孙重三先生编著的《小儿推拿疗法简编》说："百虫在胯骨与膝盖骨之中间。""医者以两手拇、中二指合拿小儿左右两穴。主治惊风、抽搐、昏迷、不省人事。"与大多文献记载的"百虫"穴位于膝上内侧肌肉丰厚处有异，如《小儿推拿直录》："百虫穴即血海"，应用时需注意区别。

【引文】《推拿仙术》："拿百虫穴：属四肢，能止惊。"《幼科推拿秘书》："百虫穴，在大腿之上。"

2. 膝眼

【定位】在膝盖骨之下两旁陷中。

【操作】拿膝眼：令患儿下肢伸直，医者以一手拇指、食指合拿之10~20次，继以揉50~100次。

【功效】息风止痉，通经活络。

【主治】急慢惊风、抽搐各症。

【配穴应用】治疗下肢痿软无力，多与拿委中、揉承山等合用；治疗惊风抽搐，可与清肝经、掐人中等合用。

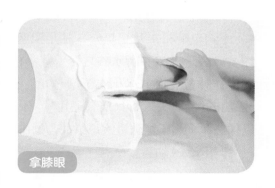

拿膝眼

【穴位解析】膝眼穴，"膝"指膝部，"眼"指凹陷处，因本穴位于膝部两侧凹陷处，形状似膝盖的眼睛，故称为"膝眼"。《小儿推拿直录》中记载："鬼眼穴。治痢疾鹤膝风，掐而揉之。"拿揉膝眼穴，可以起到活血通络、疏利关节的作用。

【引文】《小儿推拿方脉活婴秘旨全书》："膝眼穴：小儿膝上惊来，急在此掐之。"《保赤推拿法》："掐膝眼穴法：此穴在膝盖里旁，一名鬼眼穴，小儿脸上惊来，急在此掐之，若儿身后仰，即止。"

3. 足三里

【定位】在膝盖外侧凹陷，下行 3 寸，骨外廉，大筋内（即外膝眼下 3 寸，胫骨外侧约一横指处）。

【操作】掐揉足三里：医者以拇指端掐而揉之，20~30 次。

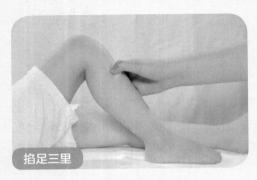

掐足三里

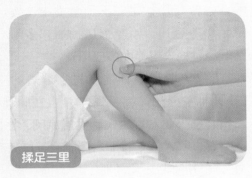

揉足三里

【功效】健脾和胃，调中理气。

【主治】心腹胀满、胃中积滞、肠鸣、腹痛、惊风、喘促。

【配穴应用】治疗呕吐常配合推天柱骨、横纹推板门等；脾虚泻可与补大肠、推上七节骨合用。

【穴位解析】足三里穴，是足阳明胃经下合穴，具有健运脾胃的作用。《内经·海论》曰："胃者水谷之海，其输在气街，下至三里。"故揉足三里具有健脾和胃、补益气血、运化水湿的作用。正如《小儿推拿广意》记载："三里属胃，久揉止肚痛，大人胃气痛者通用。"孙重三先生应用足三里穴一般先用掐法，继以揉法，多用于消化道疾患，并与揉中脘穴合用，以健中和胃。

【引文】《幼科推拿秘书》："三里穴在膝头之下。"《小儿推拿广义》："三里穴属胃，久揉止肚痛，大人胃气痛者通用。"

4. 前承山

【定位】在膝盖下，解溪上，与后承山相对。

【操作】拿前承山：医者以一手拇指、中指合拿之 5 次，继以揉之 30 次。

【功效】通经活络，止抽搐，纠正畸形。

【主治】急惊、抽搐、角弓反张。

【配穴应用】凡急惊风者，宜先拿

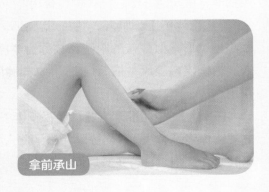

拿前承山

精宁、威灵二穴，然后再拿此穴。止抽搐，常与拿委中、揉承山、按百虫等合用，治疗角弓反张、下肢抽搐。

【穴位解析】前承山又称"中臁""子母""条口"，是经外奇穴。其与后承山穴相对。《推拿抉微》记载："中廉穴，治惊来急，掐之就揉。"指出此穴在腿下节前面膝下，亦名中廉穴、儿风望后跌，在此穴久掐最效。故拿揉前承山具有息风定惊、行气通络的功效。孙重三流派将其归为止抽搐类手法。

【引文】《小儿推拿方脉活婴秘旨全书》："前承山穴，小儿往后跌，将此穴久掐，久揉，有效。"《厘正按摩要术》："前承山，在足三里下，与后承山相对。"

5. 委中

【定位】在腘窝横纹中间凹陷中。

【操作】拿委中：医者用一手拇指与食指或中指端重拿腘窝中筋腱 5 次，称拿委中。

【功效】活血通络，止痛。

【主治】惊风、腹痛、吐泻、腰痛、麻痹、腘筋挛急等症。

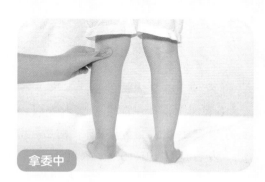

拿委中

【配穴应用】治疗下肢痿软无力、疼痛等，与揉膝眼、承山等合用。

【穴位解析】委中穴是膀胱经的合穴，是脉气最为盛大的地方，正如《灵枢·九针十二原》载"所入为合"，故拿委中穴可以有效通调膀胱经经气，泄脏腑之里热，泄血分之热，疏阳邪火毒，具有舒筋通络、散瘀活血、清热解毒之功效。孙重三流派常以拿委中息风止痉，止小儿抽搐。

【引文】《针灸大成·保婴神术》："委中穴：治往前扑，掐之。"《幼科铁镜》："惊时若身往前扑，即将委中穴向前掐住，身便直，若身后仰，即将膝上鬼眼穴向下掐住，身便即正。"

6. 后承山

【定位】在小腿肚人字纹处，与前承山相对。

【操作】拿后承山：医者以一手拇指、中指拿之 5~10 次，继以揉 30 次。

【功效】止抽搐，通经络；又能发汗。

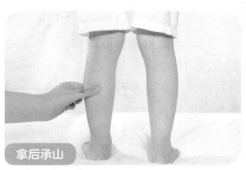

拿后承山

【主治】惊风、抽搐、脚痛转筋、气急痰喘、大便秘结。

【配穴应用】与拿委中配合，治疗惊风抽搐、下肢痿软、脚痛转筋。

【穴位解析】承山穴是小腿部筋、骨、肉的汇集之地，采用刺激量稍大一些的拿揉法刺激"后承山穴"，可以疏通经络，治疗抽搐、转筋等症。因承山穴属足太阳膀胱经，该穴意为随膀胱经经水下行的脾土微粒在此固化，故承山穴具有疏通膀胱经气与健运脾土的作用。孙重三流派重拿此穴用以发汗，同时也用于治疗小儿大便秘结，此时下推承山；治疗腹泻者时用上推承山。

【引文】《小儿推拿方脉活婴秘旨全书》："后承山穴：小儿手足掣跳、惊风紧急，快将口咬之，要久，令大哭，方止。"《幼科推拿秘书》："拿承山：承山穴在腿肚中，一名鱼肚穴。一把拿之，拿此穴，小儿即睡。又治喘，掐之即揉，男左女右。"

7. 三阴交

【定位】在足内踝上 3 寸。

【操作】推运三阴交：医者先以一手拇指腹由此穴或上，或下推 20~30 次，然后运之 50~100 次。自上往下推、往外运为泻，自下往上推、往里运为补。

【功效】通血脉，活经络，疏下焦，利湿热，通调水道，健脾胃，助运化。

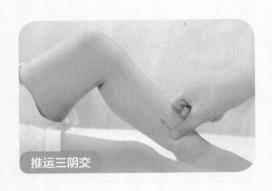

推运三阴交

【主治】急慢惊风、脘腹胀满、肠鸣腹泻、足痿、痹痛。

【配穴应用】三阴交穴主治泌尿系统疾病，如遗尿、癃闭、小便短赤不利等，多与推箕门、清小肠、揉丹田等合用。与揉足三里、按揉承山穴等合用，亦用于治疗下肢痹痛。

【穴位解析】三阴交穴为足厥阴肝经、足太阴脾经、足少阴肾经三者经脉之交汇处，因此可以健脾益血、调肝补肾。《厘正按摩要术》记载："按三阴交：三阴交在内踝尖上三寸，以右手大指按之，能通血脉，治惊风。"按揉三阴交可以健运脾胃、运化水湿，以治疗腹胀、泄泻等消化系统疾病；理肝肾、疏下焦，以治疗小便频数、遗尿等泌尿系统疾病；通血脉、活经络，以治疗惊风、足痿、痹痛等。

【引文】《厘正按摩要术》："推三阴交，蘸汤从上往下推之，治急惊；从下往上推之，治慢惊。"《推拿仙术》："拿三阴交穴，能通血脉。"

8. 涌泉

【定位】在足底，屈足蜷趾时足心最凹陷中。

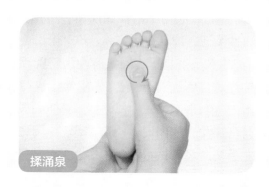
揉涌泉

【操作】揉涌泉：医者以左手托住患儿足跟，再以右手拇指腹揉30~50次，男左旋止吐，右旋止泻；女则反之。

【功效】引火归元，退虚热，并能止烦躁，引热下行。

【主治】头痛、喉痹、惊风、吐泻、小便不利。

【配穴应用】治疗阴虚火旺、五心烦热、夜啼等，可配伍揉二人上马、运内劳宫、补肾经等。治疗实热证，可与清天河水、退六腑合用。

【穴位解析】涌泉意为水如泉涌，具有水之浇灌、滋润的特性。涌泉穴是体内肾经的经水由此外涌而出体表，《黄帝内经》载："肾出于涌泉，涌泉者足心也。"因此揉涌泉，能够滋肾阴、清虚热、引热下行。多用于阴虚火旺、五心烦热、烦躁不安等虚火上炎的症状，以及呕吐、呃逆等阳气制约失常疾病。此外，揉涌泉治疗吐泻时，左揉止吐，右揉止泻。

【引文】《推拿仙术》："涌泉穴，两足俱推，不分男女，但旋转不同。"《小儿推拿广意》："涌泉揉之左转止吐，右转止泻。"

9. 箕门

【定位】膝关节内侧正中至腹股沟部成一直线。

【操作】推箕门：患儿仰卧，下肢伸直，医者位于患儿身旁，一手扶患儿膝部；另一手食、中二指并拢，自膝关节内侧向上直推至腹股沟500~600次。

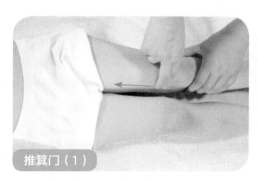
推箕门（1）

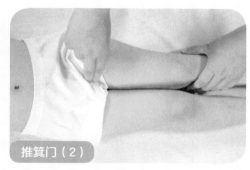
推箕门（2）

【功效】健脾渗湿，利小便。

【主治】小便赤涩不利、尿闭。

【配穴应用】治疗尿潴留，可用推箕门加按关元穴，可先推箕 300~500 次，再按关元，即可排尿。

【穴位解析】箕门穴有左为膀胱、右为命门之说，为与手上膀胱相别，此处称为"足膀胱"。孙重三先生治疗水泻和小便少、黄赤，多用推箕门穴，并认为本穴有利小便、实大便之用。孙重三先生编著的《小儿推拿疗效简编》说"揉运膀胱部位：尿闭时，小腹高起处。手法：令儿仰卧，两腿伸直，医者于儿左侧，左手扶儿之膝；右手食、中、无名三指末端，按于穴位，慢慢地向左向右揉之运之，各二百至三百次。揉运时手法宜轻、宜缓，以小儿能忍受为度。主治：小便不利、尿闭。临床上应用此法配合推箕门，治疗小儿尿闭或小儿麻痹症尿闭，均有良好效果。"

【引文】《秘传推拿妙诀》："拿膀胱穴，能通小便……"《幼科推拿秘书》："膀胱穴在左股上。""命门穴在右股上。"

第三节　流派常用穴位组方

小儿推拿因小儿的生理、病理特点有别于成人，故在手法操作及穴位定位、选取上有其特殊性，但治疗原则同于内治之法。孙重三先生在多年的临床工作中不断领会各穴位和手法的作用，并逐步形成了用法、用穴的一般规律。

根据小儿发病规律，以及长期以来对穴位功效和主治特点的不断认识，对照中医治则治法，对具有发汗解表、清热、温阳散寒、消食化滞、固涩止泻、降气止呕、理气化痰止咳、镇静安神、醒神开窍、益气养血、祛风止痉功效的常用穴位和手法应用组方进行了整理、归纳（详见下表），以方便学习和临床应用参考。

孙重三常用穴位组方分类表

类别	处方	作用或主治特点
发汗解表类	开天门、推坎宫、揉太阳、运耳后高骨	四穴合用称四大手法，可疏风通窍、解表发汗。主治感冒发热、外感头痛
	掐风池	主治热病汗不出、颈项疼痛、头晕、目眩。发汗力强
	掐二扇门	能发汗，解热。如欲发汗，先掐心经与外劳宫，再重按太阳穴，然后掐此穴

续表

类别	处方	作用或主治特点
发汗 解表类	清天河水	清热解表，可用于外感风热
	黄蜂入洞法	性温热，可发汗、通鼻窍、祛风寒
	推三关	性温，能补虚逐邪，温阳散寒，多用于外感风寒
清热类	清脾经、清肝经、清心经、清肺经、清肾经、清大肠、清胃经	用于本脏实热证，肾经清后要补
	掐少商、掐商阳、掐中冲	乃井穴也，可清脏腑之实热
	清天河水	主治急热惊风、烦躁口渴、身热腹胀，一切实热各症
	退六腑	性寒凉，清热，凉血。用于脏腑郁热积滞、心热烦躁、大便干燥
	水底捞明月法	法主大凉，可退热。善清心经之热
	苍龙摆尾法	退热，开胸，通便。多用于 2 岁以上的患儿
	打马过天河法	法主凉，能去热病。有退热、活经络、通关节的功效
	掐揉内劳宫	清心经热，除烦，止抽搐，感冒发热无汗
	掐揉小天心	治急热惊风、热扰心神，清膀胱之热、通利小便
	掐揉四横纹	能退热散结，除烦，消胀，掐之退脏腑之热
	分阴阳	可调阴阳，和气血。实热、虚热及少阳病之寒热往来者皆可用之
	揉涌泉	肾经之井穴，可引热下行，退实热、虚热
	推指三关	平肝胆之火，除大肠之热
	掐合谷	主治外感头痛、项强、身热无汗，积食化热
温阳 散寒类	推三关	补虚逐邪，和血顺气，温阳散寒，用于一切虚寒证
	掐揉一窝风	通经活络，温中行气，宣通表里，能驱经络之寒以治痹痛
	掐揉外劳宫	温阳散寒，升阳举陷，无论外感风寒抑或脏腑积寒皆可用之
	摩神阙（补）	温阳散寒，补益气血，健脾和胃，主治慢性、虚寒性胃肠疾病
	摩丹田	培肾固本，温补下元，散下焦之寒

续表

类别	处方	作用或主治特点
消食化滞类	分推手阴阳	平分推阴池阳池，可消食化滞
	运板门	消食积，除腹胀。积滞较重可先拿之，继以运之
	顺运八卦	调畅气机，行滞消食，消腹胀，多配运板门、掐揉足三里、分腹阴阳
	推脾经	对内伤乳食、腹胀、吐哕、嗳气属实热证者清脾经；对气血不足、中焦虚寒者亦补脾经
	掐合谷	属阳明大肠经，掐后继以揉法，可去胃肠中之积滞
	掐四横纹	可调中行气，散结，消胀。多配运板门、捏脊、推脾经
	揉中脘	胃腑之募穴，主治食积不化、呕吐、腹胀、腹痛
	分腹阴阳	理气降逆，消食化滞。多配伍足三里治疗乳食停滞，胃气上逆之恶心、呕吐、腹胀等症
	揉脾俞	脾脏之背俞穴，可健脾和胃，消食助运
固涩止泻类	侧推大肠（补）	调理肠道，止寒热泻痢
	板门推向横纹	多用于脾虚泄泻
	揉脐及龟尾并擦七节骨法	止泻，止痢。若赤白痢，必自上七节骨擦下龟尾为泄，待去肠中热毒，再用补法
	推上七节骨	温阳止泻，多用于虚寒腹泻或久痢
降气止呕类	推天柱骨	各种原因引起的呕吐，可推千余次，效果明显
	横纹推向板门	降逆止呕吐，多配伍顺运八卦、分腹阴阳
	分腹阴阳	理气降逆。用于胃气上逆之恶心、呕吐、腹胀等症
理气化痰止咳类	顺运八卦	性平和，可宽胸理气，止咳化痰。多用于痰喘、咳嗽、胸闷虚实各症
	推肺经	痰热胸满、喘促肺热者亦清肺经；阳虚气弱、痰湿内蕴者亦补肺经
	推揉膻中	推之可降气，用于嗳气、呕吐；分推之可行气宽胸，用于痰喘、胸闷；揉之可理气，用于各型咳嗽
	分推胸八道	有理气、化痰、止咳的作用。无论外感内伤，痰多胸满者皆宜使用

类别	处方	作用或主治特点
理气化痰 止咳类	掐揉乳旁	宽胸理气，止咳化痰。多配推揉膻中、揉肺俞
	揉肺俞	肺脏之背俞穴，能调肺气，补虚损，止咳嗽
	飞经走气法	法主温，可行一身之气，清肺，化痰
	按弦走搓摩法	顺气，化痰，除胸闷，开积聚。此法为开积痰积气痞疾之要法也
镇静 安神类	开天门、运耳后高骨、推囟门、掐山根、掐揉百会	祛风开窍，醒目定神
	掐揉小天心	清热，镇静。主治烦躁不安、夜啼
	猿猴摘果法	定惊悸，除寒积
	凤凰展翅法	救暴亡，舒喘胀，除噎，定惊
	二龙戏珠法	镇静定搐，调和气血
醒神 开窍类	掐人中	醒神定惊，通关开窍。主治小儿厥逆、昏迷、不省人事
	掐十宣	
	掐威灵	
	掐五指节	
	凤凰展翅法	
益气 养血类	补脾经、补肝经、补心经、补肺经、补肾经	补五脏之虚，多用于虚寒证。心、肝两经补法应慎用
	天门入虎口	能顺气，和血，健脾。多配补脾经、揉中脘、掐揉足三里
	掐二人上马	性温和，能补肾滋阴，苏醒沉疴
	推三关	能补虚逐邪，和血顺气。用于气血虚弱、命门火衰、四肢厥冷、面色无华等症
	摩神阙（补）	补益气血，健脾和胃，消食导滞。治疗因气血不足而引发的慢性、虚寒性疾病
	摇肘肘法	可顺气，生血，通经活络。摇时宜缓慢，且节律一致

类别	处方	作用或主治特点
益气养血类	二龙戏珠法	性温，能镇静定搐，调和气血。操作时手法宜轻柔缓和
	赤凤点头法	消膨胀，定喘息，通关顺气，补血宁心。操作时手法轻柔缓和
祛风止痉类	拿百虫	疏通经络，息风解痉。主治小儿惊风、角弓反张、肢体抽搐等症
	拿膝眼	
	拿委中	
	拿揉前承山	
	拿揉后承山	

临床应用篇

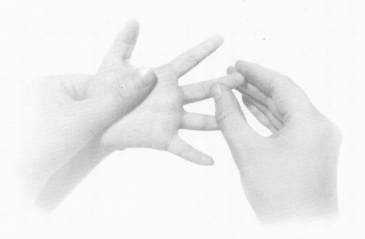

第七章　常见病症推拿治疗

感冒

　　感冒俗称"伤风"，是小儿时期最常见的外感疾病。主要由感受风邪所致，临床以鼻塞、流涕、喷嚏、咳嗽、恶寒发热、头身疼痛或全身酸楚为主要症状。一年四季均有发生，气候变化时及冬春两季发病率较高。一般症状较轻，预后较好，但年幼体弱的患儿临床表现较重，证情复杂，常见夹痰、夹滞、夹惊的兼证。这是小儿与成人感冒不同的地方。

　　小儿时期，亦有因时疫邪毒而致的时行感冒，临床须注意鉴别。

　　本节重点叙述临床几种常见类型普通感冒的推拿治疗。

⚔ 诊断要点 ⚔

- 患儿有外感寒邪、伤食、脾胃虚寒等病因病史。
- 胃脘部、脐周、下腹部隐痛、钝痛、胀痛、刺痛、掣痛；可伴有哭闹、腹胀等；腹痛时发时止、时轻时重，反复发作后可自行缓解。
- 血、尿、便常规、腹部超声检查，腹部 X 线检查、胃镜检查等有助于诊断。

⚔ 治疗 ⚔

（一）治疗原则

感冒病位在卫表肺系，治疗以解表达邪为原则。整体治疗方法归属汗法范畴。

（二）辨证施治

❖ 风寒感冒

【症状】恶寒重，发热轻，身痛不适，无汗，鼻流清涕，喷嚏，咳嗽，咳痰清稀，咽部无红肿，头身痛，舌淡红，苔薄白，指纹浮红，脉浮紧。

【治法】疏风散寒。

【操作】开天门 50~200 次，推坎宫 50~200 次，揉太阳 50~200 次，运耳后高骨 50~100 次，黄蜂入洞 30~50 次，掐外劳宫 5~10 次（掐后继揉 100~200 次），摇䏝肘 20~30 次，揉风门 100~300 次，按肩井 5~10 次。

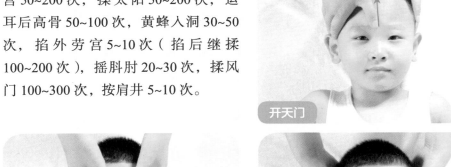

开天门

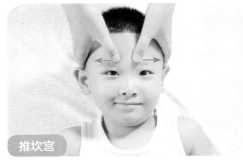

推坎宫

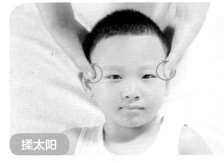

揉太阳

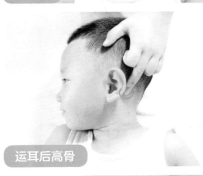

运耳后高骨

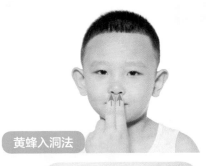

黄蜂入洞法

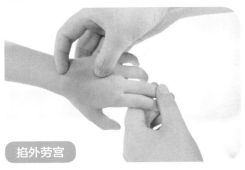

掐外劳宫

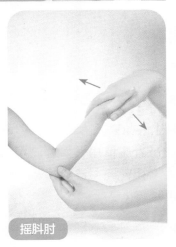

摇䏝肘

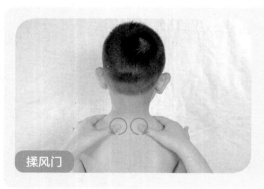

揉风门

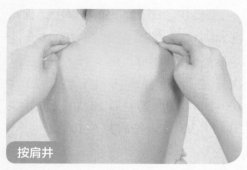

按肩井

临证术式加减：

主穴推毕而汗不出或少汗者加掐心经 10~20 次、掐二扇门 10~20 次、掐风池 10~20 次（掐后继揉 50~100 次）。

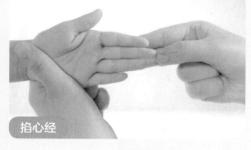

掐心经

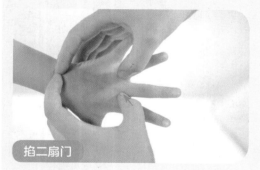

掐二扇门

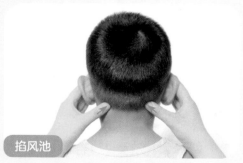

掐风池

以上穴位发散力强，易耗伤阳气，故体虚患者应慎用，如若施用，则应先固表（补肾经、揉肾顶、揉肺俞），而后汗解。

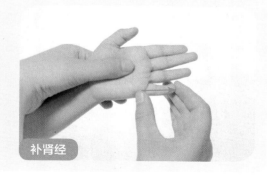

补肾经

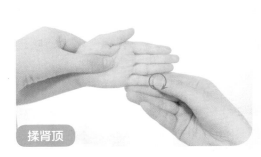

揉肾顶

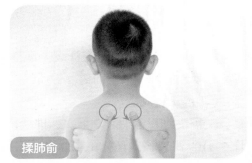

揉肺俞

患儿出现明显精神不佳，烦躁易怒或惊惕不安时，加猿猴摘果 10~20 次，二龙戏珠 20~30 次，捣小天心 50~100 次。

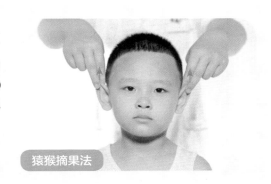

猿猴摘果法

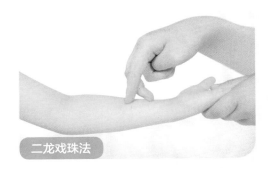

二龙戏珠法

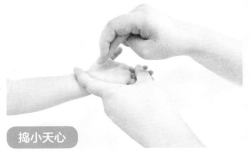

捣小天心

【解析】小儿形气未充，卫表未固，易受外邪侵袭，风寒感冒系风寒之邪客于肺卫，《医学心悟·论汗法》云："汗者，散也……风寒初客于人也，头痛发热而恶寒，鼻塞声重而体痛，此皮毛受病，法当汗之。"故治疗上以四大手法配伍按揉风门疏风解表、驱邪外达，为君穴；寒者热之，故以性温之黄蜂入洞、外劳宫温阳散寒，为臣穴。临证时应先辨患儿正气虚实，虚者宜温阳在先，以防汗法无度而伤津耗气；佐使之摇肘法，既可通经活络以助君发汗，又可顺气生血助臣扶正；诸法推毕，即以按肩井法关闭津门以防汗出复感。

❖ 风热感冒

【症状】发热重，身有汗或无汗，恶风头痛，鼻塞流浊涕，偶有喷嚏，咳声嘶哑，咽红或肿，口干而渴。舌质红，苔薄白或黄，指纹浮紫，脉浮数。

【治法】疏风清热。

【操作】开天门 50~200 次，推坎宫 50~200 次，揉太阳 50~200 次，运耳后高骨 50~100 次，掐风池穴 10~20 次（掐后继揉 50~100 次），清天河水 100~300 次，清肺经 100~300 次，揉风门 100~300 次，按肩井 5~10 次。

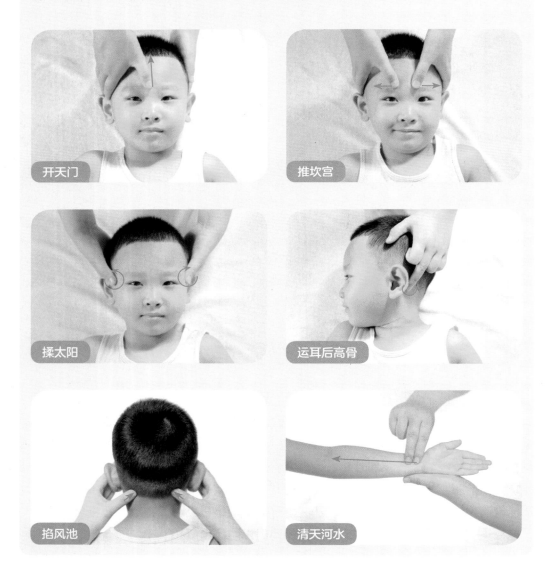

开天门

推坎宫

揉太阳

运耳后高骨

掐风池

清天河水

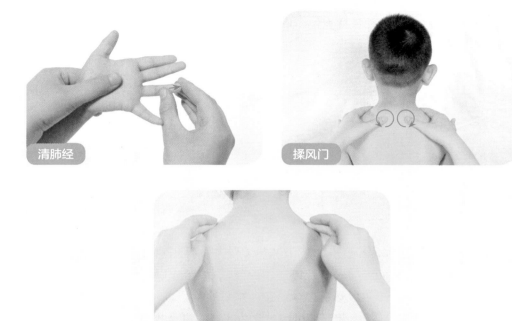

清肺经　　　　　　揉风门

按肩井

临证术式加减：

咽喉充血明显并伴有疼痛者，加掐少商、曲池各 20~30 次（掐后继揉 50~100 次）。

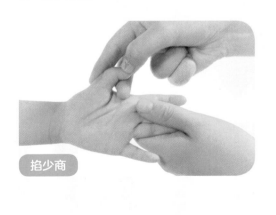

掐少商

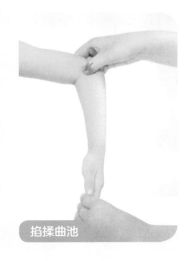

掐揉曲池

汗出而热势不减者加重揉大椎 100~200 次、打马过天河 20~30 次。

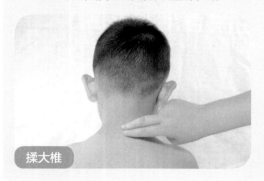

揉大椎

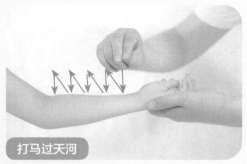

打马过天河

【解析】风热之邪侵犯肺咽，发为风热感冒，《幼科全书》言："凡伤风发热，其证汗出身热，呵欠面赤……宜疏风解肌退热。"故治疗以四大手法、清天河水为君，可解表发汗，疏散风热；以清肺经、掐揉少商、曲池为臣，可清利咽喉，疏散外邪；诸法推毕，汗出邪退即以按肩井法通行一身之气血，扶正固本以强卫气，闭津门以防汗出复感；热势较重者，施用重揉大椎和打马过天河时，都应照顾到患儿的耐受力，而非越重越好，手法务必轻巧灵活，适度为宜。

❖ 气虚感冒

【症状】恶寒发热，热势不高，鼻塞头痛，时流清涕，气短懒言，四末欠温。舌质淡，苔薄白，指纹淡，脉浮无力。

【治法】益气固表。

【操作】分推手阴阳 100~300 次（多分阳），推指三关 100~300 次，天门入虎口 100~300 次，揉外劳宫 100~300 次，开天门 30~50 次，推坎宫 30~50 次，

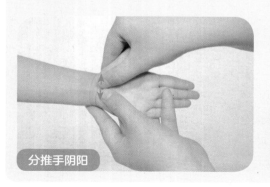

分推手阴阳

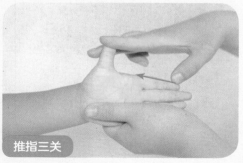

推指三关

揉太阳 30~50 次，运耳后高骨 10~30 次，摇肘肘 20~30 次，揉风门 100~200 次，按揉肺俞 200~300 次，按肩井 5~10 次。

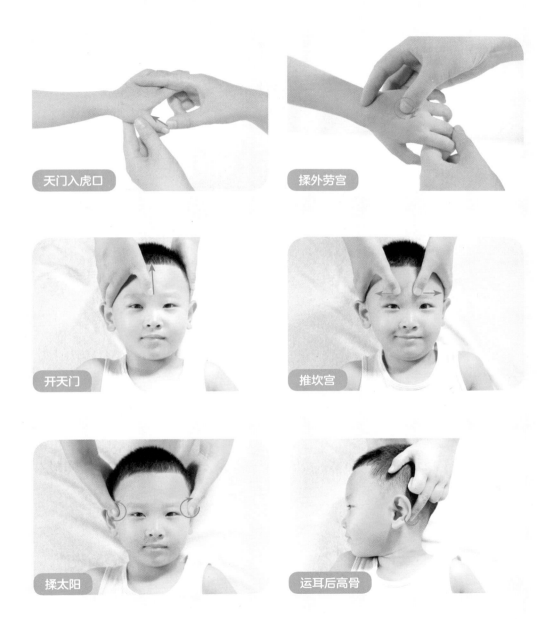

天门入虎口　　揉外劳宫

开天门　　推坎宫

揉太阳　　运耳后高骨

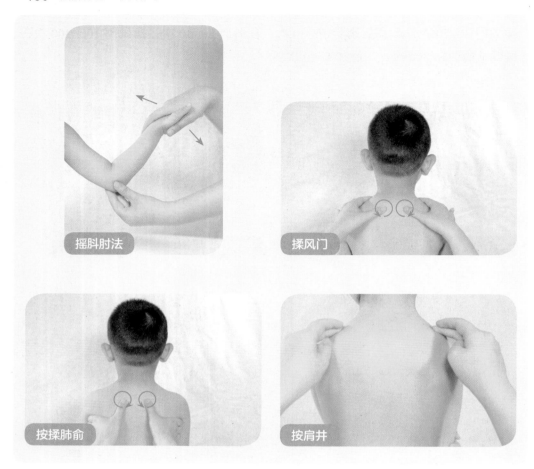

摇斗肘法

揉风门

按揉肺俞

按肩井

临证术式加减：

　　患儿阳气虚弱，恶寒、鼻塞、流清涕明显者，加推三关 100~300 次、黄蜂入洞 20~30 次。

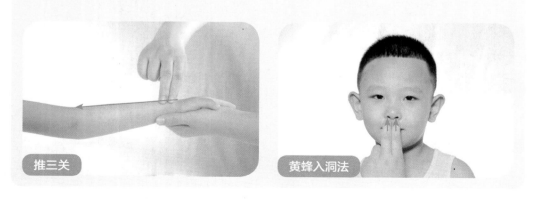

推三关

黄蜂入洞法

　　患儿素虚，纳运不及，外感后症状愈发明显者，加补脾经 200~300 次，运八卦 100~300 次，揉脾俞、胃俞各 100~300 次，掐足三里 30~50 次（掐后继揉 200~300 次），以健脾助运，化生气血，恢复正气方可祛邪病愈。

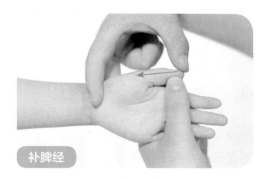

补脾经

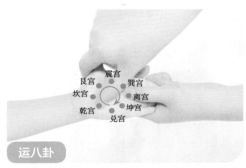

运八卦

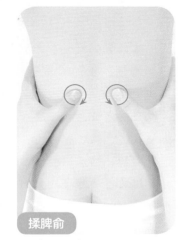

揉脾俞

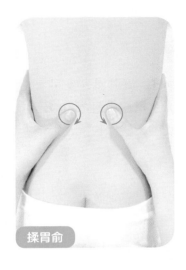

揉胃俞

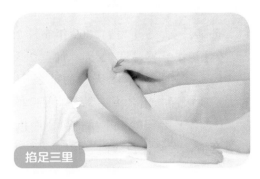

掐足三里

【解析】患儿素体正气不足，易受外邪侵袭，且易传变入里变生他病，故一旦患病更应及时扶正，顾护未受邪之地。处方中首先以分推手阴阳多分阳开始，体现了虚则补之、寒者温之的基本治则；患儿素虚，气虚则血行无力而致经脉瘀阻，故以推指三关、天门入虎口相须使用以增强活血通关之效，再配伍揉外劳宫、摇斜肘法，既可温阳化气以行津血，又可散寒祛邪以防传变；此类患儿本已正虚而多见汗出，故施用解表发汗力较强的四大手法时，手法宜轻缓，次数宜少不宜多，特别是操作揉太阳和运耳后高骨二穴时均应以补法施术，即向前（向眼睛）运之；按揉背俞穴肺俞可补肺益气，直接调整病变脏腑肺脏的功能。

按语：治感冒用汗法，但汗为心之液，血汗同源，故应掌握推拿刺激强度，掌握汗出的程度，正如《伤寒论》所载："遍身漐漐微似有汗者益佳，不可令如水流漓，病必不除。"如今，小儿感冒多夹痰、夹滞，故临证时应针对痰、滞的成因配伍适当的穴位，如：脾虚生痰者应健脾助运、利湿化痰，以补脾经、运八卦、分推胸八道、揉中脘为主；饮食不节而致积滞者应和胃助运、行气消滞，以运板门、清大肠、掐揉四横纹、摩腹为主。按肩井法是孙重三先生常用十三大手法之一，起到通行一身之气血的作用，在很多病症中都会施用，放在手法治疗最后作为总收法。

附：小儿感冒医案

孙某，女，5个月，2009年5月25日初诊。

【主诉】感冒鼻塞15天，加重2天。

【现病史】感冒15天，加重2天。鼻塞，喷嚏，流清涕，夜间尤甚，哺乳时无法吮吸而吐出乳头啼哭，大便偏稀，小便正常。已服中西药10日无效。

【查体及专科检查】精神可，面色白，闻及喷嚏，清涕长流，张口喘气，肺呼吸音清，舌红，苔薄白，指纹青至风关。

【辅助检查】血常规未见明显异常。

【辨证辨病】该患儿年幼，肺气不足，脾气虚弱，腠理疏松，外邪易侵，感触邪气发为鼻塞、喷嚏、流涕等，诊断为感冒，其鼻流清涕、大便稀、面色白，舌红，苔薄白，指纹青至风关，证属外感风寒。

【西医诊断】上呼吸道感染。

【中医诊断】感冒。风寒感冒证。

【治法】解表通窍，温阳散寒。

【处方】四大手法（开天门、分推坎宫、揉太阳、揉耳后高骨）各 50 次，揉外劳宫 200 次，揉一窝风 200 次，补脾经 100 次，清肺经 200 次，黄蜂入洞 50 次，按肩井 10 次、风门 50 次、肺俞 50 次。

并嘱用葱白适量捣烂后入少许盐，用布包敷囟门上，干后取下。

【复诊】2009 年 5 月 26 日诊：鼻塞明显减轻，吮乳自如，但量少，精神好，夜眠安。共 4 次治疗后诸症消除。

按语：该患儿虽已病 15 天，但邪气并未入里化热，仍属风寒感冒，故而先予四大术式（开天门、分推坎宫、揉太阳、揉耳后高骨）以疏风解表，揉外劳宫、一窝风以疏散寒邪；风邪犯肺，肺气失宣，故患儿鼻塞、喷嚏，予清肺经梳理肺气，黄蜂入洞祛风寒、通鼻窍；因患儿年幼，脾气虚弱，寒邪易经肺伤脾，发为泄泻，故而予补脾经健运脾气；最后按肩井以疏通气血、解表发汗、行气通窍，按风门、肺俞以增强宣肺、解表、通络之功。

咳嗽

咳嗽是小儿肺系疾病中的一个常见病证，是呼吸道的一种保护性反射动作，无论外感，还是内伤导致肺失宣降都可以发生咳嗽。本病一年四季都可发生，尤以冬春季节为多，外界气候的变化，常能直接影响肺气宣肃，造成咳嗽。小儿脏腑娇嫩，卫外不固，更易发生。此外，其他脏腑病变，也能影响肺的功能，而发生咳嗽。故《素问·咳论篇》中说："五脏六腑皆令人咳，非独肺也。"

咳嗽多数预后良好，有少部分患者反复发作，日久不愈。

中医古籍中对本病有专门记载。《幼幼集成·咳嗽证治》指出："凡有声无痰谓之咳，肺气伤也；有痰无声谓之嗽，脾湿动也；有声有痰之咳嗽，初伤于肺，继动脾湿也。"说明咳和嗽在含义上是不同的，但二者又多并见，故多通称"咳嗽"。

本节重点叙述临床常见的几种类型咳嗽的推拿治疗。

诊断要点

- 大多患儿有受凉病史，或与其他咳嗽患儿有接触史。
- 临床表现以咳嗽、咯痰为主症，外感咳嗽可伴有寒热等表证，内伤咳嗽可因外感反复发作，病程较长。
- 血常规、肺部 X 线及病原学检查等辅助检查有助于诊断。

治疗

（一）治疗原则

本病病位在肺，常涉及脾。病机为肺脏受邪，失于宣降，肺气上逆，故以止咳化痰为基本治疗原则。咳嗽有外感咳嗽和内伤咳嗽，故辨证应先区别外感内伤，论治应分清邪正虚实。外感咳嗽多为新病，见肺卫表证，属于邪实，治以宣肺散邪为主；内伤咳嗽多为久病，反复发作，如见他脏引起者，多属邪实正虚，治当去邪止咳，兼顾扶正。

（二）辨证施治

❖ 风寒袭肺

【症状】冬春多发，干咳频高，有痰者量少质稀，鼻塞，流涕，咽不红，恶寒发热，头痛。舌淡红，苔薄白，脉浮紧，指纹浮红。

【治法】疏风散寒，宣肺止咳。

【操作】开天门 50~200 次，推坎宫 50~200 次，揉太阳 50~200 次，运耳后高骨 50~100 次，分推手阴阳 100~300 次，清肺经 100~300 次，运八卦 100~300

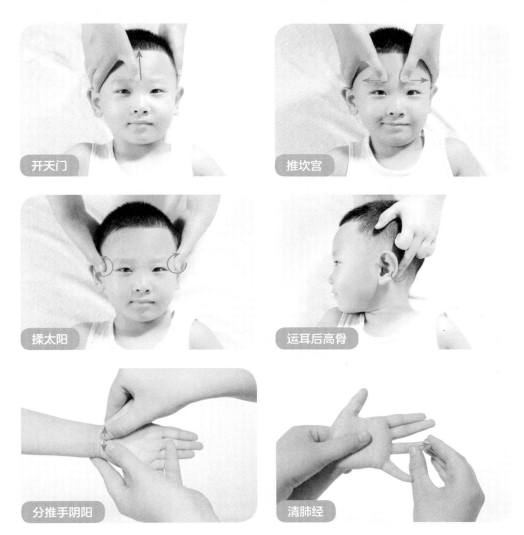

开天门　推坎宫　揉太阳　运耳后高骨　分推手阴阳　清肺经

次，天门入虎口 100~300 次，掐二扇门 20~50 次（掐后继揉 100~200 次），推揉膻中 100~300 次，揉风门、肺俞各 100~300 次，按肩井 5~10 次。

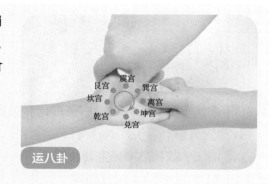

震宫
艮宫　　巽宫
坎宫　　　离宫
　　　坤宫
乾宫　兑宫

运八卦

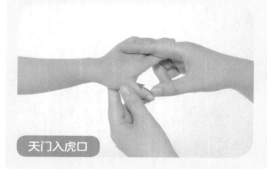

天门入虎口

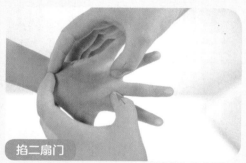

掐二扇门

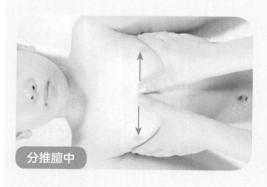

分推膻中

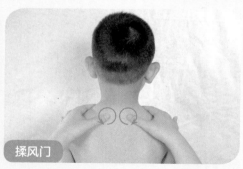

揉风门

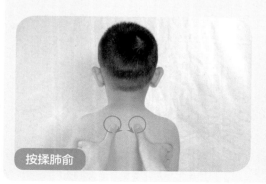

按揉肺俞

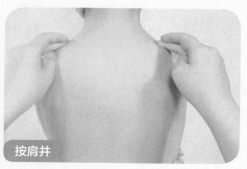

按肩井

临证术式加减：

发热重，无汗或少汗者加掐风池 20~30 次（掐后继揉 50~100 次）、打马过天河 20~30 次以加强解表通络的作用。

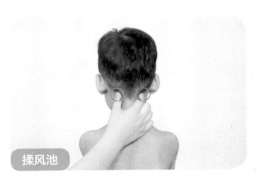

揉风池

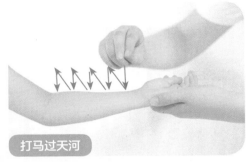

打马过天河

若受寒较重，气逆喘促者，加推三关 300~500 次、掐外劳宫 20~50 次（掐后继揉 100~300 次）。

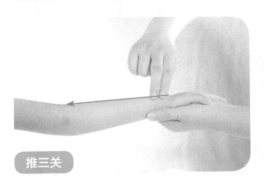

推三关

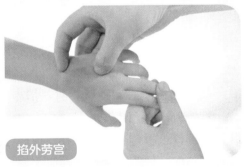

掐外劳宫

腹痛、腹胀或伴干呕者，加掐一窝风 20~50 次（掐后继揉 100~300 次）、推天柱骨 100~200 次、揉中脘 100~300 次、掐足三里 30~50 次（掐后继揉 100~300 次）。

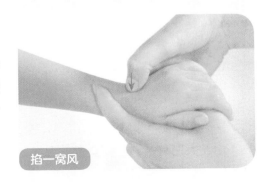

掐一窝风

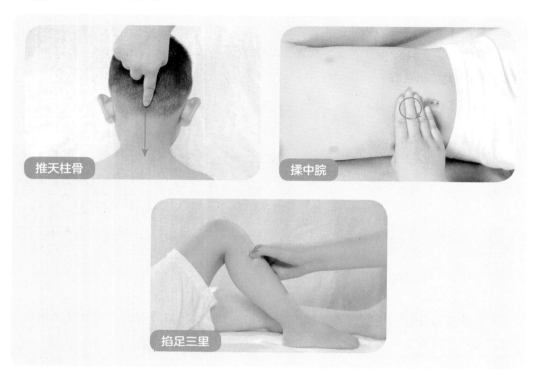

推天柱骨　揉中脘

掐足三里

【解析】外感咳嗽多因机体感受外邪所致。肺外合皮毛，主一身之表，居脏腑之上，外感邪气，首当犯之。小儿形气未充，肌肤柔弱，卫外功能较差，当风寒外侵，邪束肌表，肺气不宣，清肃失职则引发咳嗽。施术时宜先操作手上穴位，运八卦、天门入虎口可调畅气机、健脾、顺气、生血，坚固中焦运化之职，既可防邪气入里传变，又可补益虚弱之肺脏；配伍清肺经、推揉膻中、按揉肺俞以宣通肺气，祛邪外达；邪在肌表者，汗而发之，故以四大手法、揉风门、掐揉二扇门发汗解表、疏风通络（二扇门发汗作用明显，用掐法施术刺激性较强，若其他发汗解表穴位操作完毕，但患儿依然汗不出或汗出不畅，再施用此穴位。操作时多注意观察患儿出汗情况，待头部和前后身微汗出即可停止）。

❖ 风热犯肺

【症状】咳声嘶哑，有痰者不易咳出，色黄质稠，鼻流浊涕，咽红肿痛，发热汗出，大便秘结，小便黄数。舌红，苔薄黄，脉浮数，指纹浮紫。

【治法】疏风清热，宣肺止咳。

【操作】开天门 50~200 次，推坎宫 50~200 次，揉太阳 50~200 次，运耳后高骨 50~100 次，清肺经 300~500 次，清天河水 200~300 次，运八卦 200~300 次，分推膻中 200~300 次，揉风门、肺俞各 100~300 次。

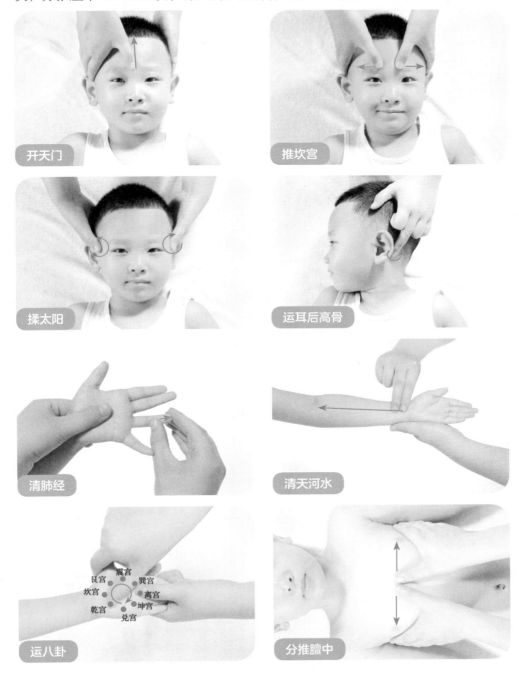

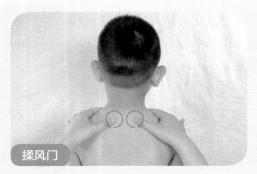

揉风门

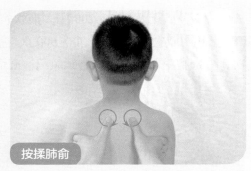

按揉肺俞

临证术式加减：

　　咽喉疼痛不适或伴高热者，加打马过天河 20~30 次，掐少商、商阳、曲池各 20~30 次（掐后继揉 50~100 次）。

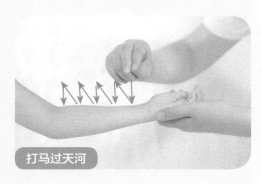

打马过天河

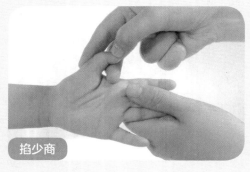

掐少商

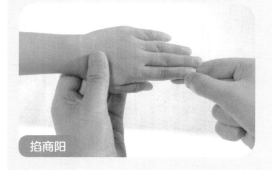

掐商阳

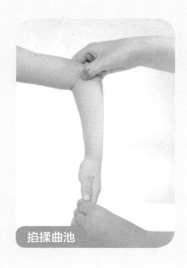

掐揉曲池

若咳嗽频繁、声重暗哑，或咳后出现哭闹者多提示肺络受损，加分推胸八道 20~50 次（施术时手法宜轻不宜重，宜缓不宜急，以免刺激过重而加重症状）；

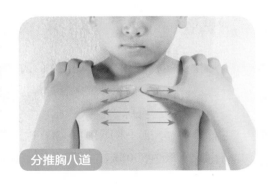

分推胸八道

大便秘结不通、腹胀、纳差、小便短黄者，加清大肠 100~300 次、掐四横纹每穴 10~20 次（掐后继揉50~100 次）、分推腹阴阳 50~200 次。

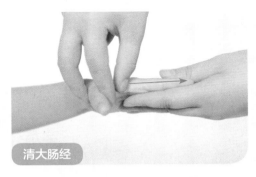

清大肠经

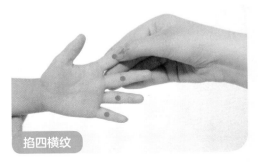

掐四横纹

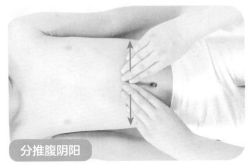

分推腹阴阳

【解析】风热咳嗽者，根据热邪致病特点，多数患者会有发热症状，加之现代小儿多内热体质的特点，故热势往往较高，且持续时间多为 2~3 天。故治疗关键应疏风与清热兼顾，以防热邪不去，暗耗阴液，进而转为阴虚燥咳更难医治。处方中四大手法配伍揉风门以疏风清热、发汗解表；清肺经、按揉肺俞（以泻法施术，即向外揉，但手法不宜过重）可清肺热、除胸满、止喘促，配伍清天河水以加强退热之功；配伍分推膻中以加强宣通肺气、止咳平喘的作用；配伍运八卦以调畅气机、除胸闷、消腹胀。

❖ 肺气亏虚

【症状】病程较久，咳而无力，遇寒或剧烈活动后加重，语声低微，倦怠乏力，喜温畏寒，舌质淡嫩，脉细弱，指纹淡。

【治法】健脾补肺，益气和血。

【操作】分推手阴阳 100~300 次（多分阳），推三关 300 次，退六腑 100次，补肺经 300~500 次，补脾经 300~500 次，天门入虎口 100~300 次，运八卦 100~300 次，摇肘肘 20~30 次，分推膻中 100~200 次，按揉肺俞、脾俞各 300~500 次，揉中脘 100~300 次，按肩井 5~10 次。

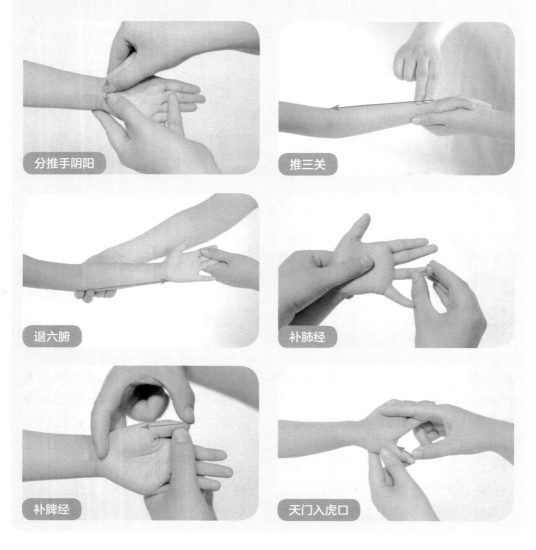

分推手阴阳

推三关

退六腑

补肺经

补脾经

天门入虎口

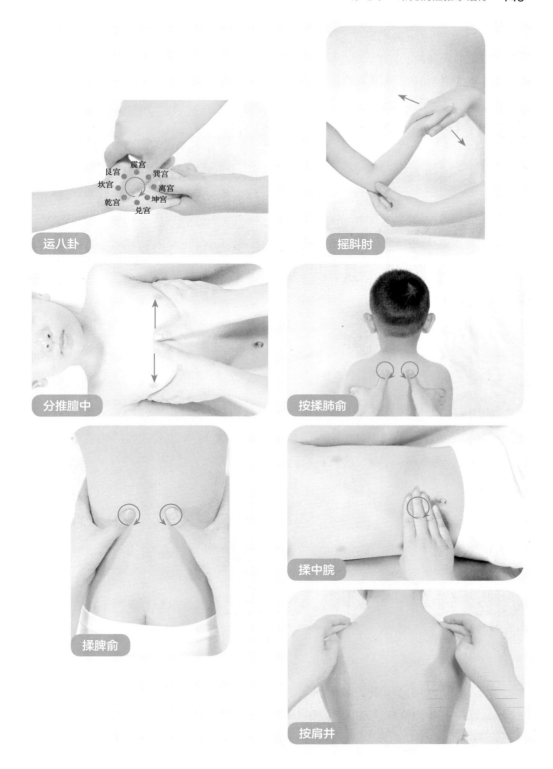

运八卦

震宫
艮宫　巽宫
坎宫　离宫
乾宫　坤宫
　兑宫

摇肘肘

分推膻中

按揉肺俞

揉脾俞

揉中脘

按肩井

临证术式加减：

痰多难咯者，加分推胸八道 20~50 次、按弦走搓摩 30~50 次、掐四横纹每穴 20~30 次（掐后继揉 50~100 次）。

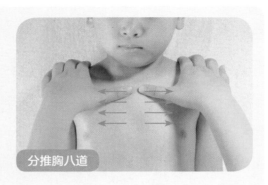

分推胸八道

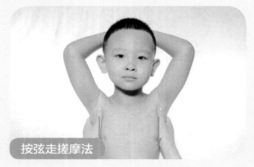

按弦走搓摩法

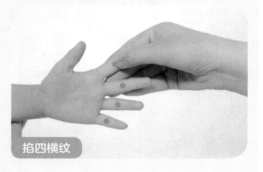

掐四横纹

病久阳气虚损迁及阴津，而出现干咳无痰，午后潮热，舌红苔少等阴津亏虚者，加掐二人上马 10~20 次（掐后继揉 100~200 次）、补肾经 100~300 次。

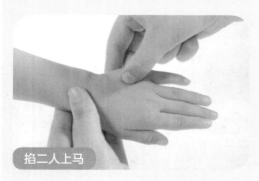

掐二人上马

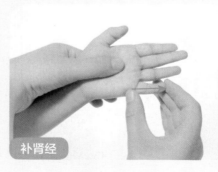

补肾经

肺气不足，肃降不及，致大肠传导失司，大便不行，加清大肠 100~300 次、推下七节骨 100~200 次、揉天枢 50~100 次。

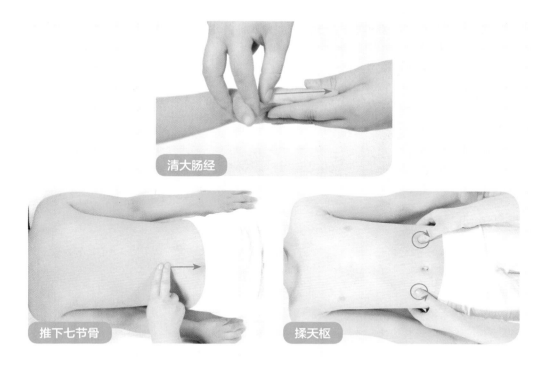

清大肠经

推下七节骨

揉天枢

【解析】此型咳嗽多由反复外感，正气耗损或素体本虚，饮食不节，伤及中焦，内生水湿，壅阻肺络令儿咳。故治疗以健脾生血、补肺益气为原则。处方中分推手阴阳（多分阳），多推三关，少退六腑以调和气血，平衡阴阳，补虚逐邪；补脾经、天门入虎口、运八卦、揉脾俞、揉中脘可健运中焦以复纳运，使气血生化有源，方可滋养脏腑；补肺经、按揉肺俞均可补益肺气，配伍分推膻中，不但可以通调肺气以助恢复肺脏宣发肃降的功能，还可防止本虚不耐温补而化热生湿；最后施以顺气、生血、通经活络之法摇斗肘、按肩井，以通行全身气血。

❖ 痰湿蕴肺

【症状】痰多色白而稀，偶咳不频，精神欠佳，少动懒言，胸闷纳呆，多伴大腹胀满，大便黏滞，舌淡苔白腻，脉滑，指纹淡。

【治法】健脾燥湿，化痰止咳。

【操作】分推手阴阳 100~300 次（多分阳），推三关 300 次，退六腑 100 次，运八卦 100~300 次，补脾经 100~300 次，补肺经 100~300 次，推揉膻中 100~200

次，按弦走搓摩 50~100 次，按揉肺俞、脾俞各 100~300 次，摩腹 100~300 次，按肩井 5~10 次。

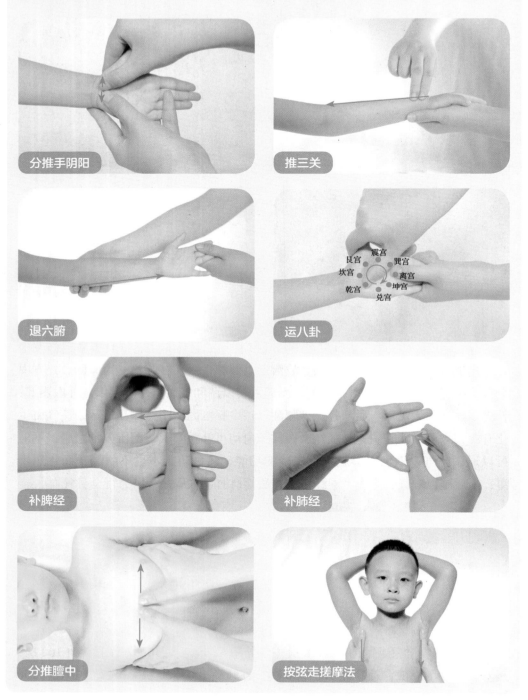

分推手阴阳

推三关

退六腑

运八卦

震宫
艮宫　　巽宫
坎宫　　离宫
乾宫　　坤宫
　兑宫

补脾经

补肺经

分推膻中

按弦走搓摩法

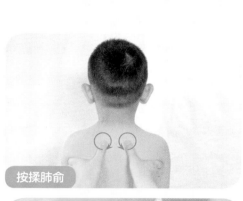

按揉肺俞

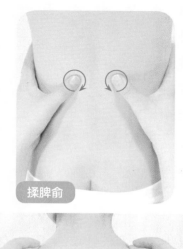

揉脾俞

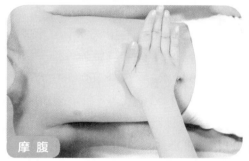

摩　腹

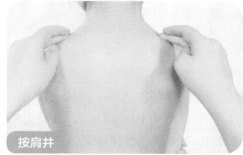

按肩井

临证术式加减：

　　肺中痰湿较多，咯吐不爽，喘促痰鸣者，加掐四横纹每穴 10~20 次（掐后继揉 50~100 次）、分推胸八道 20~50 次、掐乳旁 10~20 次（掐后继揉 100~200 次）。

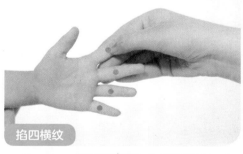

掐四横纹

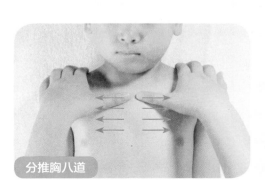

分推胸八道

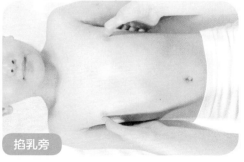

掐乳旁

若全腹胀满，大便不行者，加分推腹阴阳 100~200 次、清大肠 100~300 次。

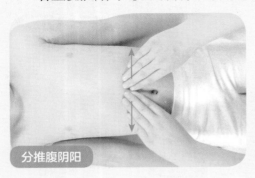

分推腹阴阳

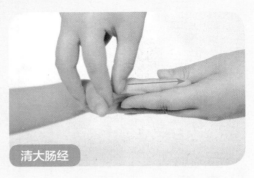

清大肠经

　　若痰湿之邪久居肺络，阻碍气机则易化热生火，或患儿病中饮食不节，嗜食香燥炙煿诸物而内生湿热，则痰热互结，更难医治。故原处方调整为分推手阴阳 100~300 次（多分阴），推三关 100 次，退六腑 200 次，运八卦 100~300 次，补脾经 100~300 次，清肺经 100~300 次，掐四横纹每穴 5~10 次（掐后继揉 50~100 次），清天河水 100~200 次，飞经走气 20~30 次，分推胸八道 20~50 次，按弦走搓摩 50~100 次，按揉肺俞、脾俞各 100~300 次，摩腹 100~300 次，按肩井 5~10 次。

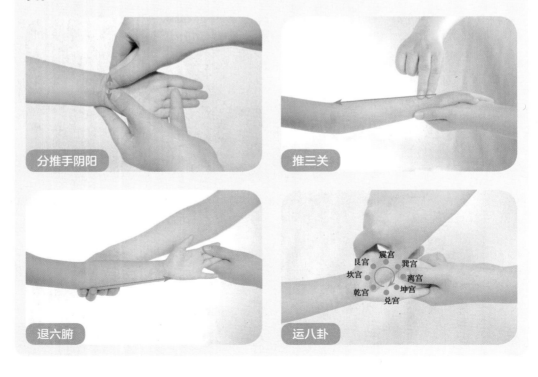

分推手阴阳

推三关

退六腑

运八卦

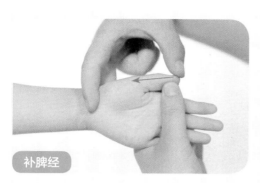

补脾经

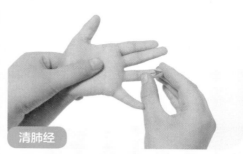

清肺经

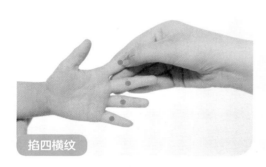

掐四横纹

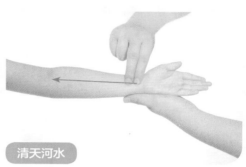

清天河水

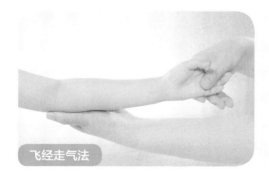

飞经走气法

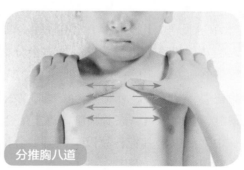

分推胸八道

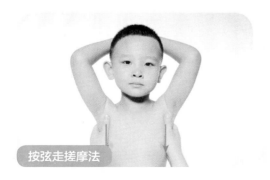

按弦走搓摩法

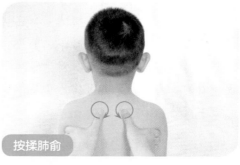

按揉肺俞

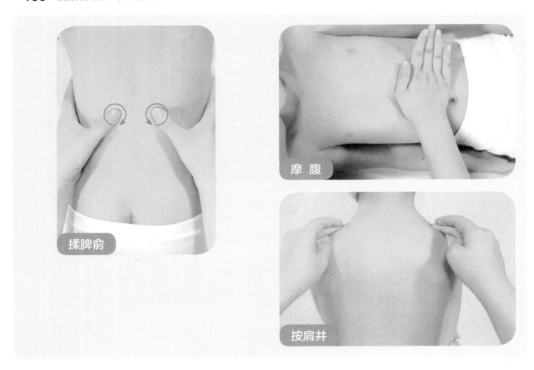

揉脾俞　摩腹　按肩井

【解析】小儿中焦运化功能尚弱，饮食不节则脾运失健，水谷不能生成精微反为痰浊，贮于肺中。治痰不理脾，非其治也。故健脾和胃以复纳运，理气活血以畅达气机是为治疗关键。处方中分推手阴阳（多分阳）、多推三关、少退六腑可和气血，调阴阳；痰湿为阴邪，法应温化之，故多分阳池，多推三关以助阳健脾化湿；补脾经，补肺经，按揉肺俞、脾俞，摩腹以健脾助运，补肺益气。脾运得健，化生精微，濡养肺脏即培土生金之法：一则断生痰之源以治其本，二则去肺中之痰以治其标，故以运八卦、分推膻中、按弦走搓摩宽胸理气，行气化痰。气行则痰行，气顺则痰消。

按语：咳嗽是许多疾病的一个症状，如果咳嗽不是突出的主要症状，则不属于本病范畴，应注意与百日咳、肺炎等引起的咳嗽进行鉴别。本病有外感和内伤之分，推拿对其疗效较好。对于服药困难的患儿，可为首选治疗方法；对肺炎所致咳嗽的患儿，推拿亦可作为重要的辅助治疗方法；对久咳不愈的患儿，可适当配合中西药物治疗。

附：小儿咳嗽医案

易某某，男，2 岁 10 个月，2006 年 9 月 26 日初诊。

【主诉】咳嗽 2 月余。

【现病史】患儿因咳嗽于 2006 年 8 月 3 日入住齐鲁医院儿科病房，诊断为"支原体肺炎"，输液 16 天，主要用药"青霉素""阿奇霉素"等，出院时"支原体"转阴，症状仍不减。每天睡前及早晨咳嗽尤甚，临睡时鼻塞、鼻涕倒流，喉中痰鸣，容易咳醒。纳好、喜饮、小便黄、大便干，睡时汗多。

【查体及专科检查】精神好，面色黄，舌红，苔中黄厚，咽不红，指纹紫滞，两肺呼吸音减弱未闻及湿罗音。

【辨证辨病】患儿咳嗽日久，伤及肺气，睡前及早晨咳嗽尤甚，喉中痰鸣，指纹紫滞，故而辨证为痰浊阻肺型咳嗽。

【西医诊断】支原体肺炎

【中医诊断】咳嗽。痰湿蕴肺证。

【治法】宣肺通窍，止咳化痰。

【处方】分推手阴阳 200 次，清板门 300 次，清肺经 200 次，揉外劳宫 100 次，揉风池、肺俞、厥阴俞、风门各 50 次，分推肩胛 200 次，并给予吴茱萸粉做小饼如一角钱大小厚薄，临睡时贴患儿双涌泉穴，晨起取下。

【复诊】9 月 29 日复诊：诸症痊愈。

按语：患儿咳嗽日久，曾有过"青霉素""阿奇霉素"等寒凉类药物史，使阳气受损，痰多壅肺，阴阳失衡，阻碍肺气宣降，因此先予分推手阴阳调畅上焦气机，清板门以健脾和胃，化痰止咳；患儿睡前及早晨咳嗽尤甚，睡前鼻塞、鼻涕倒流，喉中痰鸣，容易咳醒，是肺气失宣、痰浊闭阻之征，故予清肺经、揉外劳宫以清宣肺气，温散痰浊；为加强疏风散邪之功，配以风池、肺俞、厥阴俞、风门；患儿痰多，故辅以分推肩胛以排痰。

因患儿已出现小便黄、大便干，睡时汗多，舌红、苔中黄厚等热象，故予以吴茱萸粉做小饼临睡时贴患儿双涌泉穴，来引火下行，防止痰浊郁而化热。

呕吐

呕吐是小儿时期的一种常见病，是由于外感犯胃、内伤饮食、跌扑惊恐等因素导致的脾胃功能失调、胃失和降，气逆于上的一种疾病，其病起于胃。临床以食物、痰涎等胃肠道内容物上涌、经口而出为主症。乳儿伤乳而吐者，又称为呕乳。古人以有声有物谓之呕，有物无声谓之吐，有声无物谓之哕，三者病机相同，故通称为呕吐。

中医古籍对呕吐的认识，大多寄之于寒、热、积、滞。如《素问·举痛论篇》说："寒气客于肠胃，厥逆上出，故痛而呕吐。"《诸病源候论·呕吐逆论》对小儿呕吐的原因，提出："儿啼未定，气息未调，乳母忽以乳饮之""乳母将息取冷，冷气入乳""解脱换易衣裳及洗浴露儿身体，不避风冷"等外感或内伤因素，均可引起病变。故而小儿呕吐有寒吐、热吐、伤食吐、挟惊吐等几种常见类型，本节重点叙述这几种类型的推拿疗法。

此外，小儿胃脏娇嫩，贲门松弛，如果喂养不当，吸入过多空气，或喂乳过多，出现乳后有少量乳汁倒流口腔，从口角溢出称为溢乳，不属病态。某些急性传染病、颅脑损伤、脑血管意外、急腹症、消化道畸形、电解质紊乱所致的呕吐的治疗均不属于本节论述范围。

诊断要点

- 有饮食不节或不洁，情志不遂等病史。
- 以乳食、水液等从胃中上涌，由口而出，以及嗳腐食臭、纳呆、胃脘胀闷等为主症。
- 血常规、电解质、尿常规、腹部 B 超等辅助检查有助于诊断。

治疗

（一）治疗原则

呕吐的病机关键为胃失和降，胃气上逆。病变主要在胃，与肝脾关系密切。治疗以和胃降逆止吐为原则。伤食吐者，治以消食导滞，和中降逆；热吐者，治以清热和胃，降逆止呕；寒吐者，治以温中散寒，和胃降逆。

（二）辨证施治

❖ 伤食吐

【症状】呕吐酸馊，口气秽臭，胸闷厌食，肚腹胀满，大便酸臭，或溏或秘。舌苔厚腻，脉滑，指纹滞。

【治法】消食导滞，和中降逆。

【操作】分推手阴阳100~300次，补脾经100~300次，运板门300~500次，运八卦100~300次，推天柱骨100~200次，摩腹300~500次，按弦走搓摩100~200次，揉涌泉50~100次，掐足三里20~30次（掐后继揉300~500次），按肩井5~10次。

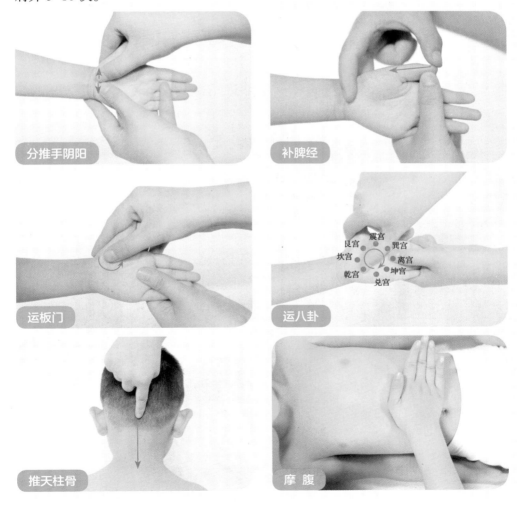

分推手阴阳

补脾经

运板门

运八卦
震宫
艮宫 巽宫
坎宫 离宫
乾宫 坤宫
兑宫

推天柱骨

摩腹

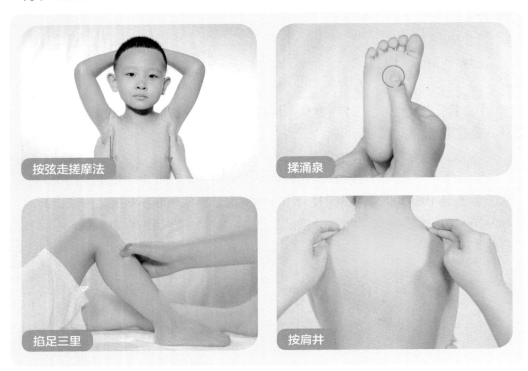

临证术式加减：

呕吐频繁者，加掐右端正 10~20 次（掐后继揉 100~200 次），推天柱骨的次数增至 500~1000 次（孙重三先生临床多用此穴治疗小儿频繁呕吐，刺激次数宜多）。

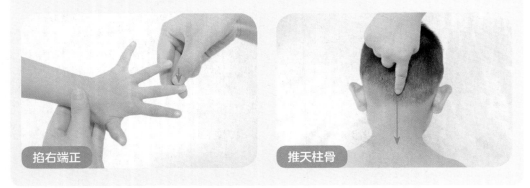

腹部胀满或伴有疼痛者，加揉中脘 200~300 次、分推腹阴阳 100~300 次。

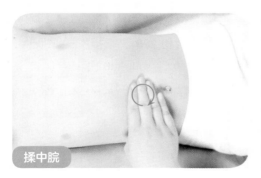

揉中脘

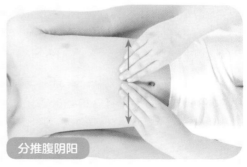

分推腹阴阳

积滞难消，大便不通者加清大肠 100~300 次、推下七节骨 100~200 次。

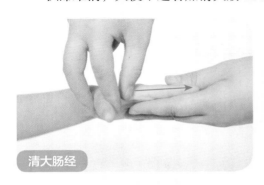

清大肠经

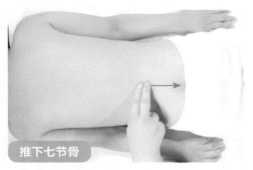

推下七节骨

【解析】《婴童百问·呕证吐乳证》："凡小儿乳哺，不宜过饱，若满则溢，故令呕吐，胃中纳乳，如器之盛物，杯卮之小，不可容巨碗之物，雨骤则沼溢，酒暴则卮翻，理之必然。"因伤食而引发呕吐者，不论饮食过多，或饮食过杂，抑或食入不洁之食，定会损伤胃气，故治疗伤食吐的根本在于健脾和胃，以补脾经、运板门、运八卦、掐揉足三里为君，健脾和胃以助运化，中焦气机调达则胃气自降。推天柱骨、揉涌泉为臣，可降逆止呕，功效专一，配伍运板门治疗伤食吐多获良效。伤食而呕者十中有九以胃肠积滞为病机关键，故施以按弦走搓摩、摩腹、分推腹阴阳、清大肠，行气开聚，通腑降气，积滞消，腑气通，则呕吐止。

❖ 热吐

【症状】食入即吐，吐物酸臭，口气热臭，身热口渴，烦躁不安；大便臭秽或秘结难下，小便短黄，唇色红而干。指纹紫滞，舌苔黄腻，脉数。

【治法】清热和胃，降逆止呕。

【操作】分推手阴阳 100~300 次（多分阴），退六腑 200 次，推三关 100 次，清脾经 100~300 次，运八卦 100~300 次，横纹推向板门 100~200 次，赤凤点头 20~30 次，推天柱骨 100~300 次，揉中脘 200~300 次，摩腹 300~500 次，掐足三里 20~30 次（掐后继揉 300~500 次）。

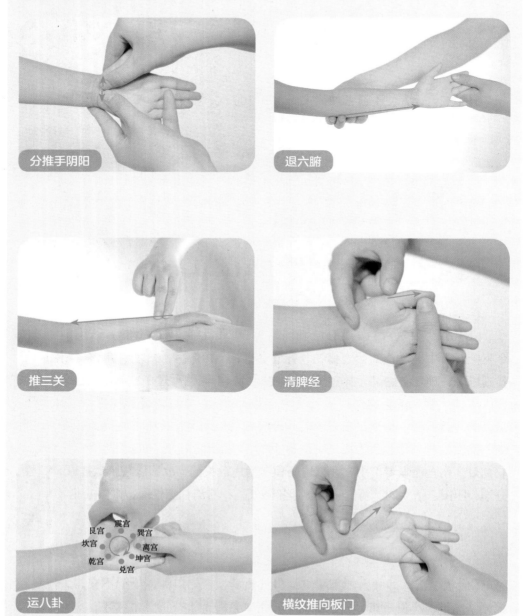

分推手阴阳

退六腑

推三关

清脾经

运八卦

艮宫　震宫　巽宫
坎宫　　　　离宫
乾宫　兑宫　坤宫

横纹推向板门

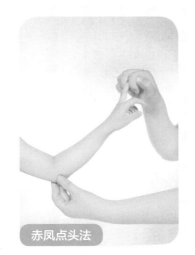

赤凤点头法

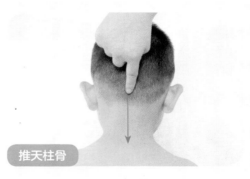

推天柱骨

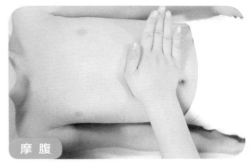

摩腹

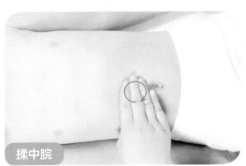

揉中脘

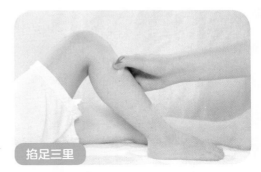

掐足三里

临证术式加减：

　　若患儿伴有心烦不安，面红身热等，加清天河水 100~300 次、掐内劳宫 5~10 次（掐后继揉 200~300 次）、掐四横纹每穴 5~10 次（掐后继揉 100~200 次）。

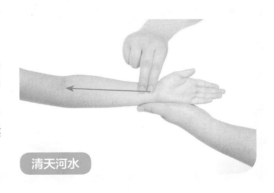

清天河水

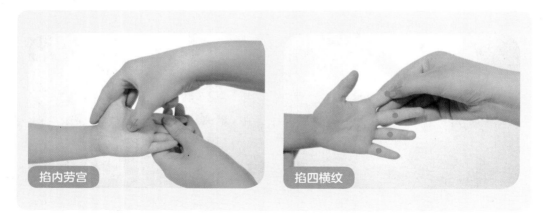

掐内劳宫

掐四横纹

大便秘结不通者，加苍龙摆尾20~30次、清大肠 100~300次、推下七节骨 10~300次。

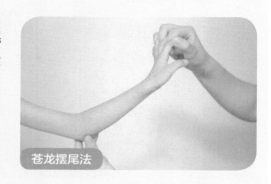

苍龙摆尾法

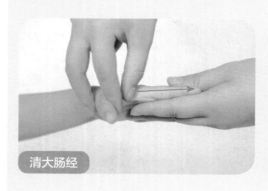

清大肠经

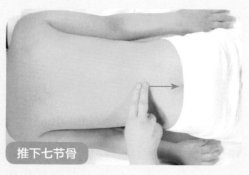

推下七节骨

若热邪犯肺，伤及肺络而咳嗽者，则加清肺经 100~300次、分推胸八道 20~50次。

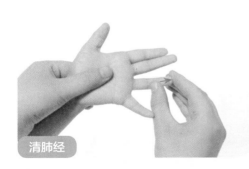

清肺经

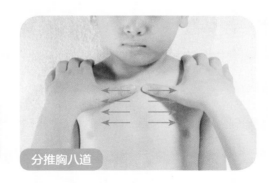

分推胸八道

【解析】热结胃中，热则生火，食入即吐。所谓："诸逆冲上，皆属于火。"热吐治疗关键在于清散脏腑之热结，尤以胃肠之热为重点且其八纲辨证属阳，故首先以分推手阴阳（多分阴）、多退六腑、少推三关平衡人体的阴阳，配伍清脾经加强清中焦积热的作用；横纹推向板门、推天柱骨二穴降逆止呕，功专力猛（此为孙重三先生常用穴，若因伤食而呕者则改为运板门；若呕吐频次高，则增加推天柱骨的次数，多达千次以上，临证施治多获良效）。气逆不降，中州先伤，无论新病久病理应和胃健脾以复纳运，故以揉中脘、摩腹、掐揉足三里为佐使。火热之邪易扰心神，孙重三先生多用清天河水和内劳宫清心经之热（尤其用于阴虚发热之证）。赤凤点头法用于热吐可起到通关泻热的作用，但操作时应增大上下摇动的幅度，且速度宜稍快，力度宜偏大。

❖ 寒吐

【症状】多因小儿素体虚弱，饮食稍多即吐，时作时止，呕吐完谷不化，无酸臭气，面色㿠白，四肢欠温，腹痛喜暖，大便溏薄。指纹色红，舌淡薄白，脉沉紧。

【治法】温中散寒，和胃降逆。

【操作】分推手阴阳 100~300 次（多分阳），推三关 100~300 次，补脾经 100~300 次，横纹推向板门 100~200 次，运八卦 100~300 次，揉外劳宫 100~300 次，摇斗肘 20~30 次，推天柱骨 300~500 次，揉中脘 200~300 次，分推腹阴阳 100~200 次。

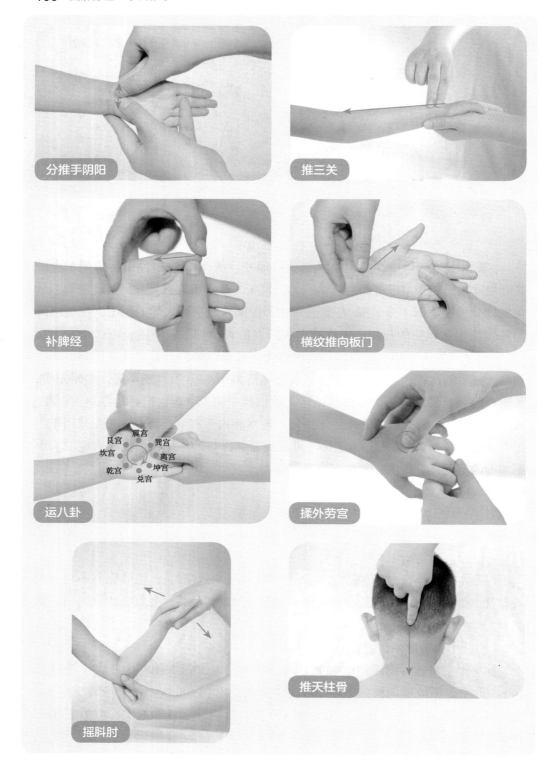

分推手阴阳

推三关

补脾经

横纹推向板门

运八卦

震宫
艮宫　　巽宫
坎宫　　离宫
乾宫　　坤宫
　兑宫

揉外劳宫

摇斗肘

推天柱骨

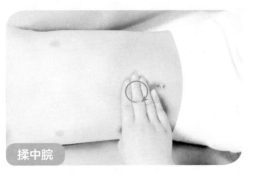

揉中脘

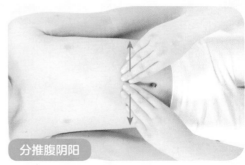

分推腹阴阳

临证处方加减：

若患儿素体阳气不足，温煦失司，腹痛者，加掌揉神阙 300~500 次（以补法操作即速度缓慢，力量宜轻，逆时针方向，时间适当延长）、掐一窝风 5~10 次（掐后继揉 200~300 次）、赤凤点头 20~30 次（上下摆动时幅度宜小，速度宜缓，频率稍慢）。

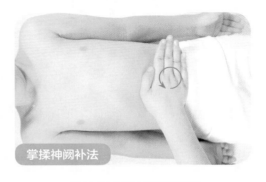

掌揉神阙补法

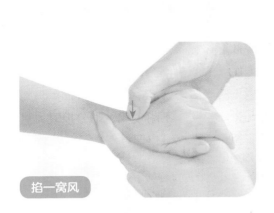

掐一窝风

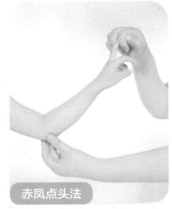

赤凤点头法

若大便稀溏，食后即泻多为脾阳虚弱，加天门入虎口 100~300 次、补大肠 100~300 次、补肾经 100~300 次，并多推三关以加强和血顺气、补虚逐邪的作用。

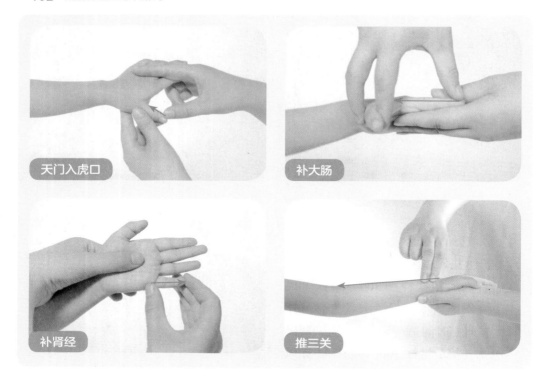

天门入虎口　　补大肠

补肾经　　推三关

【解析】寒吐患儿多为本已正气内虚、温煦失司，复感六淫之寒邪而损伤阳气，瘀滞经脉以致胃失和降、气逆而上，引发呕吐。本证型八纲辨证属阴，故分推手阴阳应多分阳以调和气血、平衡阴阳；推三关、补脾经、运八卦、揉外劳宫、揉中脘可健运中焦、益气和血、温阳散寒，配合摇肘肘既增强顺气活血之效，又可通经活络以防患儿素虚，温补无度而致的气机郁滞；横纹推向板门、推天柱骨可和胃降逆，功专力猛；寒吐患儿多见脘腹胀满，分推腹阴阳为孙重三先生常用手法，但施术时应注意补泻，若患儿素体虚弱，不耐攻伐，则分推时力量宜轻，速度宜缓；若正气尚足，感寒而发病者，则常规操作即可。

按语：推拿对于小儿呕吐的疗效较好，在排除其他器质性病变后，可作为首选方法。呕吐较重者可适当配合中西药物治疗。宜食用清淡易消化食物，加强护理，保持安静，注意体位，防止呕吐物吸入气管。

附：小儿呕吐医案

肖某，女，1岁6个月，2010年8月1日初诊。

【主诉】腹泻纳差 1 年余，伴呕吐不进食 2 天。

【现病史】患儿系足月顺产，唇裂，6 月龄时行唇裂修复手术，平素混合喂养并已添加辅食。患儿一直反复腹泻，纳差，至今仍不会行走、言语。2 日前发热，体温 37.5℃，吐泻加重，食入即吐，服药后热退，目前纳差，食入即吐，并腹泻，每日 2~3 次，蛋花样便，便色黄，质稀，小便色黄，寐差，易惊醒，睡时磨牙，查血微量元素示 Ca、Zn、Fe 缺乏。

【查体】体温 37.5℃，精神不振，面色萎黄无泽，咽红，口气重，腹胀，前囟未闭，舌淡红，苔黄腻，指纹紫滞。

【辨证辨病】患儿素来腹泻纳差，属脾虚失运、胃失腐熟，因食后呕吐诊断为呕吐。目前纳差，食入即吐，精神不振，咽红，口气重，腹胀，苔黄腻，指纹紫滞。证属伤食呕吐。

【西医诊断】急性胃肠炎

【中医诊断】呕吐。伤食吐。

【治法】和胃降逆，健脾助运

【处方】清板门 500 次，清大肠 400 次，分推手阴阳 200 次，运八卦 100 次，掐揉四横纹各 50 次，掐右端正 300 次，推下天柱骨 300 次，按弦走搓摩 100 次，摩中脘 300 次，按揉肝俞、脾俞、大肠俞各 50 次，推下七节骨 200 次。

【复诊】8 月 3 日诊：仍纳差，大便日 2 次，质变稠，精神明显好转，夜寐较前安稳。

【复诊】8 月 12 日诊：患儿经 8 次治疗后，呕吐、腹泻、眠差等诸症消失，唯饮食量少，但较推拿治疗前有改善。

按语：患儿腹泻纳差已 1 年有余，至今仍不会行走、言语，属后天之本不足，脾胃虚弱，饮食入胃，纳运失司，食积不化，清气不升则为泄，浊气不降则为呕，故先予清板门、清大肠以健脾和胃，消食化滞，清利胃肠；分推手阴阳、运八卦、掐揉四横纹以畅达中上二焦气机，宽胸畅中，气机得畅，予掐右端正、推下天柱骨降逆止呕；因患儿腹胀，故而予按弦走搓摩理气化痰，健脾消食；摩中脘、按揉肝俞、脾俞、大肠俞以调整脏腑功能；推下七节骨通因通用，泻除食积。

泄泻

泄泻是以大便次数增多、便下稀薄或水样为主症的一种疾病。《黄帝内经》称之为泄，有"濡泄""洞泄""飧泄"等。《难经》有五泄之分，汉唐时代称为"下利"，宋代以后统称为"泄泻"。该病为小儿最常见的消化道疾病之一，尤以 3 岁以下的婴幼儿多见，年龄愈小发病率愈高，也是婴幼儿死亡的主要原因。本病四季均可发生，但以夏秋季节为多，且往往引起流行。

小儿脾胃薄弱，无论感受外邪、内伤乳食抑或脾肾虚寒，均可导致脾胃运化功能失调而发生泄泻。小儿泄泻最易耗伤气津，如治疗失当，可出现伤阴、伤阳或阴阳俱伤等重变证；如泄泻迁延不愈，可导致营养不良，影响生长发育或成为疳证。

本节重点叙述几种常见类型小儿泄泻的推拿治疗。

❧ 诊断要点 ❧

- 大多患儿有感受外邪、饮食不节等病史。
- 大便次数增多，每日 3~5 次；大便呈淡黄色、水样、蛋花汤样，或稀溏，或臭秽，或伴恶心、呕吐、腹痛、发热等症。
- 便常规可见少量白红细胞，大便病原学检查可有致病性大肠杆菌，或轮状病毒等阳性，细菌培养阳性。

❧ 治疗 ❧

（一）治疗原则

泄泻病位在脾，病理因素主要是湿，脾虚湿盛、脾胃运化功能失调是导致腹泻的关键。治疗原则为运脾化湿。急性暴泻以湿盛为主，应着重化湿，根据寒湿、湿热不同，分别采用散寒化湿，清热利湿之法，佐以健运脾胃；若为伤食泻，则以消食导滞、助运止泻为治疗原则；慢性久泻以脾虚为主，当以健脾益胃为要，佐以温阳化湿。

（二）辨证施治

❖ 寒湿泻

【症状】泻下清稀，多泡沫，甚至如水样，色淡不臭，腹痛肠鸣，喜按喜暖，纳差，常伴恶寒发热、鼻塞流涕，苔薄白或白腻，脉濡缓，指纹淡红。

【治法】散寒化湿，温中止泻。

【操作】分推手阴阳 100~300 次（多分阳），推三关 100~300 次，运八卦 100~300 次，掐外劳宫 5~10 次（掐后继揉 200~300 次），补脾经 100~300 次，补大肠 100~300 次，天门入虎口 100~300 次，揉天枢 100~200 次，揉脐及龟尾并擦七节骨（揉脐 50~100 次，揉龟尾 100~200 次，推上七节骨 100~300 次），掐足三里 20~30 次（掐后继揉 300~500 次），按肩井 5~10 次。

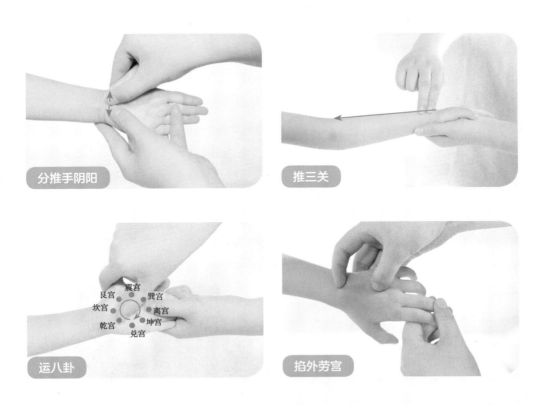

分推手阴阳　　推三关　　运八卦　　掐外劳宫

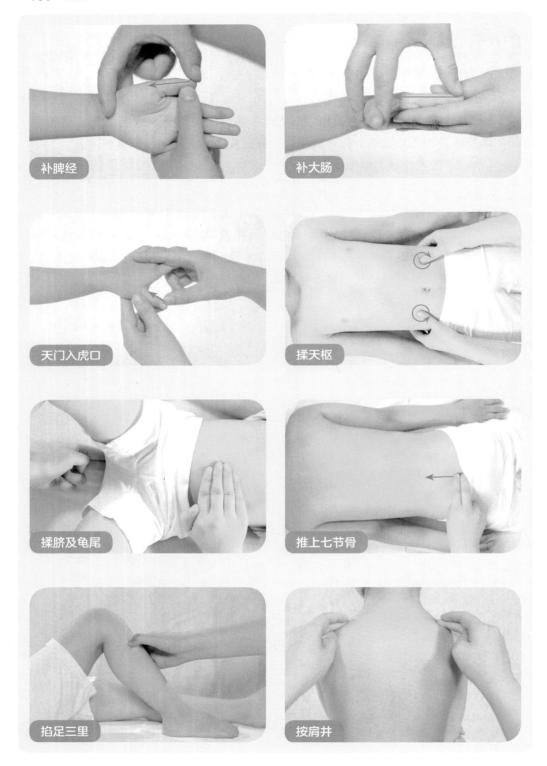

补脾经

补大肠

天门入虎口

揉天枢

揉脐及龟尾

推上七节骨

掐足三里

按肩井

临证术式加减：

外感风寒症状较重者，加四大手法各 30~100 次，揉风门、肺俞各 100~300 次（因患儿泄泻易耗伤津液，故施用发汗解表法时应注意汗出的多少，以防过汗而伤正）。

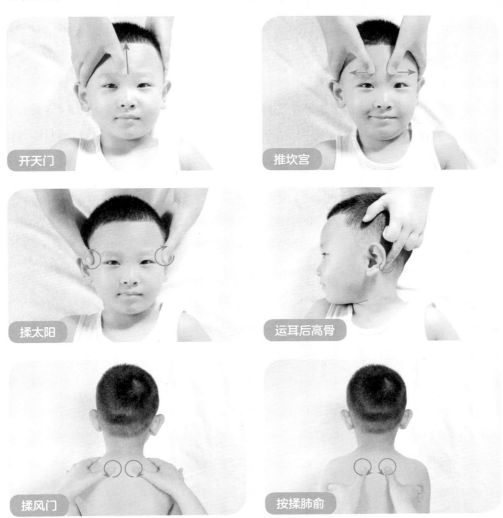

开天门

推坎宫

揉太阳

运耳后高骨

揉风门

按揉肺俞

【解析】外邪六淫，肠胃功能失调，均能使人腹泻，但以湿邪为主。小儿脏腑柔嫩，肌肤薄弱，卫外不固，且冷暖不知自调，更易为外邪侵袭而发病。寒湿泻发生的关键是感受风寒湿之邪，中州受邪而为患，故治疗应以温中散寒与健脾利湿并重。处方中以分推手阴阳（多分阳）、推三关、掐揉外劳宫温阳驱寒；与补脾经、运八卦、天门入虎口共为君，健脾化湿、益气活血；补大肠、揉天枢、揉脐及龟尾并擦七节骨可通调大肠、固涩止泻，共为臣；掐揉足三里可增强健脾和胃的作用，为佐使。应当说明的是，寒湿泻在八纲辨证属寒，寒者温之，故揉脐及龟尾、揉天枢时以补法操作；七节骨则向上推之。

❖ 湿热泻

【症状】大便水样，或如蛋花汤样，气味秽臭，或见少许黏液，泻下急迫，势如水注，或泻而不爽，肛周灼热，腹痛时作，食欲不振，身热烦躁，口渴，小便短赤。舌质红，苔黄腻，脉滑数，指纹紫。

【治法】清热利湿，调中止泻。

【操作】分推手阴阳 100~300 次（多分阴），退六腑 300 次，推三关 100 次，补脾经 100~200 次，清大肠 300~500 次，运八卦 100~300 次，苍龙摆尾 20~30 次，揉脐及龟尾并擦七节骨（揉脐 50~100 次，揉龟尾 100~200 次，推下七节骨 100~300 次），揉天枢 100~200 次，掐足三里 20~30 次（掐后继揉 300~500 次），按肩井 5~10 次。

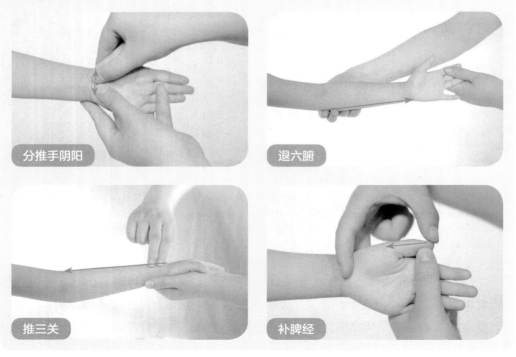

分推手阴阳

退六腑

推三关

补脾经

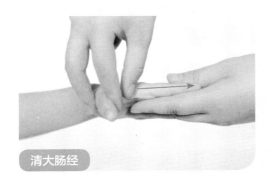

清大肠经

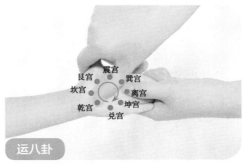

运八卦

震宫
艮宫　巽宫
坎宫　离宫
乾宫　坤宫
兑宫

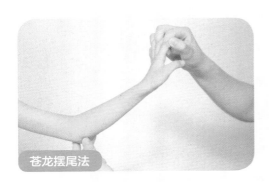

苍龙摆尾法

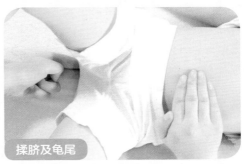

揉脐及龟尾

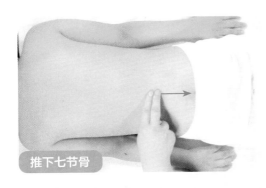

推下七节骨

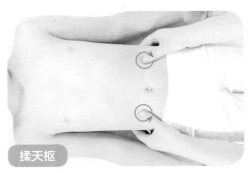

揉天枢

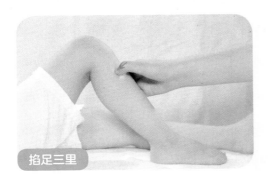

掐足三里

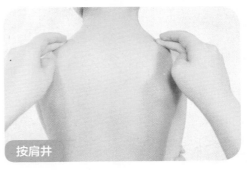

按肩井

临证术式加减：

身热较重，烦躁不安者，加水底捞明月 100~200 次、清天河水 100~300 次、掐小天心 10~20 次（掐后继揉 100~200 次）以增强退热安神功效。

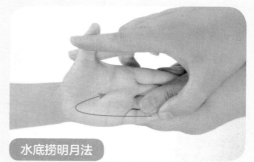

水底捞明月法

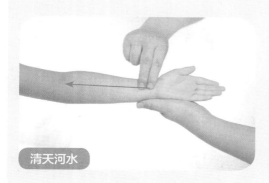

清天河水

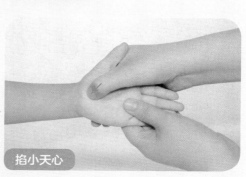

掐小天心

腹胀满，不思饮食或少食即吐者，加运板门 200~300 次、揉中脘 100~200 次、分推腹阴阳 100~200 次。

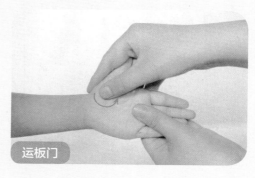

运板门

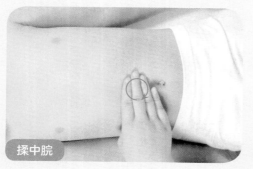

揉中脘

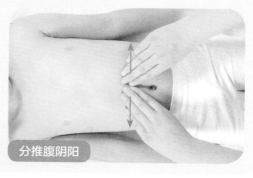

分推腹阴阳

【解析】《黄帝内经》："诸呕吐酸，暴注下迫皆属于热。"此型泄泻临床多见，究其原因主要为现今小儿饮食多肥甘厚味、辛辣炙煿之物，以致小儿多素有积热，更易外感湿热之邪发为此病。本证治疗宜清热与利湿并重，处方中补脾经、运八卦、掐揉足三里以健脾和胃，运化水湿；退六腑、清大肠、推下七节骨可清泻肠道湿热；运八卦、揉天枢、揉脐及龟尾可通调大肠以复其传化之职。湿热泻的病机关键在于湿热互结，如油和面难舍难分，或热重或湿多，抑或两者并重，而共同导致气机郁滞，脉络瘀阻。孙重三先生此处施以苍龙摆尾法，具有退热开胸之效，不但可以加强退热之力，还可疏通因热、因湿而致之瘀阻。因小儿脏腑娇嫩，易虚易实，临证时务必细查其大便的量、色、质、味、势，若实邪渐去则应及时调整治则，以防攻邪太过而伤正气。

❖ 伤食泻

【症状】腹痛肠鸣，泻后痛减，大便稀溏，夹有乳凝块或食物残渣，气味酸臭，或臭秽如败卵，脘腹痞满，嗳气酸馊，或有呕吐，不思乳食，夜卧不安。舌苔垢浊或厚腻或微黄，脉滑实，指纹滞。

【治法】消食导滞，助运止泻。

【操作】分推手阴阳 100~300 次，补脾经 100~200 次，天门入虎口 100~200 次，运八卦 100~300 次，清大肠 100~300 次，揉中脘 200~300 次，揉脾俞、胃俞各 300~500 次，掐足三里 20~30 次（掐后继揉 300~500 次），按肩井 5~10 次。

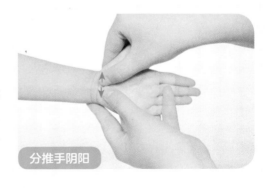

分推手阴阳

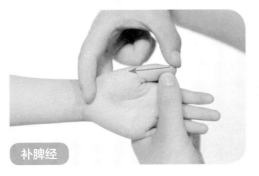

补脾经

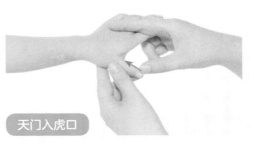

天门入虎口

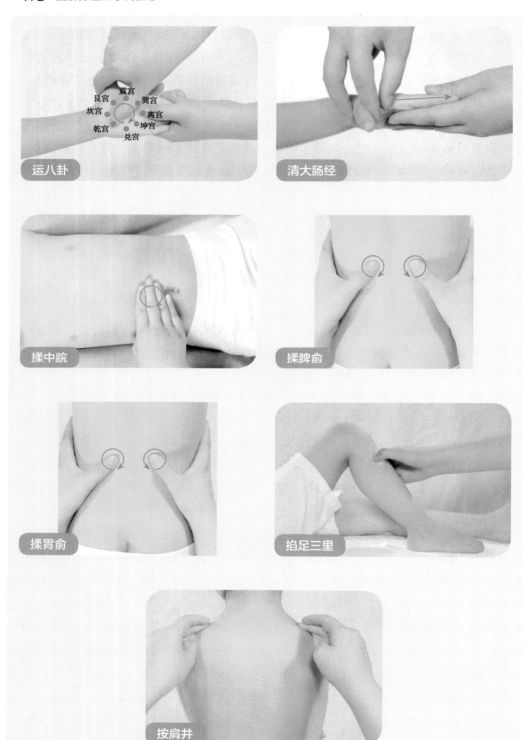

运八卦

震宫
巽宫
艮宫
坎宫　　离宫
乾宫　　坤宫
兑宫

清大肠经

揉中脘

揉脾俞

揉胃俞

掐足三里

按肩井

临证术式加减：

疾病之初（多为发病的前两日）法应消食化滞，祛邪外达，予其通路以防邪留胃肠而招他患，故可加推下七节骨 100~300 次、苍龙摆尾 20~30 次以通腑泄浊，顺气通关。

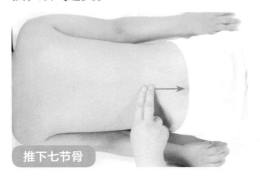

推下七节骨

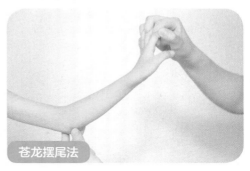

苍龙摆尾法

若胃气上逆而呕吐者，加推天柱骨 200~300 次、横纹推向板门 100~200 次。

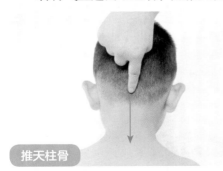

推天柱骨

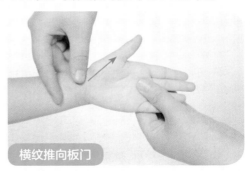

横纹推向板门

腹痛肠鸣者，加掐一窝风 5~10 次（掐后继揉 100~200 次）、拿肚角 5~10 次以通经活络，理气止痛。

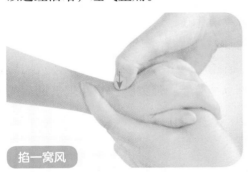

掐一窝风

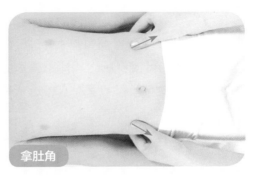

拿肚角

如若患儿素体虚弱，饮食不节而发病者，则应在祛邪之前先顾护正气，可加掐外劳宫 10~20 次（掐后继揉 200~300 次，轻掐多揉）、分推手阴阳 100~200 次（多分阳）、推三关 200 次、退六腑 100 次。

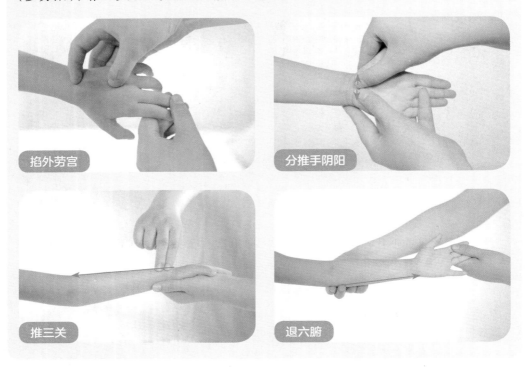

掐外劳宫　　　分推手阴阳

推三关　　　退六腑

【解析】《素问·痹论篇》："饮食自倍，肠胃乃伤。"《景岳全书·泄泻》："若饮食失节，起居不时，以致脾胃受伤，则水反为湿，谷反为滞，精华之气不能输化，乃至合污下降而泻痢作矣。"小儿脾常不足，运化力弱，加之喂养不当，饮食失节或不洁，过食生冷瓜果或油腻等难以消化之食物，皆能使脾胃损伤，运化失职，不能腐熟水谷而发生腹泻。伤食泻的治疗首先应肃清胃肠，但攻伐之际宜多顾及患儿正气的虚实，以防攻伐伤正；方中补脾经、运八卦、天门入虎口、揉脾、胃俞可健脾和胃，消食化滞以复纳运；清大肠、推下七节骨、苍龙摆尾可清胃肠之积滞；揉中脘、掐揉足三里对应揉胃俞，以体现前后配穴（俞募配穴）和上下配穴的选穴原则，可有效增强健脾和胃、理气助运的作用。

❖ 脾虚泻

【症状】大便时溏时泻，色淡不臭，多于食后作泻，时轻时重，反复发作，稍有饮食不慎，大便次数即增多，并见水谷不化。脘腹胀闷不舒，面色萎黄，肢倦乏力，形体消瘦。舌淡苔白，脉缓弱，指纹淡。

【治法】健脾益胃，温阳止泻。

【操作】分推手阴阳100~300次（多分阳），补脾经300~500次，补大肠100~300次，天门入虎口100~300次，运八卦100~300次，板门推向横纹100~200次，掐外劳宫10~20次（掐后继揉200~300次），揉脐及龟尾并擦七节骨（揉脐50~100次，揉龟尾100~200次，推上七节骨100~300次），揉脾俞、

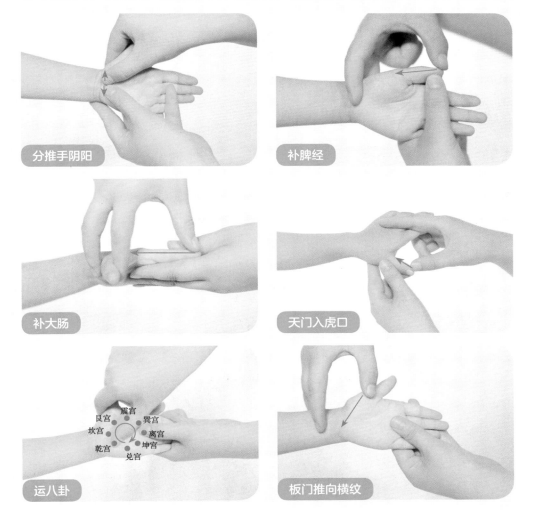

分推手阴阳　　补脾经

补大肠　　天门入虎口

艮宫　震宫　巽宫
坎宫　　离宫
乾宫　兑宫　坤宫

运八卦　　板门推向横纹

胃俞各 300~500 次，捏脊 3~5 遍，按肩井 5~10 次。

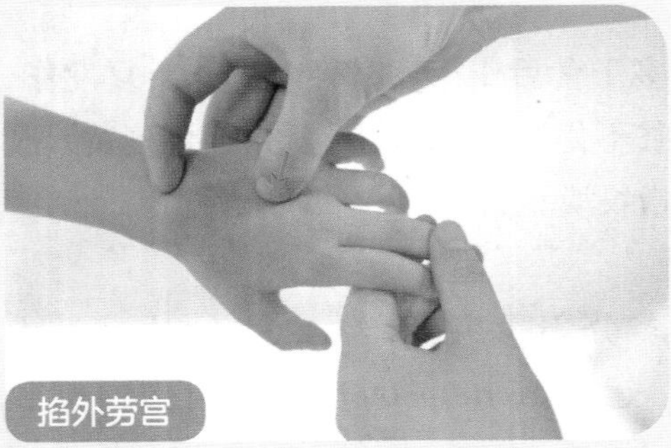

掐外劳宫

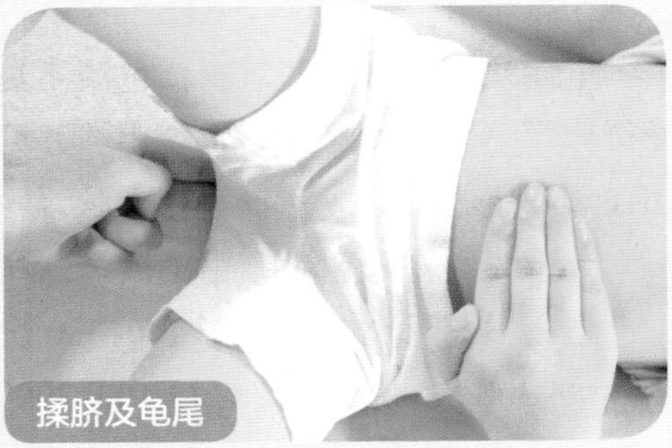

揉脐及龟尾

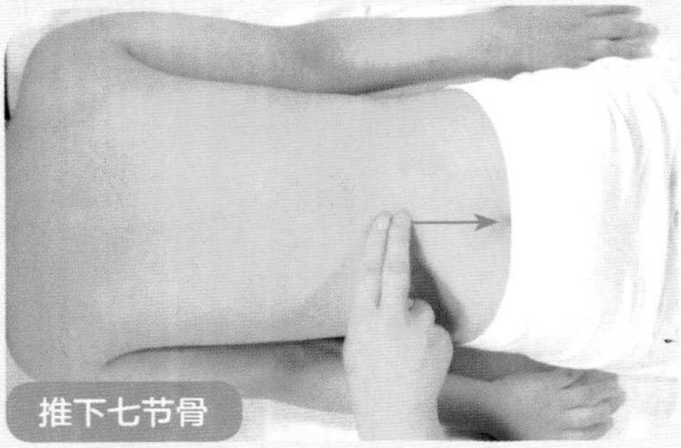

推下七节骨

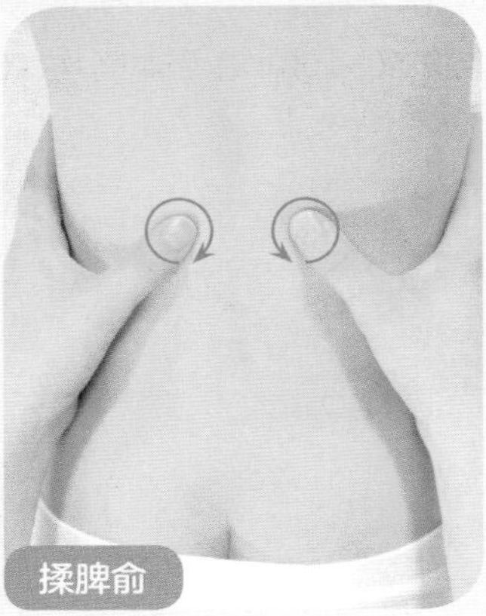

揉脾俞

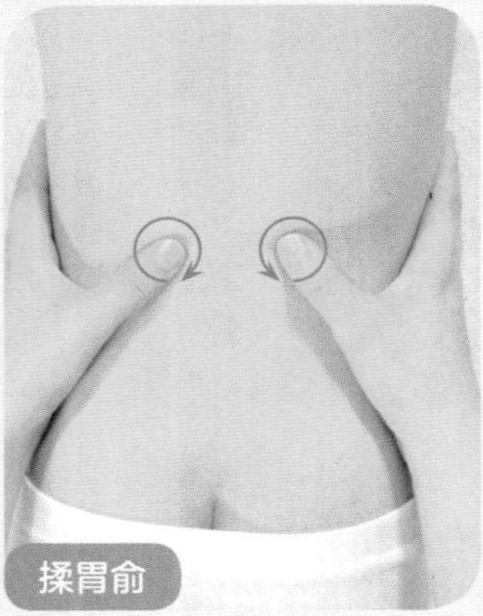

揉胃俞

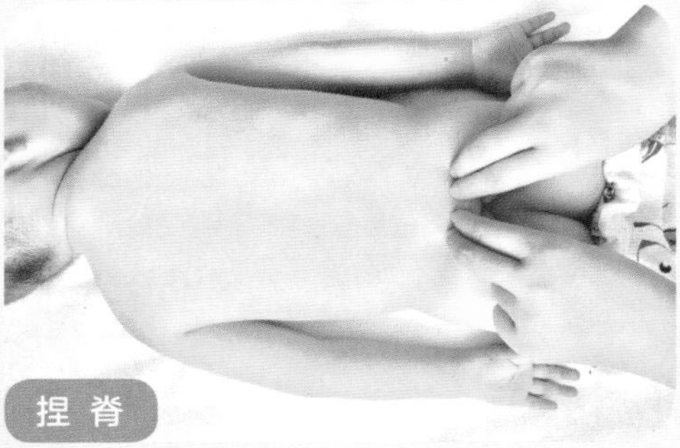

捏脊

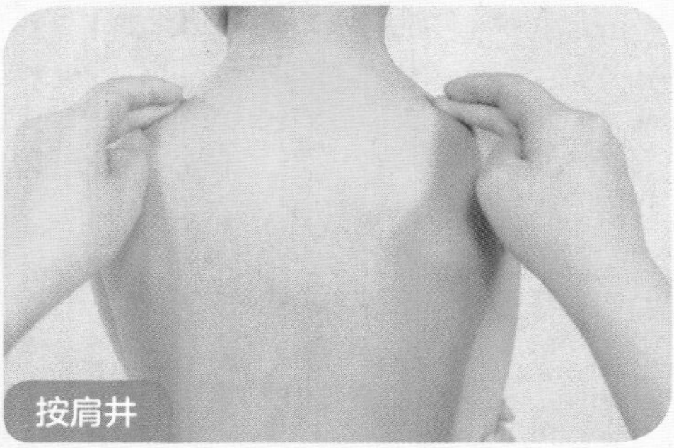

按肩井

临证术式加减：

患儿大便频次过多，四肢末端欠温、肢倦乏力者多为阳气虚弱，加推三关100~300 次，多揉外劳宫。

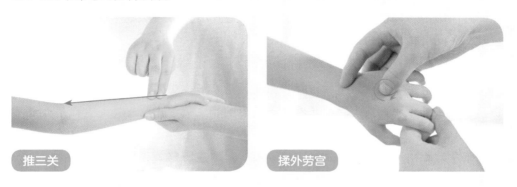

推三关　　　　　　　　　　　　　揉外劳宫

脾主大腹，若脾虚腹胀明显，叩之如鼓者，加分推腹阴阳 100~200 次、按弦走搓摩 50~100 次以顺气化积（此处应强调的是，正气内虚而不耐攻伐，故此二式手法操作宜力轻速缓，以体现泻中寓补之意；另一方面，脾土虚则肺金失养且肝木因虚而乘之，故肝木无克无制则疏泄失司，施以按弦走搓摩法更在于调达肝气以复主疏泄之功能）。

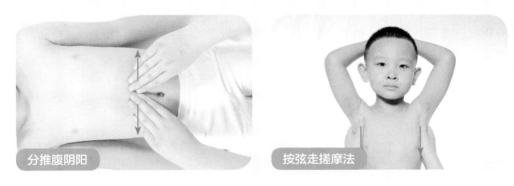

分推腹阴阳　　　　　　　　　　　按弦走搓摩法

【解析】《景岳全书·泄泻》曰："泄泻之本，无不由于脾胃。"脾主运化，胃主受纳，小儿素体脾虚，或久病迁延不愈，脾胃虚弱，胃弱则腐熟无能，脾虚则运化失职，不能受纳水谷和运化精微，清气下陷，水谷糟粕混杂而下，形成脾虚泄泻。久病多虚且易瘀，虚者，正气不足也，故以分推手阴阳（多分阳）、补脾经、天门入虎口、运八卦、掐揉外劳宫、捏脊为君，健脾助运，益气生血以温中止泻，专攻本证根本病因进行治疗。揉脐及龟尾并擦七节骨、揉脾俞、胃俞为臣，以增强健运中焦的作用，同时板门推向横纹和推上七节骨功专力猛，止泻效果明显，可及时控制病势以防津液的耗伤，存血以化气方可健复脾胃（故操作时皆以补法施术，即以逆时针方向摩揉肚脐，且所有穴位手法施术速度宜慢，力量宜轻，时间可稍长）。

按语：泄泻患儿，轻者如治疗得当，预后良好；重者下泄过度，易见气阴两伤，甚至阴竭阳脱；久泻迁延不愈者，可影响小儿的营养和发育。重症患儿还可以产生脱水、酸中毒等一系列严重症状，甚至危及生命，故临诊务必注意。

推拿对于由于乳食所伤及病毒感染所引起的腹泻疗效较好，一般每日推拿治疗 1 次，较重时可每日 2 次。一般治疗 3~5 天即可。脱水患儿要采用补充液体的疗法。对于腹泻脱水的预防，以及轻度、中度脱水，可采用口服补液；中度以上脱水，或吐泻重，或腹胀的患儿应当给予静脉补液。

附：小儿泄泻医案

纪某，男，2.5 个月，1995 年 12 月 5 日初诊。

【主诉】大便质稀 3~4 天。

【现病史】近 3~4 天来无明显诱因出现大便色黄质稀，日 4 次，哺乳少，伴有呕吐、发热、夜啼，儿科诊断为"黄疸""腹泻"，给予温中化湿行气中药，药尽症状未减，大便 3~7 次 / 日，色黄褐兼绿，有酸臭味。

【查体】面色黄，舌淡红，苔薄白，双目轻度黄染，体温 37.4℃，双手凉，身微黄。哭声响亮，息有乳酸味，心肺正常。腹胀，无明显压痛，肝触及，质微软，脾正常。

【辨证辨病】患儿大便色黄质稀，一日 4 次，诊断为泄泻；因患儿伴有呕吐、夜啼，双手凉，大便色黄褐兼绿，因此辨证为寒湿泄泻。其大便色黄，面色黄，双目轻度黄染，身微黄，故同时伴见诊断为胎黄；又双手凉，舌淡红，苔薄白，因此辨为阴黄。

【西医诊断】腹泻；黄疸。

【中医诊断】泄泻（寒湿泻）；胎黄（阴黄）。

【治法】温中化湿，健脾益气。

【处方】分推手阴阳 200 次，清板门 100，补脾经 500 次，运八卦 200 次，摩中脘 200 次，分推腹阴阳 200 次，推下七节骨 150 次。

【复诊】昨日大便 1 次，吮乳较前有力，面部及双目黄疸消失，精神可，白昼夜间均能安睡。

按语： 患儿寒湿泄泻，伴呕吐、发热、夜啼，予分推手阴阳，清板门调和阴阳，化湿和胃；因脾为中焦燥土，喜燥而恶湿，故而予补脾经、运八卦、摩中脘、分推腹阴阳以健运脾气，化湿止泻祛黄；后推下七节骨以清利寒湿邪气。

腹痛

腹痛为小儿常见的临床症状。以腹部胃脘以下，脐的两旁及耻骨以上部位发生疼痛者，统称为腹痛。若痛在胁肋曰胁痛；痛在脐上曰胃痛。

腹痛一证，早在《黄帝内经》就有记载，如《素问·举痛论篇》曰："寒气客于肠胃之间，膜原之下，血不得散，小络急引故痛。""热气留于小肠，肠中痛，瘅热焦渴，则坚干不得出，故痛而闭不通矣。"小儿脾胃薄弱，经脉未盛，易为内、外因素所干扰。《幼幼集成·腹痛证治》云："夫腹痛之证，因邪正交攻，与脏气相击而作也。有冷、有热、有虫痛、有食积，辨证无讹，而施治必效。"积滞实痛是小儿腹痛的主要原因。

本节所讨论的主要是指无外科急腹症指征，且为本流派擅长的寒痛、伤食痛和虚寒腹痛的推拿治疗。

诊断要点

- 大多患儿有外感寒邪、伤食伤乳、脾胃虚寒、情志不畅等病因病史。
- 以胃脘部、脐周、下腹部疼痛为主症，以隐痛、钝痛、胀痛为主；可伴有哭闹、腹胀等；腹痛时发时止，常反复发作，可自行缓解。
- 血、尿、便常规、腹部超声检查等有助于诊断。

治疗

（一）治疗原则

小儿腹痛病因复杂，常有腹部中寒、乳食积滞、胃肠热结、脾胃虚寒、瘀血内阻等，但无论外感内伤，其共同病机为气机不畅，气血运行受阻，不通则痛。病位主要在脾、胃、大肠，亦与肝有关。

治疗以调理气机、疏通止痛为主。根据不同证型，治以温散寒邪、消食导滞、安蛔止痛、温中补虚等。

（二）辨证施治

❖ 寒痛

【症状】腹部拘急疼痛，阵阵发作，常于受凉或饮食生冷后发生，痛处喜暖，得温则舒，遇寒痛加，面色苍白，痛甚者额冷汗出，唇色紫暗，肢冷，或兼吐泻，小便清长。舌淡红，苔白滑，指纹沉滞，脉沉弦紧。

【治法】温经散寒，理气止痛。

【操作】补脾经 100~300 次，推三关 100~300 次，掐一窝风 10~20 次（掐后继揉 100~200 次），运八卦 100~300 次，掌揉神阙 200~300 次，拿肚角 3~5 次，掐足三里 20~30 次（掐后继揉 300~500 次），按肩井 5~10 次。

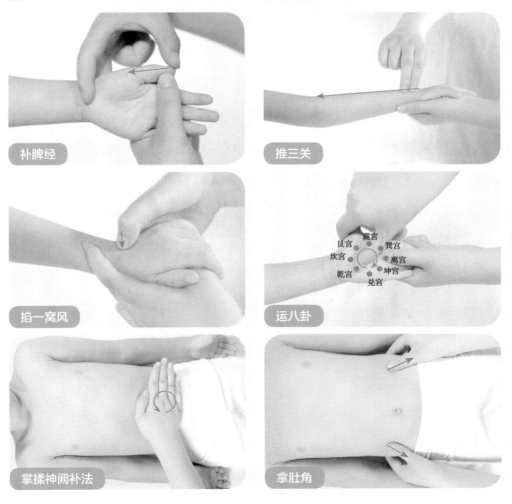

补脾经

推三关

掐一窝风

运八卦
艮宫 震宫 巽宫
坎宫 离宫
乾宫 坤宫
兑宫

掌揉神阙补法

拿肚角

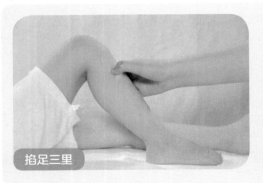

掐足三里

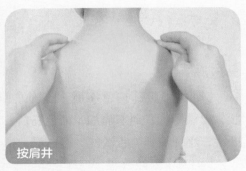

按肩井

临证术式加减：

表里同病，肌表受寒并发感冒者，加掐外劳宫 10~20 次（掐后继揉 100~300 次）、天门入虎口 100~300 次、四大手法各 20~50 次，以温煦肌表，散寒祛邪。

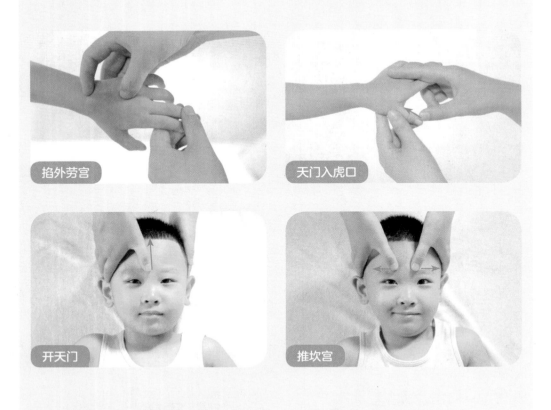

掐外劳宫

天门入虎口

开天门

推坎宫

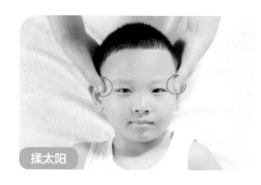

揉太阳

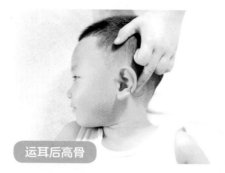

运耳后高骨

寒伤中阳而腹泻者，加补大肠100~300次、推上七节骨100~200次、板门推向横纹100~200次，以健脾固肠止泻。

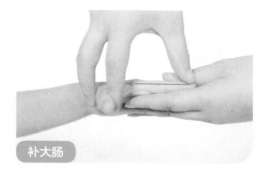

补大肠

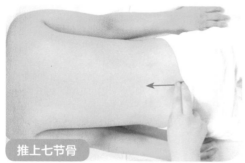

推上七节骨

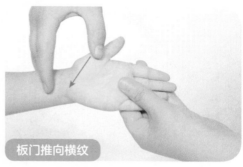

板门推向横纹

【解析】《小儿卫生总微论方·心腹痛论》："小儿心腹痛者，由脏腑虚而寒冷之气所干，邪气与脏气相搏，上下冲击，上则为心痛，下则为腹痛，上下俱作，心腹皆痛。更有一证，发则腹中撮痛。干啼无泪，腰曲背弓，上唇干，额上有汗，此名盘肠内吊之痛，亦由冷气入脏所为也。"小儿腹痛之寒痛者，用补脾经、推三关、摩神阙以健脾温中，散寒止痛；运八卦、掐揉足三里可健脾助运，益气活血；掐揉一窝风、拿肚角以行气通滞而止腹痛。并发感冒者宜及时祛除表寒以防入里而加重病情；伴腹泻者应加强温阳固涩之力。

❖ 伤食痛

【症状】以脘腹胀满、疼痛拒按和不思乳食为主要临床表现，有伤乳伤食病史，伴嗳腐吞酸，或腹痛欲泻，泻后痛减，或大便秘结，或时有呕吐，吐物酸馊，粪便秽臭，夜卧不安，时时啼哭。舌淡红，苔厚腻，指纹紫滞，脉滑。

【治法】消食导滞，行气止痛。

【操作】补脾经 100~300 次，运八卦 100~300 次，运板门 100~300 次，掐四横纹每穴 5~10 次（掐后继揉 100~200 次），揉中脘 200~300 次，摩腹 100~300 次，按弦走搓摩 50~100 次，掐足三里 20~30 次（掐后继揉 300~500 次），拿肚角 3~5 次。

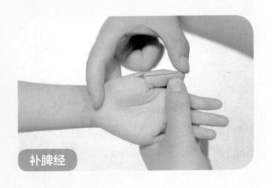
补脾经

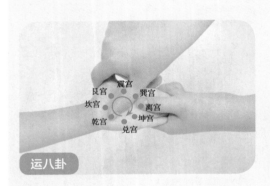
震宫　巽宫
艮宫
坎宫　离宫
乾宫　坤宫
兑宫
运八卦

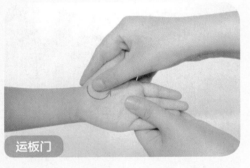
运板门

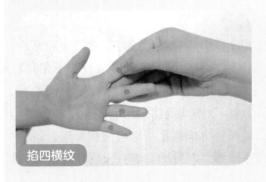
掐四横纹

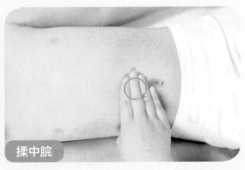
揉中脘

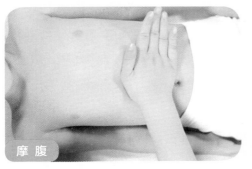

摩　腹

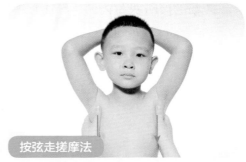

按弦走搓摩法

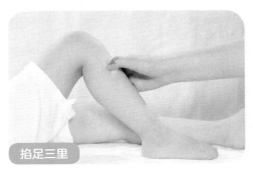

掐足三里

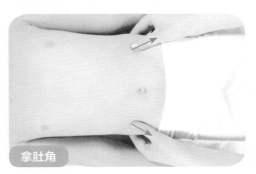

拿肚角

临证术式加减：

　　食积胃肠，腑气不降，大便不通或伴腹胀者，加清大肠 100~300 次、推下七节骨 100~300 次、分推腹阴阳 50~100 次。

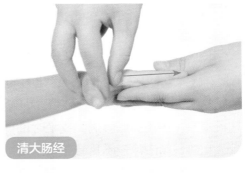

清大肠经

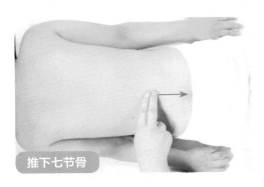

推下七节骨

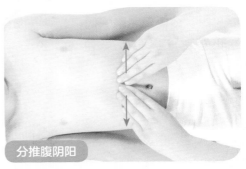

分推腹阴阳

若肠腑瘀滞积久化热，出现心烦焦躁者，加苍龙摆尾 20~30 次、清天河水 100~300 次，以增强退热通便之功。

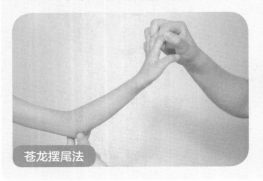

苍龙摆尾法

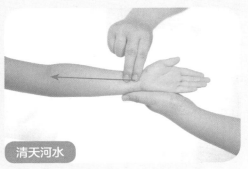

清天河水

若患儿出现频繁呕吐、干呕不止则应及时降逆止呕，以防出现伤津脱液之急症，孙重三先生多用推天柱骨一穴，效果甚佳。

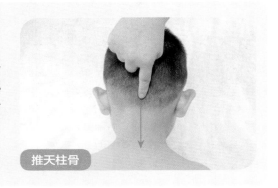

推天柱骨

【解析】小儿脾常不足，运化力弱，乳食又不知自节，故易伤食。或因过食油腻厚味，或强进饮食、临卧多食，或误食变质不洁之物致食积停滞，郁积胃肠，气机壅塞，痞满腹胀腹痛。或平时过食辛辣香燥、膏粱厚味，胃肠积滞，或积滞日久化热，肠中津液不足致燥热闭结，使气机受阻，腑气通降不利，从而发生腹痛。补脾经、运八卦、揉中脘、摩腹、掐揉足三里可通达三焦、健脾和胃助运化；清大肠、运板门、掐揉四横纹、苍龙摆尾以通腑泻浊，荡涤胃肠；按弦走搓摩、拿肚角、分推腹阴阳可开积聚，消胀满，通腑止痛。

❖ 虚寒腹痛

【症状】起病缓慢，腹痛绵绵，喜按喜温，遇寒加重病程较长，反复发作；面色少华，精神倦怠，手足清冷，乳食减少，或食后腹胀，大便稀溏，唇舌淡白，指纹淡红，脉沉缓。

　　【治法】温中理脾，缓急止痛。

　　【操作】分推手阴阳 100~300 次（多分阳），补脾经 100~300 次，推三关 100~300 次，揉外劳宫 300~500 次，天门入虎口 100~300 次，运八卦 100~300 次，摇肘肘 20~30 次，摩腹 100~300 次，掐足三里 20~30 次（掐后继揉 300~500 次），捏脊 3~5 遍。

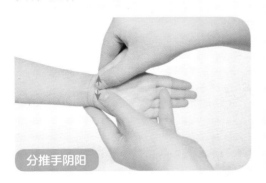

分推手阴阳

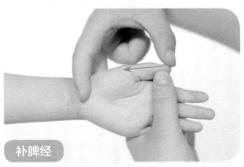

补脾经

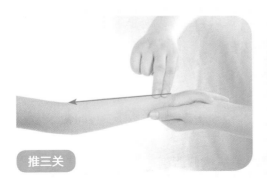

推三关

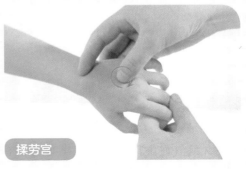

揉劳宫

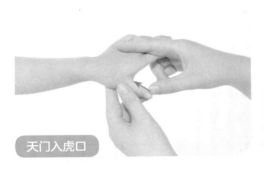

天门入虎口

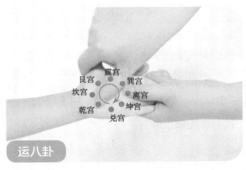

运八卦

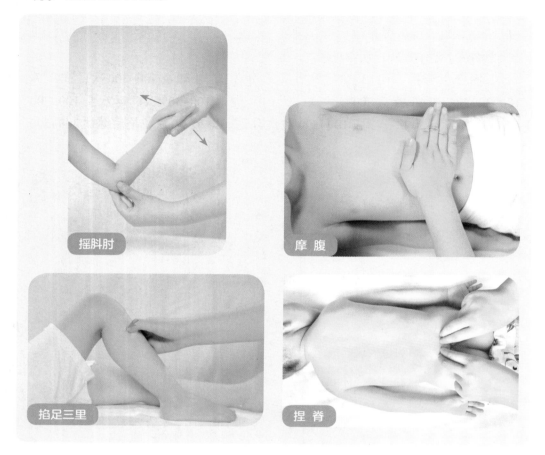

摇肘肘　　摩腹

掐足三里　　捏脊

临证术式加减：

久病气血虚耗，中阳不足而出现不思饮食、大腹胀满，叩时鼓音明显者，加运板门 100~300 次、揉中脘 100~300 次、分推腹阴阳 100~200 次，以加强和胃健脾、助运中焦、理气消胀之功效，且此类小儿易出现少食即滞之象，再因少气而懒动，气机不畅则积滞之证更难消除，故板门穴宜多用之，周岁内者以运法为主，幼儿则以揉法施治以达其效。

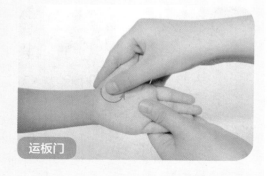

运板门

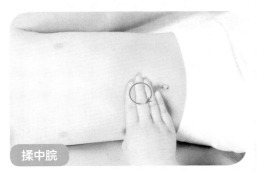

揉中脘

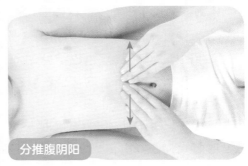

分推腹阴阳

【解析】素体脾胃虚弱，脏腑虚冷，或久病脾虚致使脾阳不振，运化失职，寒湿内停，损伤阳气。阳气不振，温煦失职，阴寒内盛，气机不畅，腹部绵绵作痛。治疗以补脾经、推三关、揉外劳宫、天门入虎口温阳补虚，益气生血；运八卦、摩腹、捏脊、掐揉足三里可健脾理气，和中助运。本证型病机关键在于中焦阳气虚弱，易感寒加重或因虚而滞，故治疗关键在于温阳化气，助气行血，健运中焦，使气血化生有源方能濡养脏腑，调畅气机，补虚通滞以起缓急止痛之效。

按语：腹痛是儿科临床常见疾病，究其发病原因主要为寒、热、积，但亦有部分患儿为疾病失治误治而令正气内虚从而虚寒内生发为腹痛。无论是寒热实邪客于胃肠，抑或中阳不振，邪由内生，腹痛的病机关键离不开经络瘀阻，气血不通，久病者则虚象更显。孙重三先生善用掐一窝风和拿肚角两种操作治疗各型腹痛，实证中为君穴以发挥其行气散瘀、通畅经络的作用，达到急病急攻、防其传变的目的；虚证中为臣穴以温阳健脾，益气活血为先，再施攻邪消滞之法，体现了孙重三先生注重顾护小儿中州的治疗特点。

附：小儿腹痛医案

王某，女，3岁1个月，2011年2月9日初诊。

【主诉】腹痛4天。

【现病史】患儿3天前因腹痛就诊，经查诊断为"肠套叠""肠系膜淋巴结炎"，用空气注射疗法治疗后腹痛减轻，今晨又出现腹痛，大便1次，性质正常，纳差，睡眠不安。

【查体】神志清，精神一般，面色白而无泽，腹软，脐周压痛，舌淡红，苔少。超声检查提示"肠系膜淋巴结炎"。

【辨证辨病】患儿腹部疼痛间作，诊断为腹痛；面色白而无泽，腹软，脐周压痛，舌淡红，苔少，辨证为寒凝气滞证。

【西医诊断】肠系膜淋巴结炎。

【中医诊断】腹痛。寒痛证。

【治法】温寒行气止痛。

【处方】揉外劳宫 500 次，揉一窝风 500 次，推指三关 300 次，补脾经 500 次，按揉关元 300 次，摩腹 500 次，按脾俞、胃俞、大肠俞各 50 次。

按语：患儿腹痛，面色白而无泽，腹软，脐周压痛，舌淡红，苔少，为寒邪侵袭，气滞经络，不通则痛，因此首选揉外劳宫、揉一窝风、推指三关以温散寒邪；继而补脾经温补脾阳，按揉关元、摩腹直指病所，缓急止痛；后按脾俞、胃俞、大肠俞，调整脾胃肠道功能，恢复中焦气机。

厌食又称恶食，是指小儿较长时间食欲不振、见食不贪、不思饮食，甚则拒食的一种小儿常见脾胃病证，可见于各年龄段儿童，以夏季暑湿之时多发。

中医古代文献中无小儿厌食的病名，但文献所载"恶食""不思食""不嗜食""伤食""食积"等病证的表现与本病相似。《诸病源候论·小儿杂病诸候三·哺露候》："小儿哺乳不调，伤于脾胃，脾胃衰弱，不能饮食，血气减损，不荣肌肉，而柴辟羸露。其脏腑之不宣，则吸吸苦热，谓之哺露也。"其记载"哺露"症与厌食极为相似。

本节重点叙述小儿几种常见类型厌食的推拿疗法。

厌食

诊断要点

- 大多患儿有喂养不当、病后失调、先天不足等病因病史。
- 以长期食欲不振、不思饮食、食纳量明显少于同龄健康儿童为主症，可伴嗳气、脘痞、面色少华，形体消瘦等症状，精神尚可。
- 排除其他慢性疾病伴发的食欲不振疾病。

治疗

（一）治疗原则

本病发病主要是由于喂养不当，导致脾胃不和，受纳运化失职。病位主要在脾胃，病机为脾失健运。以运脾开胃为基本治则。根据不同分型，或健脾和胃，或健脾益气，或养胃育阴。

（二）辨证施治

❖ 胃脘积滞

【症状】面色少华，不思纳食，食而乏味，嗳气泛恶，形体偏瘦，多伴大腹胀满，而精神状态一般，大便不调。舌淡红苔白腻，脉濡缓，指纹淡。

【治法】健脾助运。

【操作】分推手阴阳 100~300 次，补脾经 300~500 次，天门入虎口 100~300 次，运八卦 100~300 次，运板门 100~300 次，摇斗肘 20~30 次，揉中脘 200~300

次，摩腹 100~300 次，揉脾俞、胃俞各 100~300 次，掐足三里 20~30 次（掐后继揉 300~500 次），按肩井 5~10 次。

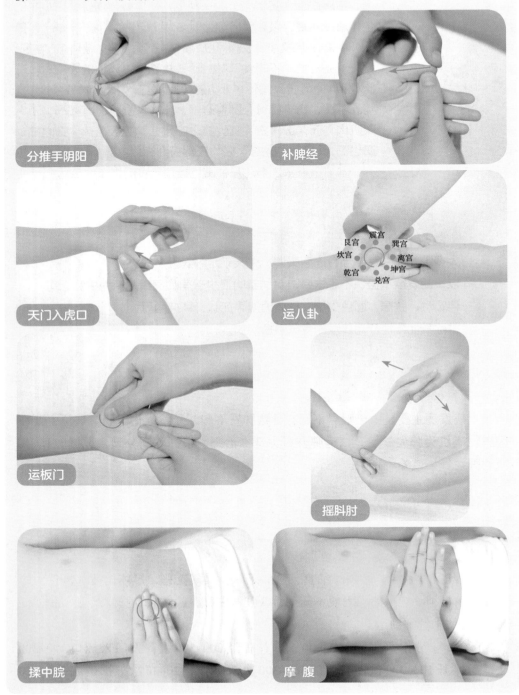

分推手阴阳

补脾经

天门入虎口

运八卦

艮宫　震宫　巽宫
坎宫　　　　离宫
乾宫　　　　坤宫
兑宫

运板门

摇斗肘

揉中脘

摩腹

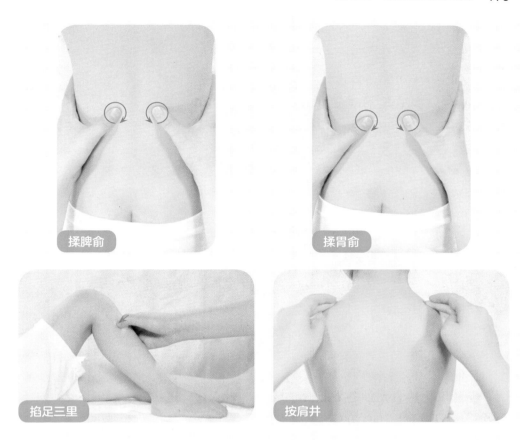

揉脾俞 揉胃俞 掐足三里 按肩井

临证术式加减：

腹胀明显，矢气不得缓解者，加分推腹阴阳 100~200 次、揉天枢 100~200 次。

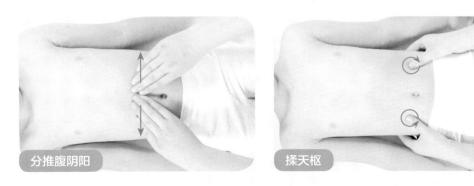

分推腹阴阳 揉天枢

脾失健运则胃纳不和，故易食积胃肠，加清大肠 100~300 次、掐四横纹 每穴 5~10 次（掐后继揉 100~200 次）、按弦走搓摩 50~100 次。

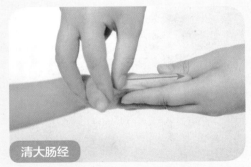

清大肠经

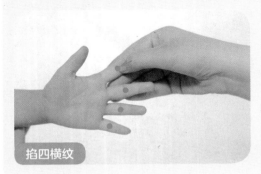

掐四横纹

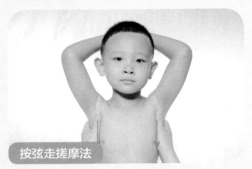

按弦走搓摩法

若食积化热者，加苍龙摆尾 20~30 次、清天河水 100~200 次、掐合谷 5~10 次（掐后继揉 100~200 次）。

患儿本已正气不足，中焦运化乏力而导致气或食物积滞于胃肠，故施用分推腹阴阳、按弦走搓摩时，宜速度缓、力量轻，以防攻伐之势过猛而伤及正气。

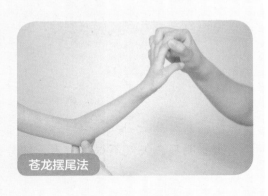

苍龙摆尾法

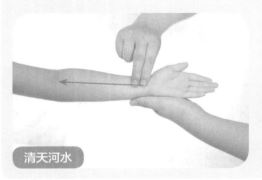

清天河水

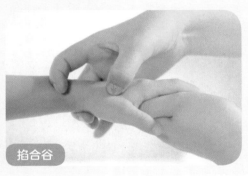

掐合谷

【解析】《幼科发挥·脾经兼证》："诸困睡，不嗜食，吐泻，皆脾脏之本病也。"小儿脏腑娇嫩，脾常不足，可因各种原因导致运化功能减弱，出现食欲不振或厌恶乳食之症。本证多新病、轻病，病位在脾胃，理应尽快恢复脾胃纳运之职，以防病久而变生他病。处方中分推手阴阳可和气血，调阴阳；补脾经、运八卦、天门入虎口、运板门可健脾助运，调和气血；中焦乃人体气机的枢纽，脾胃不和势必影响气的运动，揉中脘、摩腹则可调畅中焦气机，配伍揉脾俞、胃俞（前后配穴）以增强功效；摇肘肘法可顺气、生血、通经活络，对于气滞症状明显者可适当增加摇摆幅度及力度，以增强行气散结、通畅经络之功效。在临证加减中提到，若因气或因食而积滞者可加按弦走搓摩法。按弦走搓摩可除胸闷，开积聚以行气散结，另一作用在于本法的施术部位主要是两胁肋处，能收疏达肝气之效。盖脾土虚弱，肝木乘之，则疾病不易恢复。

❖ 胃阴不足

【症状】口干多饮而不喜进食或拒食，皮肤干燥，缺乏润泽，大便多干结。舌偏红少津，苔少或花剥，脉细数，指纹紫。

【治法】滋阴养胃。

【操作】分推手阴阳 100~300 次（多分阴），补脾经 300~500 次，运八卦 100~300 次，揉中脘 100~300 次，摩腹 100~300 次，揉脾俞、胃俞、肾俞各 100~300 次，掐足三里 20~30 次（掐后继揉 300~500 次）。

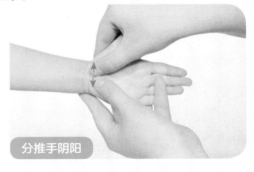

分推手阴阳

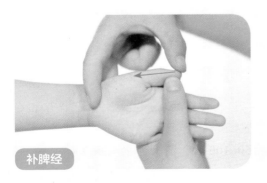

补脾经

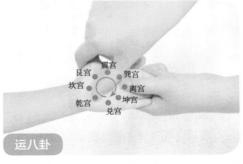

艮宫　震宫　巽宫
坎宫　　　离宫
乾宫　　　坤宫
　　兑宫

运八卦

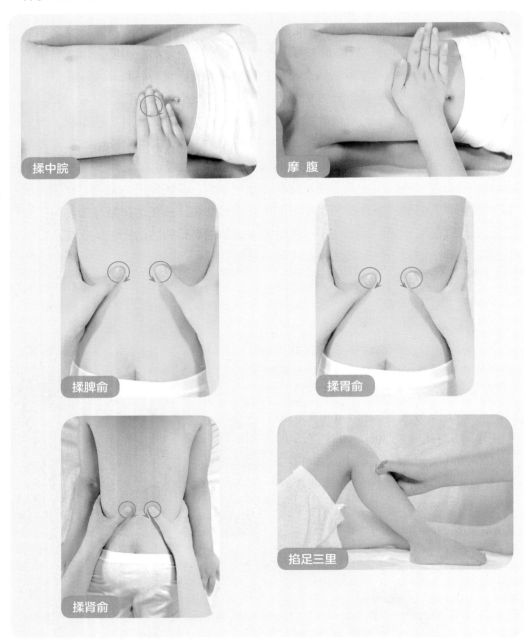

揉中脘

摩腹

揉脾俞

揉胃俞

揉肾俞

掐足三里

临证术式加减：

夜寐不安，时有哭闹者，加捣小天心 50~100 次，清天河水 100~200 次；

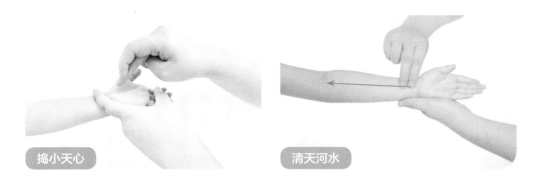

捣小天心　　　　　　　清天河水

大便费力，排便周期较长者，加清大肠 100~300 次，揉天枢 100~200 次。

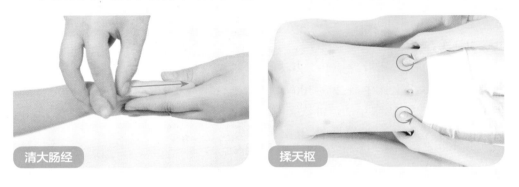

清大肠经　　　　　　　揉天枢

久病而肾阴虚者，加掐二人上马 10~20 次（掐后继揉 100~200 次），补肾经 100~300 次。

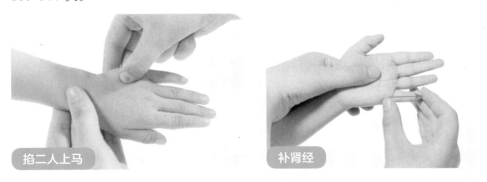

掐二人上马　　　　　　补肾经

【解析】素体阴虚，或热病、久病伤阴，或嗜食辛辣温燥之患儿，胃阴不足，受纳腐熟失职。用分推手阴阳、补脾经、运板门、揉中脘、掐揉足三里，达健脾和胃、益气生津之功，以养胃阴之虚；运八卦、摩腹以顺畅中焦之气机；按揉背俞穴以调整脏腑功能。

❖ 脾胃气虚

【症状】精神疲惫，面色少华，全身乏力，不思乳食或拒食，大便中夹有不消化残渣，伴形体消瘦，易汗出。舌质淡苔白，脉缓无力，指纹淡。

【治法】健脾益气。

【操作】分推手阴阳100~300次（多分阳），推三关300次，退六腑100次，补脾经300~500次，天门入虎口100~300次，运板门200~300次，运八卦100~300次，清肝经100~200次，摇㪉肘20~30次，揉中脘200~300次，捏脊3~5遍，掐足三里20~30次（掐后继揉300~500次），按肩井5~10次。

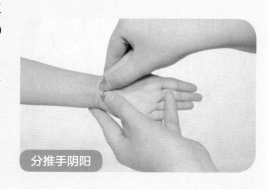

分推手阴阳

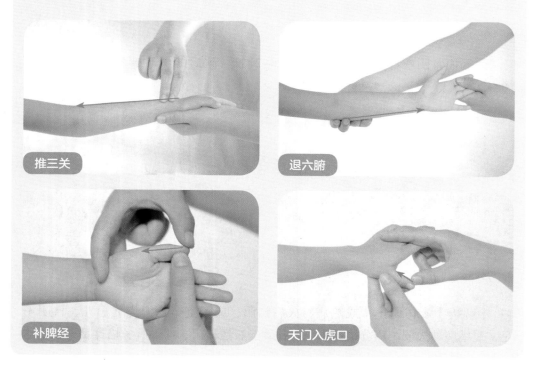

推三关

退六腑

补脾经

天门入虎口

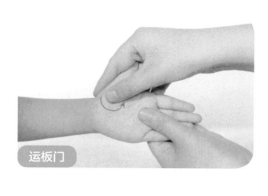

运板门

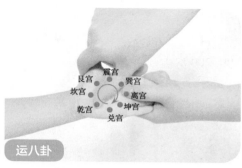

运八卦

震宫
艮宫　巽宫
坎宫　离宫
乾宫　坤宫
兑宫

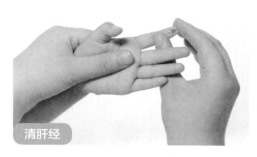

清肝经

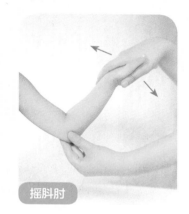

摇肘肘

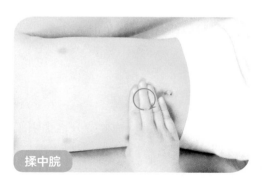

揉中脘

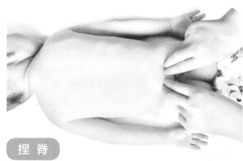

捏　脊

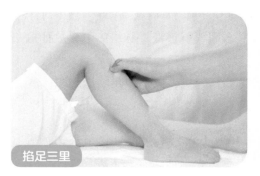

掐足三里

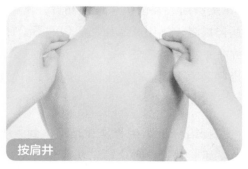

按肩井

临证术式加减：

自汗且量多，加揉肾顶 100~200 次、掐二人上马 10~20 次（掐后继揉100~200 次）。

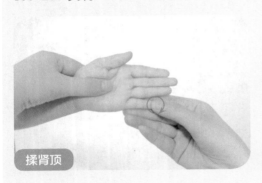

揉肾顶

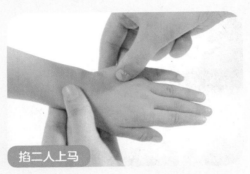

掐二人上马

腹胀明显者，加分推腹阴阳100~200 次，手法宜轻柔缓慢以起到泻中寓补的作用，防止过用泻法、下法而伤正气。

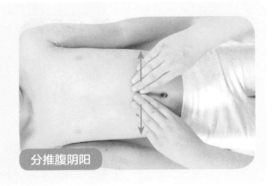

分推腹阴阳

【解析】血为气之母，气虚者宜养血生气，血和气自行。处方中分推手阴阳（多分阳）、多推三关、少退六腑可调和气血、平衡阴阳；补脾经、天门入虎口、运板门、揉中脘可健脾和胃，以助运化；运八卦、摇肘肘、掐揉足三里、捏脊（重提脾俞、胃俞）可理气和胃，调畅中州气机，血和气行，脾胃得健（对于久病体虚者，施用补法往往出现虚不受补，其多因气机郁滞、脉络瘀阻，故孙重三先生常配合掐法施术，以通经活络，行气散结）；清肝经可清肝火，疏肝气，土虚则肝木失固而升发无度，佐以平肝之法可调畅气机，以复中州纳运之职。

按语：小儿生长发育迅速，如果长期食欲不振，则气血生化不足，抗病能力减退，诱发各种疾病，从而影响发育甚则转化为疳证。所以本病应该引起足够的重视，并及早治疗。推拿治疗厌食症，方法简单，取效迅速，疗效良好，可作为首选疗法。同时还应配合良好的教育方法及心理治疗，让孩子养成良好的饮食习惯。

附：小儿厌食医案

谭某，男，1岁10个月，2006年2月24日初诊。

【主诉】食欲不振半年余。

【现病史】自幼食欲不振，断奶后尤为明显，喜饮乳和稀饭，不喜蔬菜，大便偏干，小便正常，睡眠好，好发眼疮。

【查体】精神好，面色黄，腹胀，舌淡红苔白，指纹青。

【辨证辨病】患儿自幼食欲不振，饮食偏嗜，诊断为厌食，大便偏干，面色黄，腹胀，舌淡红苔白，指纹青，辨证为脾失健运。

【西医诊断】功能性消化不良。

【中医诊断】厌食。胃脘积滞证。

【治法】健脾和胃，消积助运。

【处方】补脾经300次，清大肠500次，运八卦200次，补肾经300次，分推腹阴阳300次，按弦走搓摩100次，摩中脘100次，按揉脾俞、胃俞、肾俞各50次。每日治疗1次。

【复诊】3月1日诊：经治疗食欲明显好转，能主动进食，喝奶量也较前增多，面色转润泽，腹胀消失，活泼好动。

按语：患者脾失健运，食欲不振许久，脾运失司则便干、腹胀，予补脾经、清大肠、运八卦来建益中焦脾胃，通腑清肠；分推腹阴阳、按弦走搓摩、摩中脘调和阴阳，畅达中焦气机；按揉脾俞、胃俞、肾俞、补肾经以调整脾肾，先后天同调。

便秘

便秘是因饮食不节，胃肠积热或气血不足，传导无力，引起的以大便秘结不通，或排便时间间隔过长，或虽有便意而排出困难为主要临床表现的疾病。便秘是儿科临床常见的一个证候，可单独出现，也可续发于其他疾病的过程中。

本证在《伤寒论》中有"阳结""阴结"及"脾约"名称，其后又有"风秘""气秘""热秘""寒秘""热燥"等名称。现代医学亦称便秘，与肠动力缺乏、肛门疾病和先天性巨结肠等相关。

本节重点介绍小儿常见的几种便秘的推拿治疗。

诊断要点

● 大多患儿有不良饮食习惯、感受外邪等病因病史。

● 以大便干燥、坚硬、排便次数减少、排便艰涩为主症，常伴有腹胀、腹痛、食欲不振等症。

● 腹部 X 线检查有助于鉴别诊断。

治疗

（一）治疗原则

便秘病因包括饮食、情志、正虚、热病伤津等，主要病位在大肠，病机关键为大肠传导功能失常，以润肠通便为基本治则。实证以祛邪为主，常用清热通导、疏肝理气、消积导滞之法；虚证以扶正为先，多用健脾益气、滋阴养血、润肠通便、温阳益肾等法。

（二）辨证施治

❖ 实秘

【症状】大便干结，食少，腹胀腹痛，口干口臭，面红身热，心烦不安，多汗，时欲饮冷，小便短赤，苔黄厚，指纹色紫，为肠胃积热；大便干涩，难以排出，腹中胀满，喜温恶寒，四肢不温，或呃逆呕吐，苔白，指纹色淡，为阴寒积滞。

【治法】调和脾胃，消积导滞。

【操作】分推手阴阳 100~300 次，退六腑 300 次，推三关 100 次，清大肠

300~500 次，运八卦 100~300 次，掐四横纹每穴 10~20 次（掐后继揉 100~200 次），掐膊阳池 10~20 次（掐后继揉 100~200 次），苍龙摆尾 20~30 次，推下七节骨 300~500 次，摩腹 100~300 次，掐足三里 20~30 次（掐后继揉 300~500 次）。

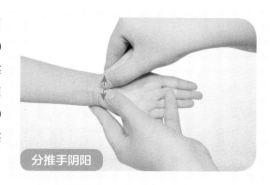

分推手阴阳

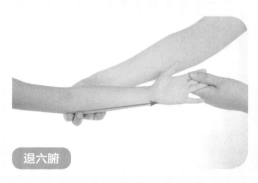

退六腑

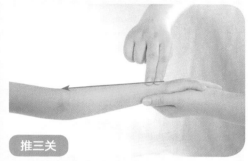

推三关

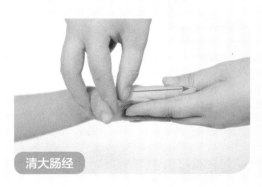

清大肠经

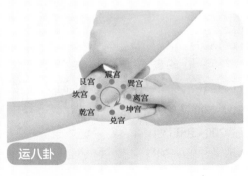

运八卦

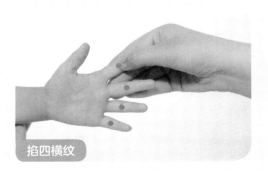

掐四横纹

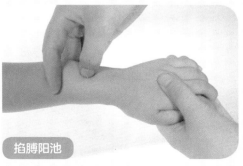

掐膊阳池

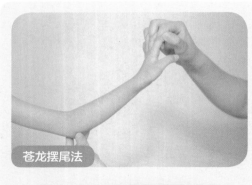

苍龙摆尾法

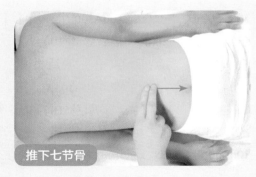

推下七节骨

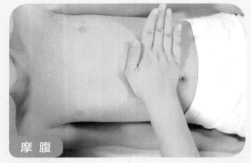

摩 腹

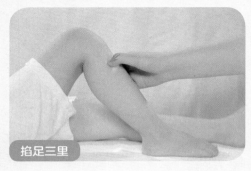

掐足三里

临证术式加减：

患儿多食喜食，口臭身热，出汗频多，夜寐不安者，加清天河水300~500次、运板门200~300次、揉中脘200~300次。

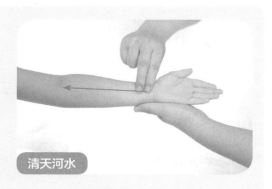

清天河水

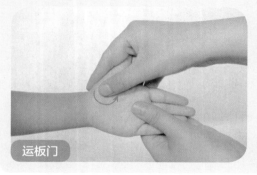

运板门

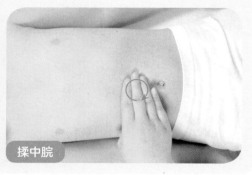

揉中脘

时有腹痛，遇寒加重者，加掐一窝风 10~20 次（掐后继揉 100~200 次）、掐外劳宫 10~20 次（掐后继揉 100~200 次）。

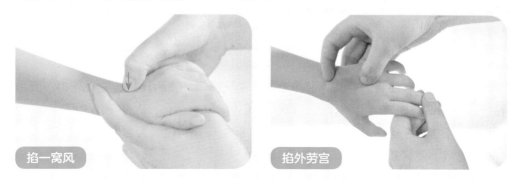

掐一窝风　　　　　　　　　　掐外劳宫

急躁易怒，嗳气频作者多见于大龄儿童，可加按弦走搓摩 100~200 次。

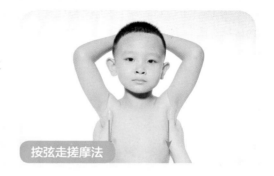

按弦走搓摩法

【解析】《景岳全书·秘结》曰："阳结证，必因邪火有余，以致津液干燥。"小儿素体阳盛，或热病之后，余热留恋或肺热肺燥，下移大肠，或过食厚味辛辣，或过服热药均可致肠胃积热，耗伤津液，肠道干涩失润，粪质干燥，难于排出，形成"热秘"。《金匮翼·便秘》曰："冷秘者，寒冷之气，横于肠胃，凝阴固结，阳气不行，津液不通。"如恣食生冷，凝滞胃肠；或外感寒邪，直中肠胃；或过服寒凉，阴寒内结均可导致阴寒内盛，凝滞胃肠，传导失常，糟粕不行，形成"冷秘"。热秘、冷秘皆属于实秘，多因邪滞大肠，腑气闭塞不通，故治以调和脾胃、消积导滞。处方中分推手阴阳、推三关、退六腑应随证进行推拿次数的调整，热秘者应多分阴，少推三关，多退六腑；冷秘者则多分阳，多推三关，少退六腑。清大肠、掐揉四横纹、掐揉膊阳池、苍龙摆尾、推下七节骨可退热通腑，行气消滞，使用掐法可加强行气之力；摩腹、掐揉足三里以健脾和胃助运化

（此处摩腹以泻法施术，即顺时针方向，摩至升结肠、横结肠这两段时力量较轻。摩至降结肠、乙状结肠这两段时力量宜稍重）。

❖ 虚秘

【症状】虽有便意，但临厕努挣难排，粪质不硬，便后汗出，气短乏力，面白神疲，肢倦懒言。苔薄白，脉弱，指纹色淡，为气虚便秘；大便干结，努挣难下，面白无华，口干心烦，潮热盗汗，舌质淡，脉细弱，指纹淡为血虚津亏之便秘。

【治法】健脾益气，养血滋阴。

【操作】分推手阴阳 100~300 次，补脾经 100~300 次，推三关 100~300 次，天门入虎口 100~200 次，清大肠 100~300 次，运八卦 100~300 次，掐膊阳池 10~20 次（掐后继揉 100~200 次），摇𦚾肘 20~30 次，摩腹 100~300 次，揉天枢 50~100 次，揉脾俞、胃俞、大肠俞各 100~300 次，推下七节骨 100~300 次，捏脊 3~5 遍。

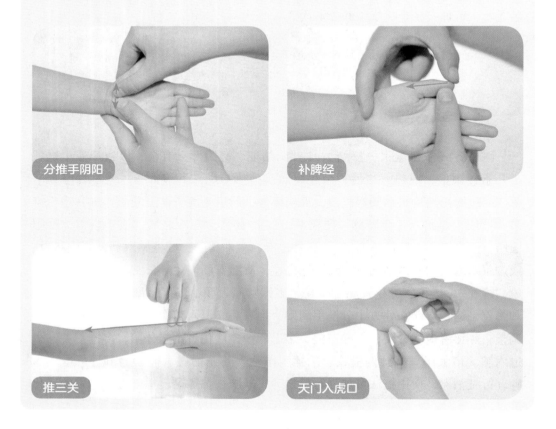

分推手阴阳　补脾经　推三关　天门入虎口

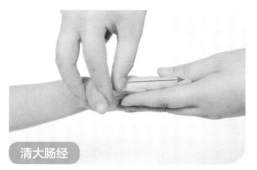

清大肠经

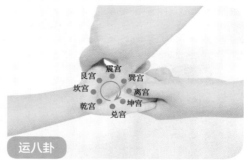

运八卦

艮宫 震宫 巽宫
坎宫 离宫
乾宫 坤宫
兑宫

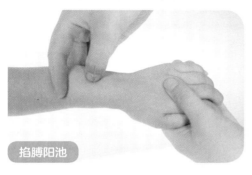

掐膊阳池

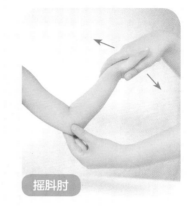

摇䏝肘

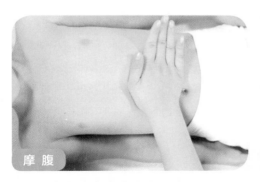

摩 腹

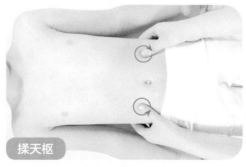

揉天枢

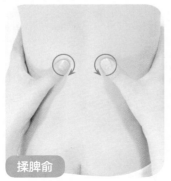

揉脾俞

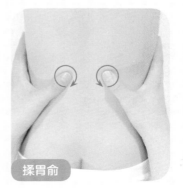

揉胃俞

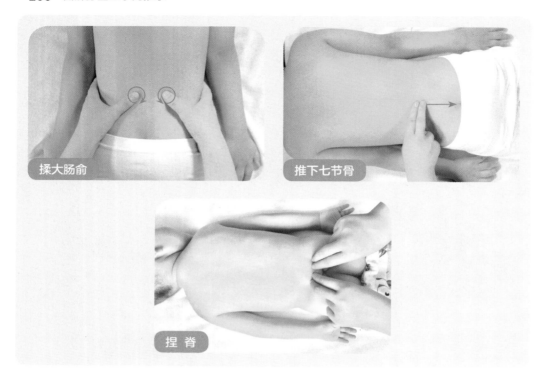

揉大肠俞　　　推下七节骨

捏　脊

临证术式加减：

久病体虚，中焦运化失司而厌食者，加运板门 200~300 次、掐四横纹每穴 10~20 次（掐后继揉 100~200 次）、揉中脘 100~200 次、掐足三里 20~30 次（掐后继揉 300~500 次）。掐法在此处起到加强行气散结、通调经络的作用。

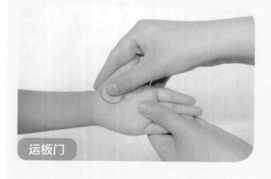

运板门

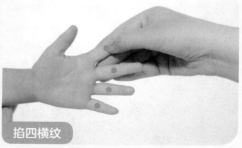

掐四横纹

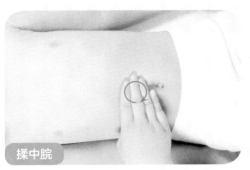

揉中脘

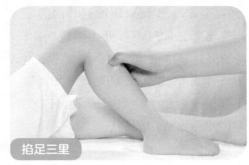

掐足三里

若患儿阴虚之象明显，时有汗出，并兼有虚热表现者，可揉肾顶 100~200 次、补肾经 100~300 次、掐二人上马 10~20 次（掐后继揉 100~200 次）、清天河水 100~200 次、推涌泉 100~200 次以滋阴清热、益气敛汗。

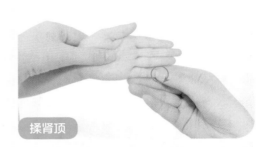

揉肾顶

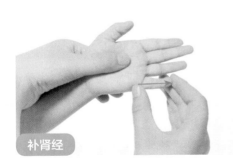

补肾经

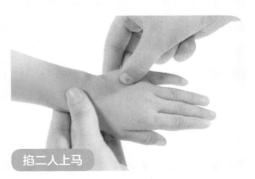

掐二人上马

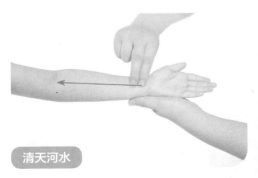

清天河水

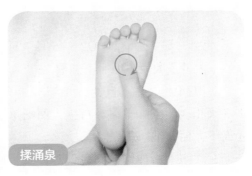

揉涌泉

【解析】虚秘有阳虚秘和阴虚秘。《景岳全书·秘结》曰："凡下焦阳虚，则阳气不行，阳气不行则不能传送，而阴凝于下，此阳虚而阴结也。"饮食劳倦，脾胃受损；或素体虚弱，阳气不足；或病后体虚，正气未复；或过食生冷，损伤阳气；或苦寒攻伐，伤阳耗气均可导致气虚阳衰，气虚则大肠传导无力，阳虚则肠道失于温煦，阴寒内结，便下无力，使排便时间延长，形成便秘。若素体阴虚，津亏血少；或病后体虚，阴血虚少；或失血夺汗，伤津亡血；或过食辛香燥热，损耗阴血均可导致阴亏血少，血虚则大肠不荣，阴亏则大肠干涩，肠道失润，大便干结，便下困难，亦成便秘。

虚秘多因肠道津亏，或气虚无力输送大便，导致大肠传导功能失常，治疗重在攻补兼施，宜以健脾益气、养血滋阴为原则。施用分推手阴阳时，气虚者多分阳；阴血不足者多分阴；补脾经、推三关、运八卦、天门入虎口、摇肘肘、揉脾胃俞、捏脊（重提脾、胃、大肠俞）可健脾和胃，以复纳运，气血生化有源，则肠道温煦得养，大便可下；再配伍清大肠、掐揉膊阳池、摩腹（顺）、推下七节骨、揉天枢、大肠俞（俞募配穴）可通腑气、散瘀结。运用攻补之法治疗此类患儿时，务必缓补轻攻，以防出现急补而腻，急攻而虚。对应手法施术原则，缓补即每次操作补益穴位的时间、次数不宜过久过多，手法自然是轻柔缓和，但治疗频次可适当增多。轻攻即施用行气、消导、降浊、清热等祛邪穴位时，操作宜力轻、势缓且时间较短为佳，并应多留意患儿身体的变化，特别是在施用掐法、拿法等刺激性较强的手法时，要考虑到患儿素虚，不耐攻伐，刺激过重恐招他患。

按语：推拿对于单纯性便秘疗效较好，但如推拿治疗 2~3 次而疗效欠佳时，需配合中药治疗。因腑气不通，浊气不降，便秘常引起腹胀腹痛、头昏脑涨、食欲减退、睡眠不安等症，便秘日久可引起肛裂。临床上部分患儿可能是由于先天性巨结肠引起，推拿仅是辅助治疗，因此必要时需到胃肠外科诊治。

附：小儿便秘医案

胡某，男，2 岁，1997 年 5 月 3 日初诊。

【主诉】大便干结难下 2 周。

【现病史】患儿自幼人工喂养，大便偏干，每日 1 次，最近因感冒，大便 2~3 天 1 次，干如羊屎，每欲大便则急哭不安，小便黄，量正常，夜眠汗出，近 3 天不大便，纳减腹软。

【查体】精神好，面色偏红，左下腹可扪及条状粪块，腹胀，无明显压痛，舌质红，苔中黄厚，指纹紫红至风关。

【辨证辨病】患儿大便 2~3 日一行，便质干燥难解，诊断为便秘，每便前急哭不安，小便黄，苔中黄厚，指纹紫红至风关，辨证为实秘。

【西医诊断】功能性便秘。

【中医诊断】便秘。实秘。

【治法】导滞清热。

【处方】分推手阴阳 500 次，清板门 1000 次，补脾经 200 次，清大肠 1000 次，退六腑 500 次，运八卦 200 次，推三关 100 次，摩腹 500 次（顺时针方向），拿天枢 20 次，推下七节骨 1000 次。

【复诊】5 月 3 日当夜得大便 1 次，量多，呈羊屎状，次日腹胀轻，纳增。共推拿 3 次，每日大便 1 次，患儿精神大增。

按语：小儿脏腑娇嫩，形气未充，稍有喂养不当则易变生疾患，该患儿自幼人工喂养，平素大便偏干，又因近期外感，大便 2~3 天 1 次，干如羊屎，每欲大便则急哭不安，是因外邪侵袭，身体正气达表抗邪，内里虚弱，运化无力，便秘加重，予分推手阴阳、清板门、补脾经、运八卦调理脾胃，助益中焦健运；清大肠、退六腑以清肠泄热，宽肠凉血；摩腹、拿天枢通泄腹气，助力通便；推下七节骨泄热通便。

疳积

疳积是由于喂养不当，或因多种疾病迁延失治，影响了脾胃的纳运功能，使脾胃受损、气液耗伤而导致全身虚弱羸瘦、面黄发枯等的小儿慢性病证。疳积也称"疳证"，是虚实并见的夹杂证候。古有"积为疳之母，无积不成疳"以及"疳之为病，皆虚使然"的记载，故疳积不治，可传余脏，除脾胃病外，他脏亦受影响。

疳积的病名，首见于隋代巢元方《诸病源候论·虚劳骨蒸候》："蒸盛过伤，内则变为疳，食人五脏。""久蒸不除，多变成疳。"其后历代儿科医家命名繁多，有按五脏定名的，如肝疳、脾疳等；有按病证取名的，如疳泻、疳渴等；亦有按病情立名的，如疳气、干疳等。

本病起病缓慢，病程愈久，病情愈重，可严重影响小儿正常生长发育，故古人将其与小儿痧、痘、惊一起并称小儿四大要证。

本节重点叙述小儿疳积几种常见类型的推拿治疗。

诊断要点

- 有喂养不当、病后饮食失调或长期消瘦等病史。
- 以形体消瘦、面色无华、毛发稀疏等为主症，常伴饮食异常、便质干稀不调、脘腹膨胀、精神烦躁等症状。
- 实验室检查可见血红蛋白及红细胞减少。

治疗

（一）治疗原则

疳积的病因主要是乳食内积，损伤脾胃。病机为乳食不化，停积胃肠，脾运失常，气滞不行。乳食不节与脾胃虚弱互为因果，临床多相互兼杂为患，而积滞日久可致疳证。治疗以消食化积、理气行滞、健运脾胃为基本原则。针对不同分型，分别采用消积导滞、温中健脾等治法。

（二）辨证施治

❖ 积滞伤脾

【症状】形体消瘦，体重不增，腹部胀满，纳食不香，精神不振，夜眠不安，大便不调，常有恶臭，舌苔厚腻，指纹滞，脉沉涩。

【治法】消积导滞，调理脾胃。

【操作】分推手阴阳 100~300 次，补脾经 300~500 次，运板门 200~300 次，天门入虎口 100~200 次，掐四横纹每穴 10~20 次（掐后继揉 100~200 次），运八卦 100~300 次，摇肚肘 20~30 次，苍龙摆尾 20~30 次，揉中脘 200~300 次，按弦走搓摩 50~100 次，揉脾俞、胃俞各 300~500 次，掐足三里 20~30 次（掐后继揉 300~500 次）。

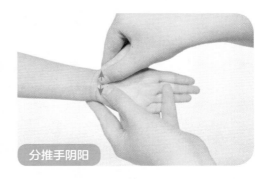

分推手阴阳

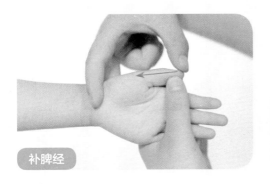

补脾经

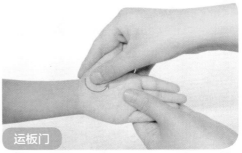

运板门

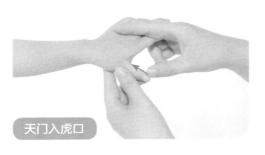

天门入虎口

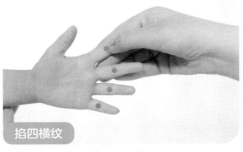

掐四横纹

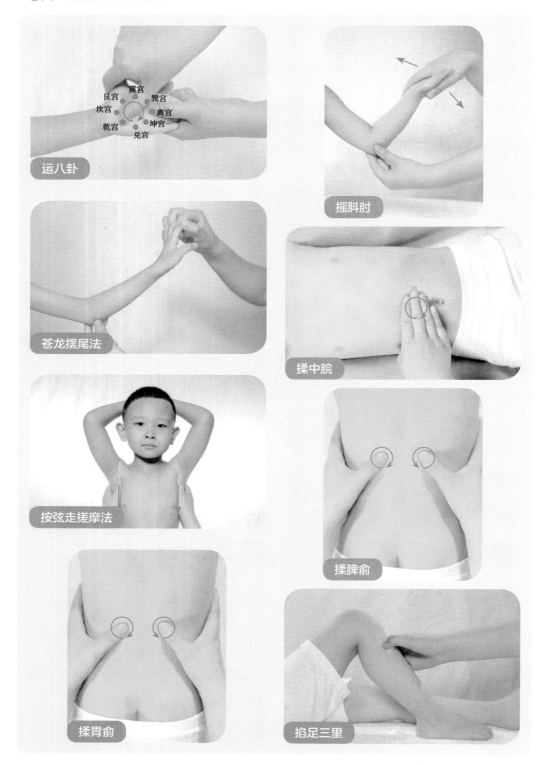

震宫
艮宫　　巽宫
坎宫　　　离宫
乾宫　　坤宫
兑宫

运八卦

摇肚肘

苍龙摆尾法

揉中脘

按弦走搓摩法

揉脾俞

揉胃俞

掐足三里

临证术式加减：

大便臭秽、欠通畅者，加清大肠
100~300 次、掐膊阳池 10~20 次（掐
后继揉 100~200 次）、揉天枢 100~200
次。

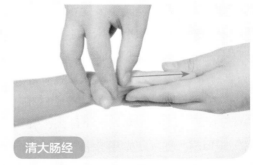

清大肠经

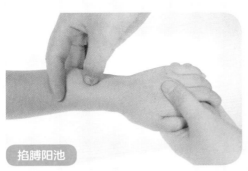

掐膊阳池

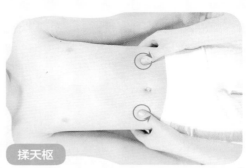

揉天枢

夜寐欠安，时有啼哭者，加捣小
天心 50~100 次、清肝经 100~300 次、
猿猴摘果 10~20 次。

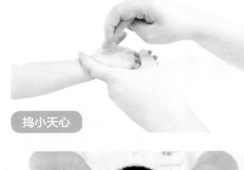

捣小天心

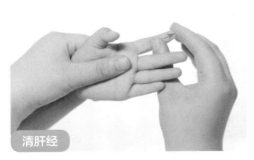

清肝经

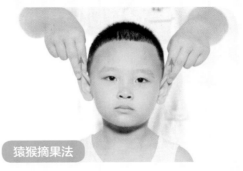

猿猴摘果法

【解析】《保婴撮要·食积寒热》说："小儿食积者，因脾胃虚寒，乳食不化，久而成积。"《小儿推拿广意》说："大抵疳之为病，皆因过餐饮食，于脾家一脏有病不治，传之余脏而成五疳之疾。"《幼幼集成·伤食证治》："伤食一证，最关利害，如迁延不治，则成积成癖，治之不当，则成疳成痨。"小儿脾常不足，运化能力弱，若乳食不节，过食肥甘生冷，伤及脾胃，脾胃失司，受纳运化失职，升降不调，乃成积滞。积滞日久，脾胃更伤，转化为疳。积滞已成，必应消积行滞，开结散瘀。处方中分推手阴阳以调和气血，平衡阴阳；补脾经、天门入虎口、运板门、揉中脘、揉脾胃俞、掐揉足三里可健脾和胃，消食助运；再配伍掐揉四横纹、运八卦、摇斗肘、苍龙摆尾、按弦走搓摩可行气散结，通经活络，调畅气机。

❖ 气血两亏

【症状】面色萎黄或㿠白，毛发枯黄稀疏，骨瘦如柴，精神萎靡或烦躁，睡卧不安，哭声低微，四肢不温，发育障碍，腹部凹陷，大便溏泄，舌淡，苔薄，指纹色淡。

【治法】温中健脾，补益气血。

【操作】分推手阴阳 100~300 次（多分阳），推三关 100~300 次，补脾经 300~500 次，天门入虎口 100~200 次，运八卦 100~300 次，补肾经 100~300 次，掐二人上马 10~20 次（掐后继揉 100~200 次），掐四横纹每穴 10~20 次（掐后继揉 100~200 次），摇斗肘 20~30 次，摩腹 100~300 次，掐足三里 20~30 次（掐后继揉 300~500 次），捏脊 3~5 遍，按肩井 5~10 次。

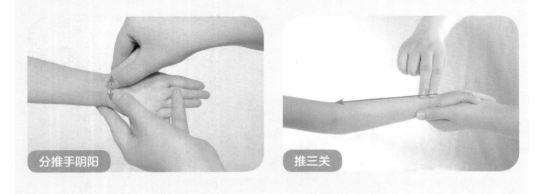

分推手阴阳　　　　推三关

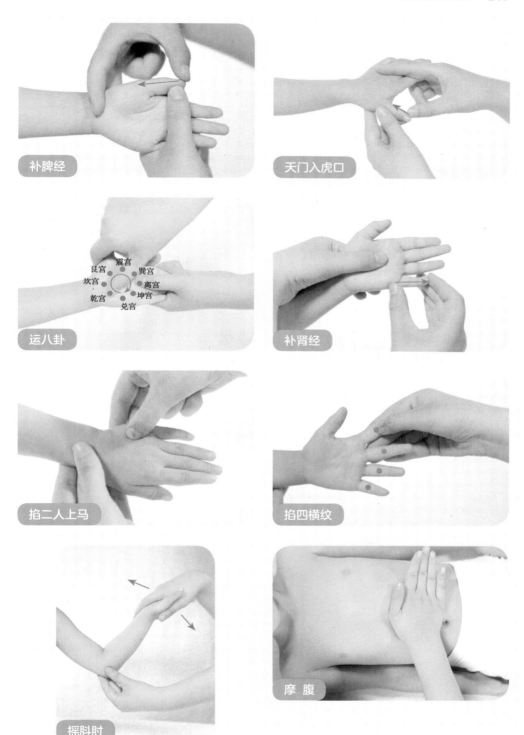

补脾经

天门入虎口

运八卦

艮宫　震宫
坎宫　巽宫
乾宫　离宫
　　坤宫
　兑宫

补肾经

掐二人上马

掐四横纹

摇肘

摩　腹

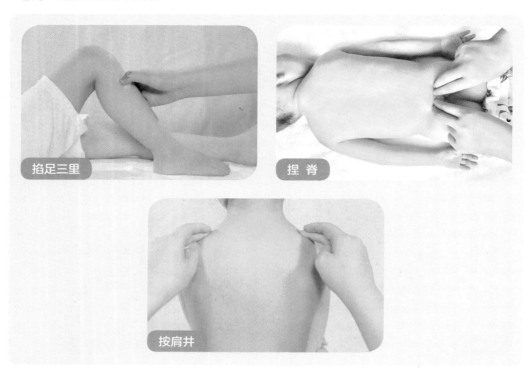

按肩井

临证术式加减：

动则汗出，自汗者加揉肾顶 100~200 次、揉肾俞 100~300 次。

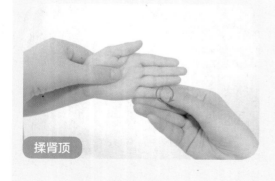

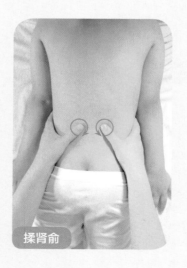

易外感者，加揉外劳宫 200~300
次、分推膻中 100~200 次、按揉肺俞
100~300 次。

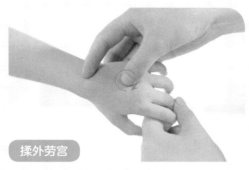

揉外劳宫

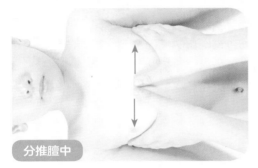

分推膻中

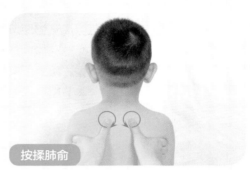

按揉肺俞

【解析】《幼科铁镜·辨疳疾》中指出："疳者，干而瘦也。此由寒热失理，饮食不节，或因吐久、泻久、痢久、疟久、热久、汗久、咳久、疮久，以致脾胃亏损，亡失津液而成也。"《幼科推拿秘书》中说："五脏俱能成疳，先从脾伤而起。"小儿本身脾常不足，如后天调护不当，则可损伤脾胃。若乳食难于腐熟，而使乳食停积，壅聚中州，阻碍气机，时日渐久，致使营养失调，气血虚衰，患儿羸弱，发育障碍。用补脾经、天门入虎口、推三关、运八卦、捏脊以温中健脾、补益气血、增进饮食，配合摇肘肘、掐揉四横纹以顺气生血，散结通滞，同时也为了防止素体虚弱者温补过多而加重瘀滞之象；用补肾经配伍掐揉二人上马穴加强滋阴养血之功；摩腹、掐揉足三里健脾和胃，调中理气。

按语：小儿推拿治疗疳积以消食导滞为主，效果显著。少数患儿可因迁延失治，进一步损伤脾胃，致气血生化乏源，营养及生长发育障碍，而转化为疳证，故本病应尽早调治。积滞重在预防，如合理饮食，辅食添加得当，则能大大减少本病的发生。

惊风

惊风是小儿时期常见的一种以抽搐伴神昏为特征的证候，又称"惊厥"，俗名"抽风"。惊风任何季节都可发生，一般以 1~5 岁小儿多见，年龄越小，发病率越高。其症情往往比较凶险，变化迅速，威胁小儿生命。所以，古代医家认为惊风是一种恶疾。如《幼科释迷》曰："小儿之病，最重惟惊"。《东宝医鉴·小儿》亦云："小儿疾之最危者，无越惊风之证"。

宋代的《太平圣惠方》中就有惊风病名，并将惊风分为急惊风和慢惊风。惊风的发病有急有缓，证候表现有虚有实，有寒有热。凡起病急暴，属阳属实者，统称急惊风；病久中虚，属阴、属虚者，统称慢惊风。

本节重点叙述小儿惊风几种常见类型的推拿治疗。

诊断要点

● 患儿以 3 岁以下婴幼儿多见。

● 以四肢抽搐、颈项强直、角弓反张、神志昏迷为主要临床表现。

● 血常规、脑脊液、脑电图、脑 CT 等辅助检查有助鉴别诊断。

治疗

（一）治疗原则

急惊风病因以外感六淫、疫毒之邪为主，偶有暴受惊恐所致。急惊风的主要病机是热、痰、惊、风的相互影响，互为因果，关键为邪陷厥阴，蒙蔽心窍，引动肝风。其病位主要在心肝两经。本着急则治其标的治疗原则，首先开窍镇惊，然后再清热、豁痰、息风等，以治其本。

慢惊风多为久病或由急惊风转变而来，或由于脾胃虚弱，土虚木亢，或由于脾肾阳虚，失于温煦，或由于热病伤阴，不能濡养筋脉所致。其病位主要在脾、肾、肝，病性以虚为主。治疗重在治本，以温补脾肾、育阴潜阳、柔肝息风为主。

（二）辨证施治

❖ 急惊风

【症状】

（1）**风热动风**：起病急骤，发热，头痛咽痛，咳嗽，鼻塞，流涕，咽痛，随即出现烦躁、神昏、抽搐、舌苔薄白或薄黄，脉浮数。

（2）**气营两燔**：多见于盛夏之季，起病急骤，壮热多汗，头痛项强，恶心呕吐，烦躁口渴，谵妄神昏，抽搐，便秘，舌质深红或绛，苔黄燥，脉数有力。

（3）**邪陷心肝**：起病急骤，高热不退，烦躁口渴，谵语，神志昏迷，反复抽搐，两目上视，舌质红，苔黄腻，脉数。

（4）**湿热疫毒**：起病急骤，突然壮热，神志昏迷，或烦躁谵语，反复抽搐，惊厥不已，腹痛呕吐，大便腥臭或夹脓血，舌质红，苔黄腻，脉滑数。

（5）**惊恐惊风**：暴受惊恐后惊惕不安，身体战栗，喜投母怀，夜间惊啼，甚则痉厥，面色时青时赤，偶有发热，大便色青，舌苔无异常，脉律不整，指纹紫滞。

【治法】开窍醒神，止痉。

【操作】掐人中 3~5 次，掐中冲 3~5 次，掐少商 3~5 次，掐威灵 3~5 次，掐精宁 3~5 次，掐五指节每节 3~5 遍，拿前、后承山 5~15 次，拿委中 5~15 次，分推手阴阳 100~300 次，清天河水 100~300 次，运八卦 100~300 次，清肺经 100~300 次，猿猴摘果 10~20 次，拿膝眼 5~15 次。

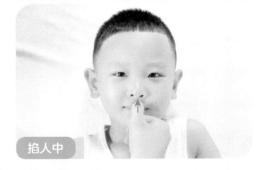

掐人中

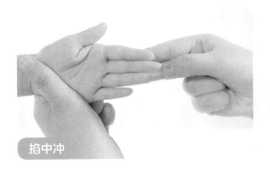

掐中冲

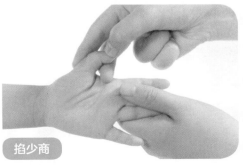

掐少商

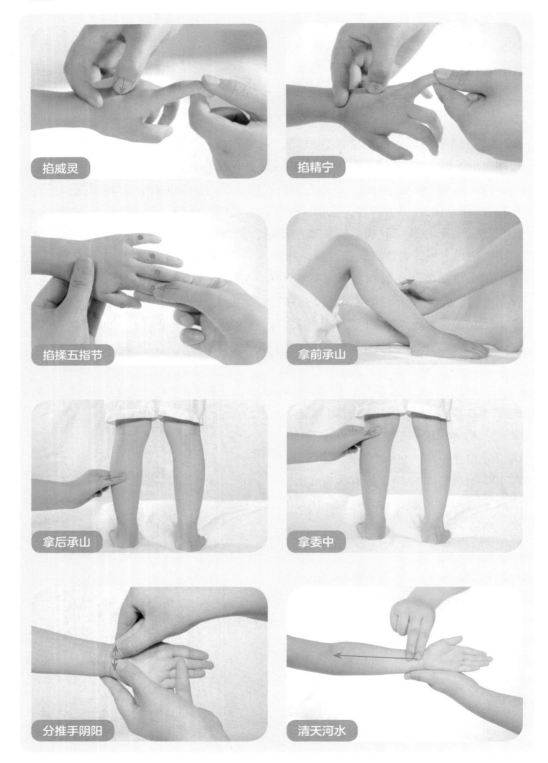

掐威灵

掐精宁

掐揉五指节

拿前承山

拿后承山

拿委中

分推手阴阳

清天河水

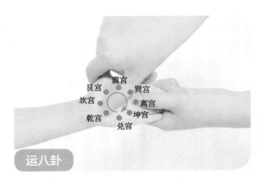

运八卦

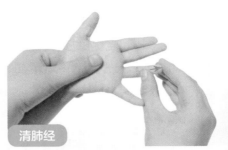

清肺经

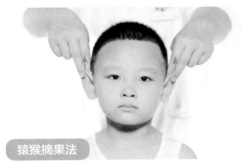

猿猴摘果法

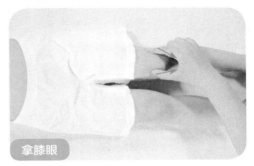

拿膝眼

临证术式加减：

患儿苏醒后若依然高热者，加退六腑 300~500 次、打马过天河 20~30 次、水底捞明月 100~200 次。

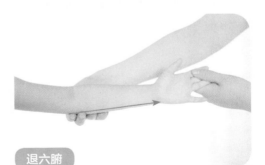

退六腑

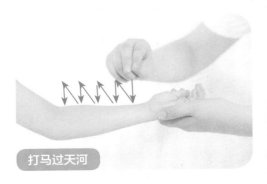

打马过天河

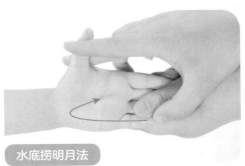

水底捞明月法

喉中痰鸣辘辘、喘促胸满者，加分推胸八道 30~50 次、推揉膻中 100~200 次、按弦走搓摩 100~200 次。

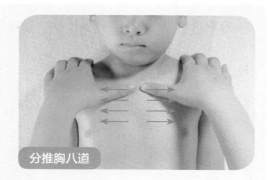

分推胸八道

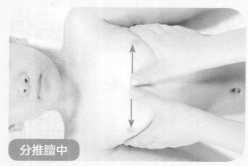

分推膻中

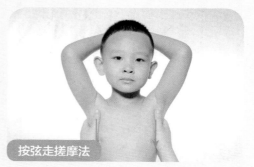

按弦走搓摩法

若患儿醒后汗出不止，语声低微，身软无力者，加推三关 300~500 次、摇肿肘 20~30 次、赤凤点头 20~30 次、揉肾顶 100~200 次、摩腹 100~300 次。

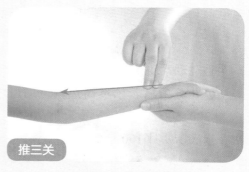

推三关

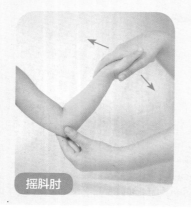

摇肿肘

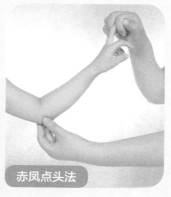

赤凤点头法

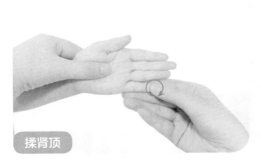

揉肾顶

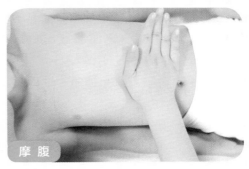

摩 腹

【解析】《幼科全书》："惊风有二，有急有慢。急惊风为实为热，当用凉泻。慢惊风为虚为寒，当用温补……凡治急惊风，除伤饮食一证外，不可遽用下药……凡治慢惊风，不可妄用辛香之药，寒凉之剂，盖辛香能走窜元气，寒冷反伤脾胃故也。"急惊风的治疗关键在于尽快使患儿恢复神志，故孙重三先生先以刺激性强的掐法和拿法施术，以醒神定惊，通关开窍。患儿发作时可掐人中、掐中冲、掐少商、掐威灵、掐精宁、掐五指节、拿前后承山、拿委中，施术时一般先选取头面部和手上的穴位，一是这些穴位具有显著的开窍、醒神、通关、解痉等急救作用；二是因患儿发作时可以在这些部位上较顺利地施术。当患儿苏醒后即可停止，无须继续掐拿。但应继续治疗以防正气虚耗，余邪反扑而再次发作。继以分推手阴阳调阴阳，和气血；清天河水以清除余热之邪而不伤阴；运八卦以调畅气机，疏通经络；清肺经以宣肺清热，除胸闷，止喘促；猿猴摘果法镇静安神效果明显，可缓解惊风发作后内心的恐惧。惊则气乱，如若患儿不能尽快恢复平静，则不利于身体气机的调达。惊风发作后，患儿的肢体一般会慢慢松软，但也会出现因抽搐剧烈而肢体关节依然僵硬不舒者，孙重三先生使用拿膝眼以解痉通络，促进下肢气血运行，如若患儿配合，也可屈伸膝关节，效果更佳。

❖ 慢惊风

【症状】

（1）脾胃虚弱：精神萎靡，嗜睡露睛，面色萎黄，不欲饮食，大便稀溏，色带青绿，时有肠鸣，四肢不温，抽搐无力，时作时止，舌淡，苔白，脉沉弱。

（2）肝肾阴虚：精神疲惫，面容憔悴，面色萎黄或时有潮红，虚烦低热，手足心热，易出汗，大便干结，肢体拘挛或强直，抽搐时轻时重，舌绛少津，苔少或无苔，脉细数。

（3）脾肾阳衰：精神萎靡，昏睡露睛，面白无华或灰滞，口鼻气冷，额汗不温，四肢厥冷，溲清便溏，手足蠕动震颤，舌质淡，苔薄白，脉沉微。

【治法】温补脾肾，息风止搐。急性发作时按急惊风处理。

【操作】分推手阴阳 100~300 次，推三关 100~300 次，运八卦 100~300 次，天门入虎口 100~300 次，掐小天心 5~15 次（掐后继揉 100~200 次），掐五指节每节 3~5 遍，赤凤点头 20~30 次，拿膝眼 5~15 次，推运三阴交 100~200 次。

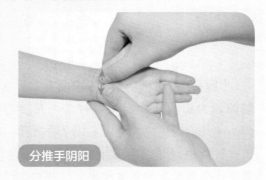

分推手阴阳

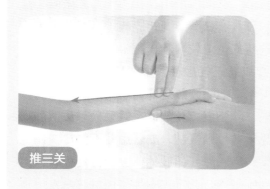

推三关

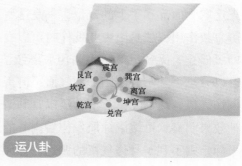

运八卦

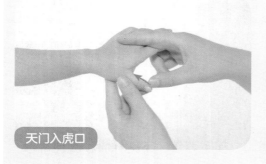

天门入虎口

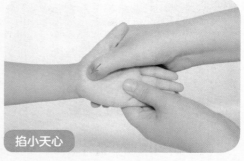

掐小天心

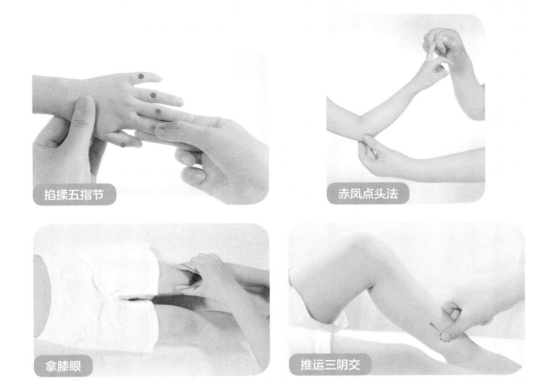

掐揉五指节　　赤凤点头法

拿膝眼　　推运三阴交

临证术式加减：

患儿食量过少，或见食不贪，或食后即泻，大便稀溏者，加补脾经 100~300 次、掐外劳宫 5~10 次（掐后继揉 100~200 次）、补肾经 100~300 次、揉脾俞、胃俞各 100~300 次，揉中脘 100~300 次、掐足三里 20~30 次（掐后继揉 300~500 次）。

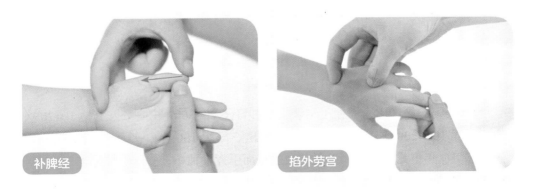

补脾经　　掐外劳宫

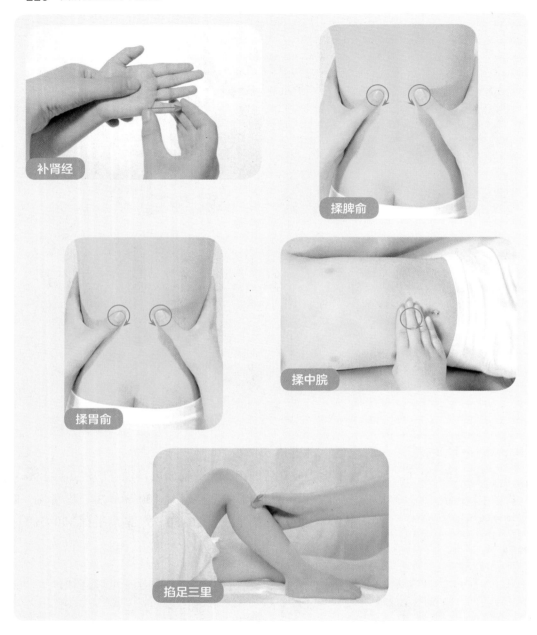

补肾经

揉脾俞

揉胃俞

揉中脘

掐足三里

时有哭闹，易汗出，大便干结者，加补肾经 20~30 次、掐二人上马 10~20 次（掐后继揉 100~200 次）、揉肾顶 100~200 次、摩腹 100~300 次、拿肚角 5~10 次（务必密切观察患儿的反应，以免刺激过重而引发抽搐）。

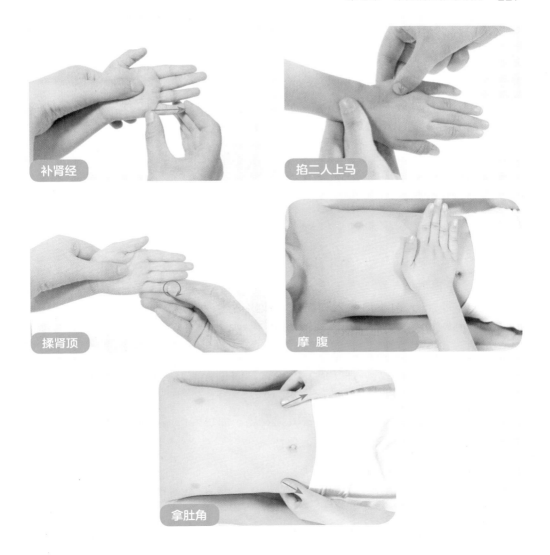

补肾经

掐二人上马

揉肾顶

摩腹

拿肚角

【解析】《景岳全书·小儿则》："慢惊者，阴证也，虚证也。次脾肺俱虚，肝邪无制，因而侮脾生风，无阳之证也。故其形气病气俱不足者，是为慢惊。此当专顾脾肾，以救元气。"慢惊风重在治本，即益气和血、温阳逐寒、育阴潜阳。处方中分推手阴阳在阳虚证中宜多分阳；阴虚证中则宜多分阴，以恢复阴阳之平衡。阳虚则寒，气虚易滞，邪气内生久羁不去，故以性温之穴推三关以益气活血，温补下元，配伍运八卦畅达中焦气机，宽胸理气，逐邪外达；再佐以天门入虎口健脾助运，生血生气；掐揉小天心、掐五指节可安神镇静，通关开窍；拿膝眼、推运三阴交可疏通下肢脉络，调畅气血运行。此型患儿多数正气虚弱，故操作赤凤点头法时手法宜轻柔缓和，方可起到通关顺气、温中祛寒的功效。

按语：急惊风病情常较凶险，变化迅速，如处理不当可使脑组织和局部机体缺氧，遗留后遗症，严重的可引起窒息，发生呼吸和循环衰竭，威胁小儿生命。慢惊风虽病情较缓，但病因与症状较为复杂，症状时轻时重，时断时续，尤其长期昏迷抽搐者，预后每多不良，容易留下失语、失聪、痴呆、瘫痪等后遗症，应采取综合治疗措施。

附：小儿惊风医案

龚某，女，4岁，1993年8月4日初诊。

【主诉】惊惧夜不宁5天。

【现病史】5天前不慎跌入粪池中，救出后当夜发热，体温38.7℃，面色时红时青，四肢厥冷，时有抽搐，惊慌尖叫，睡眠不宁。曾于某院儿科诊治，热退但其他症状不减。

【查体】患儿精神差，神气弱，山根青，面色青黄，舌红，苔薄白，指纹青至风关。声音低弱，口无异味。体温37.2℃。

【辨证辨病】患儿因意外惊恐后出现发热，面色时红时青，四肢厥冷，时有抽搐，惊慌尖叫，睡眠不宁，诊断为急惊风。

【西医诊断】小儿高热惊厥

【中医诊断】急惊风

【治法】镇静安神。

【处方】分推手阴阳200次，揉小天心100次，清心经300次，运八卦100次，按揉百会、大椎各100次，开天门、推坎宫、揉太阳、揉耳后高骨各100次。

按语：本病患儿因意外惊恐导致肝气逆乱，而出现面色青黄、四肢厥冷、时有抽搐、惊慌尖叫、睡眠不宁等情况，治疗当以镇静安神，清心开窍为主，因此首先选用分推手阴阳调和周身阴阳气机；揉小天心、掐心经、清心经以宁心开窍，辅以按揉百会、大椎开窍醒神；运八卦以调中健脾，开天门、推坎宫、揉太阳、揉而后高骨以驱散风邪。

痫证是小儿常见的一种发作性神志异常的疾病。又称"癫疾""癫痫"，俗称"羊癫疯""羊角风"。其病名始见于《素问·奇病论篇》，其中云："人生而有病巅疾者，病名约何，安所得之？岐伯曰：病名为胎病，此得之在母腹中时，其母有所大惊，气上而不下，精气并居，故令子发为癫疾也。"临床是以突然仆倒，昏不知人，口吐涎沫，两目上视，肢体抽搐，口中发出猪羊叫声，发过即苏，醒后一如常人为特征。

西医学认为，癫痫是由于多种原因引起的一种脑部慢性疾患，其特征是脑内神经元群反复发作性过度放电引起突发性、暂时性脑功能失常，临床出现意识、运动、感觉、精神或自主神经功能障碍。癫痫患病率约为 3‰~6‰，大多数癫痫患者起于儿童时期。小儿癫痫具有易变性、不典型性，临床表现多样性、周期性等特点。

胎中受惊、元阴不足等先天因素，血滞心窍以及惊风之后痰阻窍道是痫证发病的主要原因；外感风邪、内伤饮食、惊骇恐惧可成为诱因。痫证病位在心、肝、脾和肾，痰阻气逆、瘀血为其主要的病理过程。

痫证多见于年龄较长之小儿，因发无定时，须防患儿跌扑、水溺、车祸等意外发生。故《育婴家秘·惊痫》云："常见在水火而卒发者，后致夭伤亦多矣。"因此痫证应予以积极治疗。推拿疗法对于控制痫证症状、减少发作次数和改善患儿体质等有积极意义。

痫证

诊断要点

- 患儿有早产难产、产伤等脑损伤病史，或热性惊厥、癫痫、偏头痛等家族史。
- 以猝然仆倒，不省人事，四肢抽搐，项背强直，或口吐涎沫，牙关紧闭，目睛上视，瞳仁散大，对光反射迟钝或消失等为主症。
- 脑电图、脑 CT 或 MR 可协助诊断。

—❧ 治疗 ❧—

（一）治疗原则

本病治疗宜分标本虚实，急性发作时，应着重豁痰顺气，息风开窍定痫；休止期宜健脾化痰，柔肝缓急，益肾填精，以治本为主。

（二）辨证施治

❖ 发作期

【症状】突然起病，全身肌肉强直收缩，角弓反张，四肢有节律性的抽搐，或仅两目瞪视，呼之不应，或头部下垂，肢软无力。

【治法】豁痰顺气，息风开窍。

【操作】清心经 300 次，掐内劳宫 5~15 次（掐后继揉 100~200 次），掐威灵 5~10 次，拿百虫 10~30 次，拿委中 10~30 次，拿后承山 10~30 次，分推手阴阳 100~300 次，推三关 200~300 次，退六腑 50~100 次，运八卦 100~300 次，清肺经 100~300 次，补脾经 100~300 次，赤凤点头 20~30 次，按弦走搓摩 50~100 次。

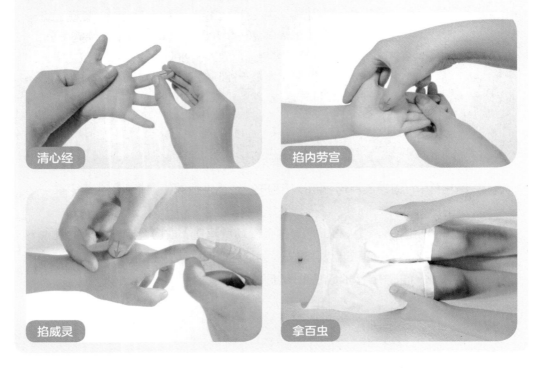

清心经 | 掐内劳宫

掐威灵 | 拿百虫

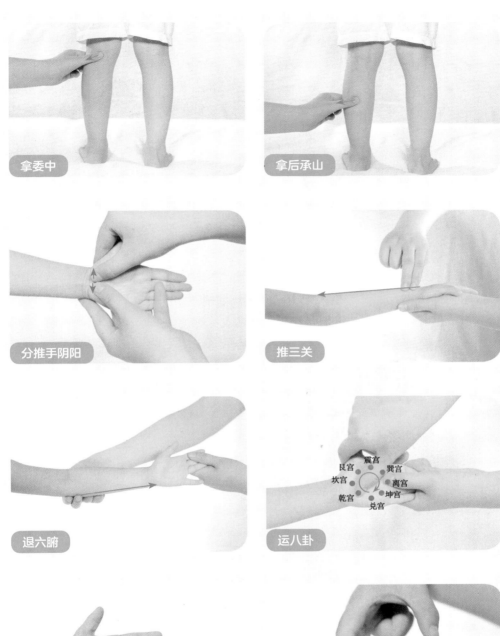

拿委中

拿后承山

分推手阴阳

推三关

退六腑

运八卦

震宫
艮宫　　巽宫
坎宫　　离宫
乾宫　　坤宫
兑宫

清肺经

补脾经

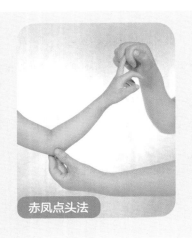

赤凤点头法

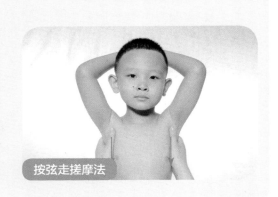

按弦走搓摩法

临证术式加减：

患儿抽搐不止，可加掐人中 10~20 次、掐精宁 10~20 次、掐十宣 10~20 次、掐五指节每节 10~20 遍，以加强开窍醒神之效。

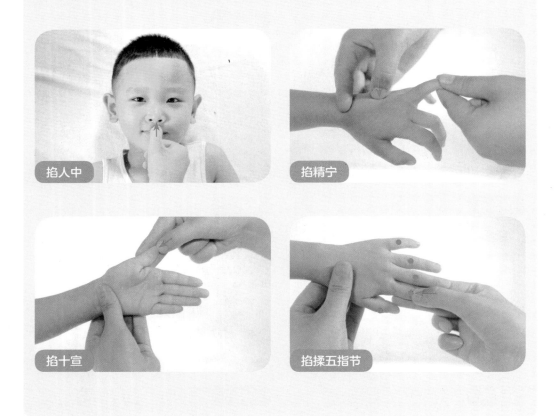

掐人中

掐精宁

掐十宣

掐揉五指节

【解析】痫证病因颇多，病机复杂，可因痰、因风、因惊、因瘀，然急性发作之时，当以开窍醒神为要，以防持续过久而损伤小儿大脑。故孙重三先生常以掐法施术，以增强通经络、散瘀结、醒神志的功效。待患儿神志恢复后，再以分推手阴阳、推三关、退六腑调阴阳，和气血；运八卦、清肺经、补脾经以顺气化痰，调畅气机；赤凤点头法和按弦走搓摩法可宽胸顺气，通关散结，补心宁神。

❖ 休止期

【症状】处于此时期的患者如常人一般，并无典型疾病表现。癫痫多反复发作，无论是何种病因，根本仍在于正气内虚，阴阳失衡，气血不和。故应在此时期针对发病本源进行调护。

【治法】调和气血，扶正固本。

【操作】分推手阴阳 100~300 次，补脾经 300~500 次，天门入虎口 100~300 次，运八卦 100~300 次，摇肘肘 20~30 次，摩腹 100~300 次，掐足三里 20~30 次（掐后继揉 300~500 次），按肩井 5~10 次。

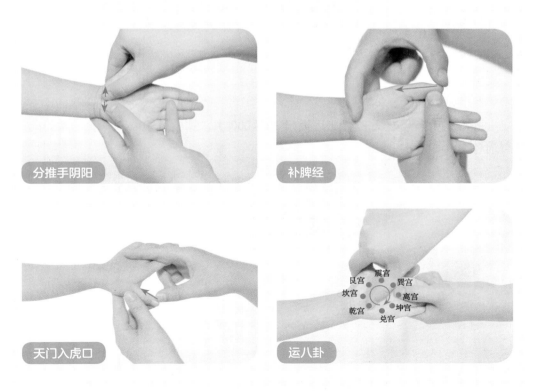

分推手阴阳　　补脾经

天门入虎口　　运八卦

艮宫　震宫　巽宫　坎宫　离宫　乾宫　坤宫　兑宫

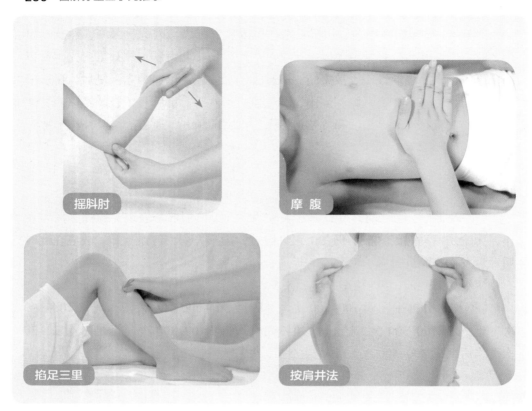

临证术式加减：

脾虚，中焦运化无力者加运板门 100~200 次，揉中脘 100~300 次，揉脾俞、胃俞各 100~300 次。

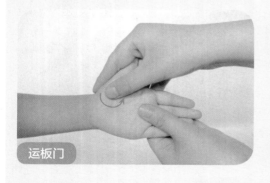

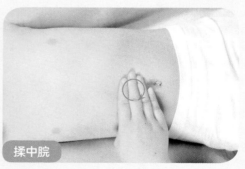

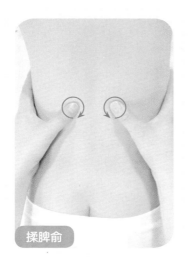

揉脾俞

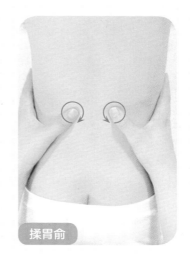

揉胃俞

肝胆火旺或肝气不舒者，加按弦走搓摩 100~200 次、清肝经 100~300 次、苍龙摆尾 20~30 次。

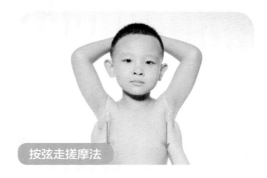

按弦走搓摩法

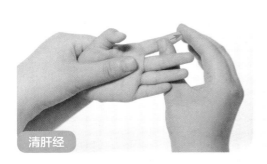

清肝经

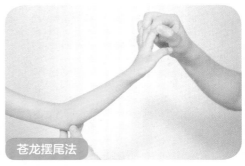

苍龙摆尾法

易反复感冒、咳嗽，肺气不足者，加补肺经 100~300 次、按揉肺俞 100~300 次。

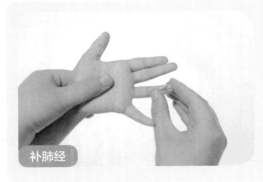

补肺经

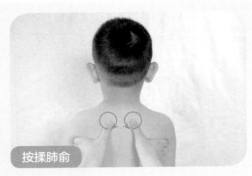

按揉肺俞

　　夜寐不安、多梦易醒、心虚胆怯者，加二龙戏珠 20~30 次、猿猴摘果 20~30 次、赤凤点头 20~30 次。

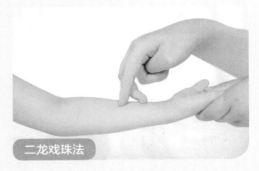

二龙戏珠法

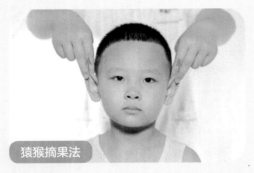

猿猴摘果法

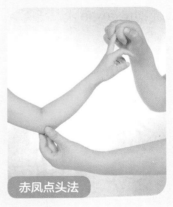

赤凤点头法

　　【解析】痫证的一大特征是反复发作，时发时止。治疗的关键不仅在于急性发作时的及时抢救，更应注重休止期时结合患者体质从根本进行治疗。基本处方主要发挥平衡阴阳、调畅气血、健脾助运的作用，旨在健运中焦以化精微，气血调和以养脏腑，阴平阳秘则正气充盛。临证时自当详辨八纲，审证求因，方可治病于根本。

　　按语：本病的病因繁多，病机复杂，但其临床表现大多相似，且急性发作期的治疗关键在于开窍醒神，尽快恢复患者神志。无论是先天不足、胎产损伤抑或脾虚痰伏、暴受惊恐，皆会阻碍气机，气血失和，经络瘀闭而发病。孙重三先生善用掐法、拿法等刺激性较强的手法，以行气散瘀，开窍醒神。待患者恢复神志，则立刻停止强刺激，继而选取相应穴位以调阴阳，和气血，安神志，防止因正气虚弱，邪气反扑而复发。休止期时，孙重三先生则根据患者的体质特点，从根本上进行调理，或豁痰，或清心，或安神，或镇肝，或健脾以清其本源。

尿闭

尿闭，即尿潴留，属"癃闭"范畴。《类证治裁·闭癃遗溺》："闭者，小便不通；癃者，小便不利。"癃和闭都是指排尿困难，只是程度上不同，因此多合称癃闭。西医学中由于各种原因引起的尿潴留、无尿及少尿症均可列入癃闭的范畴，如急慢性肾衰竭、膀胱括约肌痉挛、尿路肿瘤、尿道狭窄、尿路结石、神经性膀胱、脊髓炎等。

小儿尿闭者，多兼见不思饮食、情绪烦躁、坐卧不安等。本节重点叙述常见的膀胱湿热型小儿尿闭的推拿治疗。

诊断要点

● 以小便不利、点滴不畅，或小便闭塞不通、尿道无涩痛、腹部胀满为主症。
● 腹部 X 线、腹部 B 超等辅助检查有助于明确诊断。

治疗

（一）治疗原则

膀胱乃六腑之一，根据"六腑以通为用，以降为顺"的原则，通利小便为治疗的关键。但病因不同则病机各异，临证时务必详审细辨。孙重三先生认为，此病多由于湿热内侵，下注膀胱，致使膀胱气化不利，小便不通。同时，针对临床中小便闭塞不通、下腹胀满难忍、心神烦乱、坐卧不安等急症患者，孙重三先生开创性地运用推箕门、揉运膀胱治疗尿闭，以解燃眉之急。

（二）辨证施治

❖ 膀胱湿热

【症状】小便点滴而下，甚则不通，色赤量少，可伴有口苦、口黏，渴不欲饮，神疲纳呆，舌质红，苔黄腻，脉数，指纹紫滞。
【治法】清热利湿，通利小便。
【操作】分推手阴阳 100~300 次（多分阴），推三关 100 次，退六腑 300 次，清脾经 100~300 次，运八卦 100~300 次，清肾经 50~100 次，摇斗肘 20~30 次，揉运膀胱 300~500 次，推箕门 300~500 次。

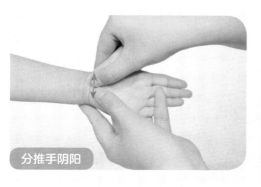

分推手阴阳

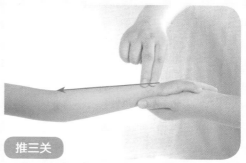

推三关

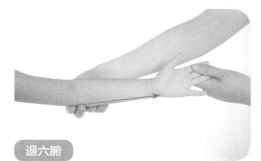

退六腑

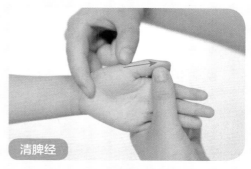

清脾经

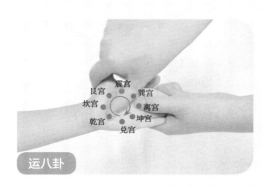

艮宫　震宫
坎宫　　巽宫
乾宫　　离宫
　　　坤宫
　兑宫

运八卦

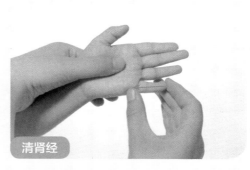

清肾经

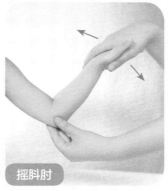

摇肘肘

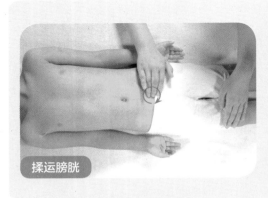

揉运膀胱

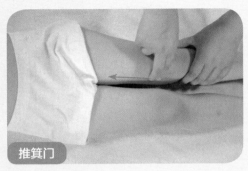

推箕门

临证术式加减：

腹中气满，矢气而不缓解，或大便不通者，可加分推腹阴阳 100~200 次，按弦走搓摩 50~100 次。

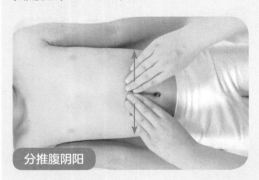

分推腹阴阳

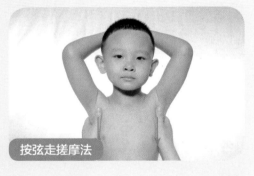

按弦走搓摩法

素有湿热之邪，再加上气机郁滞而化热，可加苍龙摆尾 20~30 次以行气，开郁，通便。

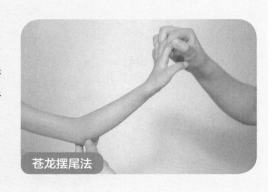

苍龙摆尾法

【解析】《诸病源候论·小儿杂病诸候·小便不通利候》："小便不通利者，肾与膀胱热故也。"小儿素嗜辛辣刺激肥甘厚腻之品，困遏中焦，运化失司，继而化生湿热之邪下注膀胱，以致膀胱湿热阻滞，气化不利，小便不通而尿闭。故以退六腑、清脾经、清肾经清利脏腑湿热；因小儿脾、肾二脏功能发育尚未健全，在清法后继以推三关温补之，以防攻伐太过；湿邪黏滞重着，易阻碍气机，以致气血运行不畅而经络瘀阻，脏腑功能失调。故以运八卦、摇肘肘顺气生血，通经活络，调畅中焦气机。若非急症，先将以上穴位操作完毕后再施以揉运膀胱和推箕门二法。孙重三先生强调揉运膀胱时手法宜轻、宜缓，以小儿能耐受为度。

按语：小儿尿闭属中医癃闭范畴，病势较急，患儿多难以忍受病痛而出现哭闹烦躁、情绪激动等表现。内服药物缓不济急，应采用其他疗法综合施治以解燃眉之急。孙重三先生治疗尿闭的方法不仅用于小儿，也可作为辅助方法施用于内科与外科术后发生癃闭时，可有效缓解患者的病痛。

附：小儿尿闭医案

姜某某，女，6 岁，1995 年 5 月 6 日初诊。

【主诉】小便不通 24 小时。

【现病史】无明显诱因小便不通 24 小时，患儿情绪烦急，今晨曾在本院急诊科导尿 1 次，现又下腹胀满，欲尿不得，由本院职工伴同前来诊治。

【查体及专科检查】患儿痛苦面容，情绪急迫不安，面红，小腹胀满如故。声粗息促，未闻及异常气味。小腹胀，膀胱充盈至脐下二指，拒按，舌红苔薄黄，脉细数。

【辨证辨病】患儿小便不通，欲尿不得，诊断为癃闭；情绪烦急，面红，小腹胀满拒按，声粗息促，舌红苔薄黄，脉细数，辨证为湿热下注。

【西医诊断】小儿尿潴留。

【中医诊断】癃闭。膀胱湿热。

【治法】清热利湿。

【处方】分推手阴阳 500 次，捣小天心 500 次，掐揉小天心 500 次，清小肠 1000 次，推箕门 1000 次，揉运膀胱 300~500 次。在做完推箕门、揉运膀胱后，用右拇指轻轻按压在鼓胀的膀胱边缘（利尿穴）按到计数 10 时患儿开始出尿，并畅通如流，所有在场的人都松了一口气，建议明天再复诊一次。

【复诊】次日家长告知患儿一切正常，小便畅通无阻，按前方利尿穴治疗一次。

按语： 患儿湿热下注，蕴结下焦，膀胱气化不利，尿出不畅，情绪烦急，面红，舌红、苔薄黄，脉细数是心火下移下之证，故予分推手阴阳调和气机，捣小天心、掐揉小天心、清小肠以清利表里两经，推箕门、按揉利尿点以清热利尿。

遗尿，又称遗溺、尿床，是指 3 周岁以上的小儿在睡眠中不知不觉小便自遗，醒后方觉的一种病症。本病多见于 10 岁以下儿童。婴幼儿时期，由于发育未全，脏腑娇嫩，"肾常虚"，排尿的自控能力尚未完善；学龄儿童也可因白天游戏玩耍过度，夜晚熟睡不醒，偶然发生尿床，均非病态。超过 3 岁，特别是 5 岁以上的幼童，不能自主控制排尿，熟睡时经常遗尿，轻者数夜一次，重者可一夜数次，则为病态。本病的发生男孩多于女孩，部分有明显的家族史。病程较长，常反复发作。

遗尿

遗尿的文献记载，最早见于《黄帝内经》，如《素问·宣明五气篇》："膀胱不利为癃，不约为遗溺。"明确指出遗尿是由于膀胱不能固摄所致。后世医家多认为小儿遗尿系肾与膀胱虚冷所致，如《诸病源候论·小儿杂病诸候·遗尿候》说："遗尿者，此由膀胱有冷，不能约于水故也……肾主水，肾气下通于阴，小便者，水液之余也，膀胱为津液之腑，既冷气衰弱，不能约水，故遗尿也。"故治疗常用温补之法。

本节重点叙述小儿遗尿两种临床常见类型的推拿治疗。

✧ 诊断要点 ✧

● 患儿多有不良排尿习惯，或过度疲劳、精神紧张等病史。

● 以 5 周岁以上，每周至少有 2 次遗尿，症状持续 3 月，或自幼没有连续 6 个月以上的不尿床期为主症。

● 尿常规、尿细菌培养、泌尿系 B 超、腰骶部 X 线片等辅助检查有助于诊断。

✧ 治疗 ✧

（一）治疗原则

小儿遗尿多见虚证，故以培元固本为主，多采用补肾、健脾、益肺等法。实证者多为肝经湿热，下注膀胱所致，治疗以清热利湿为主。

（二）辨证施治

❖ 正虚不固

【症状】病程较长，夜尿频多，纳呆便溏，小便清长，面色少华或淡白，喜静少动，畏寒怕冷，舌质淡，苔薄白，脉沉缓无力，指纹淡。

【治法】温阳补虚，固摄止遗。

【操作】分推手阴阳100~300次（多分阳），推三关300~500次，补脾经100~300次，补肾经100~300次，运八卦100~300次，掐外劳宫10~20次（掐后

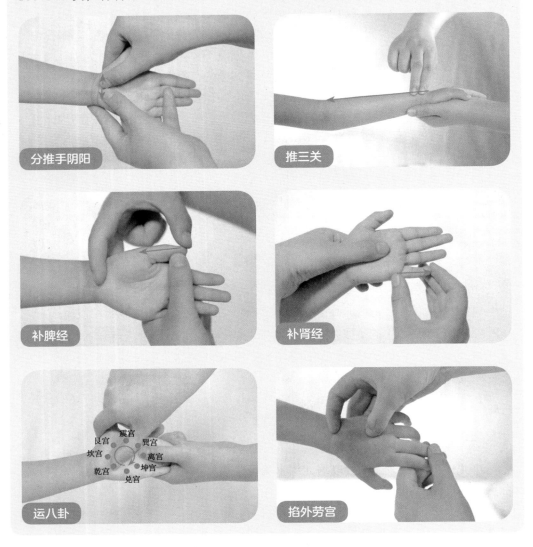

分推手阴阳

推三关

补脾经

补肾经

运八卦

艮宫　震宫
巽宫
坎宫　离宫
乾宫　坤宫
兑宫

掐外劳宫

继揉 200~300 次），摇肘肘 20~30 次，赤凤点头 20~30 次，揉丹田 100~300 次，揉膀胱俞 300~500 次，掐揉百会 100~200 次。

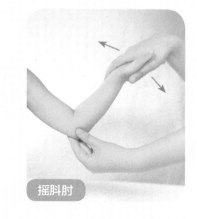

摇肘肘

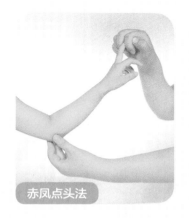

赤凤点头法

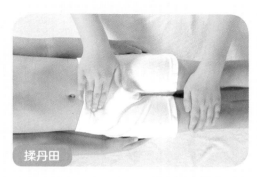

揉丹田

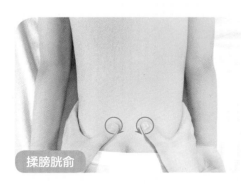

揉膀胱俞

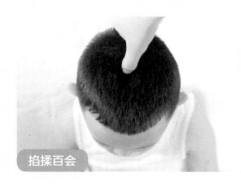

掐揉百会

临证术式加减：

若患儿不思饮食，食后即泻，肌肉松软无力，脾虚运化不及，可加天门入虎口 100~200 次，按揉中脘 100~300 次，揉脾俞、胃俞各 100~300 次，掐足三里 20~30 次（掐后继揉 300~500 次）。

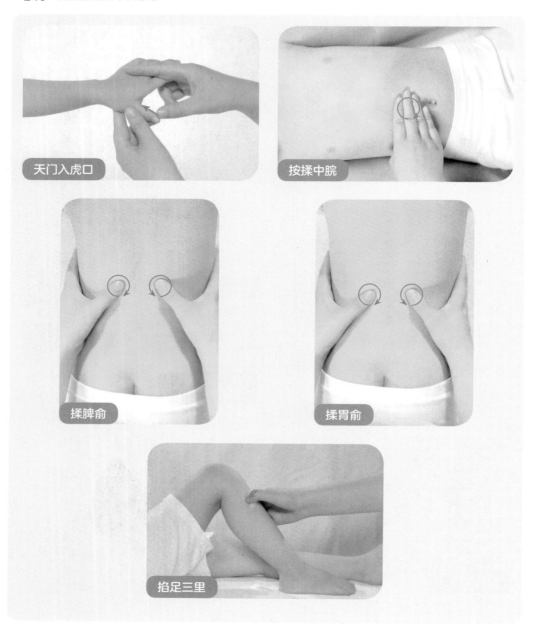

天门入虎口

按揉中脘

揉脾俞

揉胃俞

掐足三里

　　若患儿平素易感冒，时有自汗，少气懒言，肺气不足，可加补肺经 100~300 次、按揉肺俞 100~300 次。

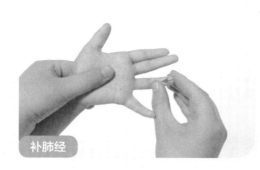

补肺经

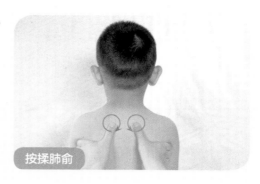

按揉肺俞

【解析】《幼幼集成·小便不利证治》："睡中自出者，谓之尿床，此皆肾与膀胱虚寒也。"肾主闭藏，开窍于之阴，职司二便，与膀胱互为表里；如肾与膀胱之气俱虚，不能制约水道，则发生遗尿。人体的阳气靠后天脾胃运化的水谷精微不断的滋养化生，故理应健运中焦，方可化生气血以滋肾温阳。处方中补脾经、运八卦可健脾理气，以复纳运；久病多虚，寒者温之，故以分推手阴阳（多分阳）、推三关、补肾经、掐揉外劳宫、揉丹田温阳补虚，扶正固本。摇肘、赤凤点头二法的作用，一是可以顺气生血、温中祛寒，二是加强行气通关之效，以防虚不受补之弊。但由于本虚，故操作赤凤点头法时，应轻柔缓和。

❖ 湿热内蕴

【症状】寐中遗尿，小便量少色黄，性情急躁，梦多。舌质红，苔黄腻，脉滑数。

【治法】清热利湿，缓急止遗。

【操作】分推手阴阳 100~300 次（多分阴），推三关 100 次，退六腑 300 次，清肝经 100~300 次，清脾经 50~100 次，运八卦 100~300 次，揉丹田 100~300 次，推运三阴交 100~200 次，按肩井 5~10 次。

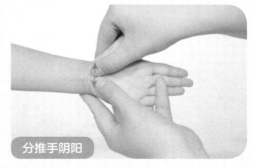

分推手阴阳

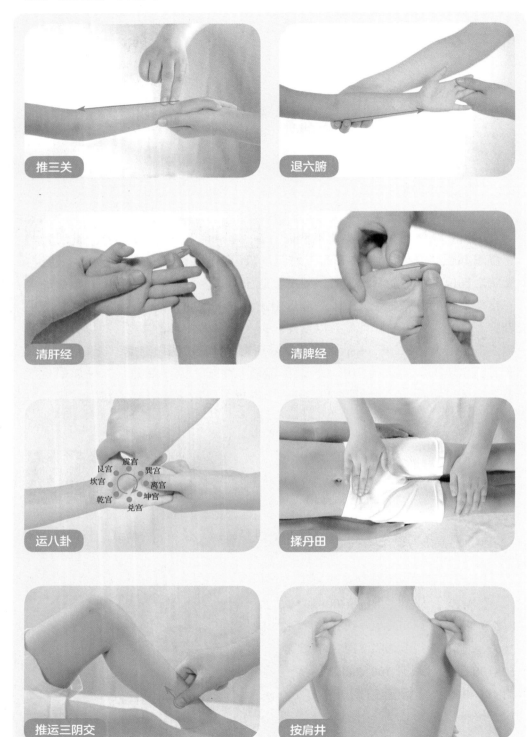

推三关

退六腑

清肝经

清脾经

运八卦

震宫
艮宫　巽宫
坎宫　离宫
乾宫　坤宫
兑宫

揉丹田

推运三阴交

按肩井

临证术式加减：

患儿性情急躁易怒，夜间多梦者，加掐小天心 5~15 次（掐后继揉 100~200 次）、掐内劳宫 5~15 次（掐后继揉 100~200 次）、清天河水 100~300 次；

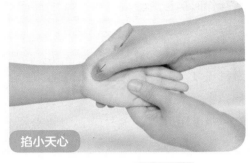

掐小天心

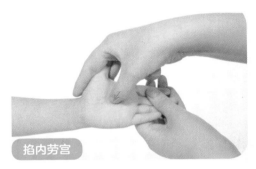

掐内劳宫

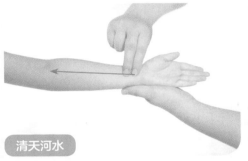

清天河水

大便臭秽难闻，口气酸腐者，加清大肠 100~300 次、运板门 100~200 次。

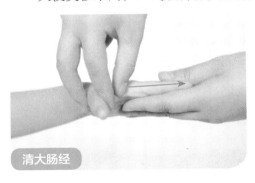

清大肠经

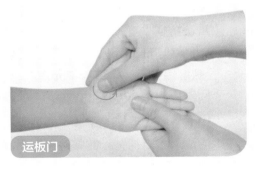

运板门

【解析】遗尿可因其他疾病发展而来，而更多则是由于平素饮食失调，以致中焦化生湿热之邪，郁于肝经。湿热合邪阻碍气机，肝经疏泄失利，移热于膀胱而发病。《证治汇补·遗溺》："遗尿又有夹热者，因膀胱火邪妄动，水不得宁，故不禁而频来。"本证寒热属性虽为热，但病变脏腑包括肾脏，肾与膀胱同属下焦，故祛除湿热之邪时，务必要考虑到小儿肾常虚的特点。处方中清脾经、运八卦、推运三阴交以健脾利湿，和中缓急，脾运得健，方可治湿邪于根本；揉丹田操作时揉法应轻柔缓和，以补法施之。

按语： 正常小儿 1 岁以后白天可逐渐控制小便，随着小儿经脉日渐充盛，气血脏腑渐实，排尿及其表达均逐步完善。而学龄儿童可因白天贪玩过度，精神疲劳，夜间偶发尿床，则不属于病理状态。

推拿治疗遗尿有疗效，但还要配合正确的饮食及家长的定时喊醒排尿，训练定时排尿的生物钟。此外，适当的心理诱导也是必需的，不要过分责备小儿尿床，以免造成过重的心理负担，反而不利于康复，应告知小儿不要过分紧张或害羞，积极与家长配合，一起解决问题。

附：小儿遗尿医案

宋某某，男，12 岁，1993 年 10 月初诊。

【**主诉**】遗尿 7 年余。

【**现病史**】患儿自 5 岁以来，每夜尿床 1~2 次，睡梦中找厕所，找到后即尿，醒后方觉尿在床上，白天有时不能控制，受冷时尤其明显，小便清长，入睡后不易叫醒，记忆力差，胃纳和大便正常。

【**查体**】面色㿠白，形神疲乏，声音低沉，舌质淡红，苔薄白，脉沉细无力。

【**辅助检查**】尿常规无异常，腰骶椎正位片未见异常。

【**辨证辨病**】患儿夜尿不能自醒，白天排尿不能控制，诊断为遗尿，因受冷时明显，小便清长，记忆力差，面色㿠白，形神疲乏，声音低沉，舌质淡红，苔薄白，脉沉细无力，辨证为下元虚寒。

【**西医诊断**】原发性遗尿症。

【**中医诊断**】遗尿。正虚不固证。

【**治法**】温阳补肾，健脾益气，固涩小便。

【**处方**】分推手阴阳（阳重）500 次，补肾经 1000 次，补脾经 1000 次，掐揉二人上马 800 次，运八卦 500 次，揉肾俞 1000 次，揉百会 500 次。

【**复诊**】经六次治疗后遗尿次数明显减少，面色转红润，精神变活泼。共经十二次治疗后诸证消失，家长告知原来的小屋臊气满屋，现家长给做了全新被褥，孩子精神焕发，像换了一个人。

按语： 患儿下元虚寒，肾阳不固，脾阳不足发为遗尿，故对症予分推手阴阳（阳重）、补肾经、补脾经、运八卦、揉肾俞以温补脾肾，益气固元；掐揉二人上马以滋肾阴，寓意阴中求阳；同时配合揉百会以升提阳气，固本止遗。

肌性斜颈

小儿肌性斜颈是指以头向患侧歪斜、前倾，颜面旋向健侧，使颈部活动受到限制的临床常见病，民间俗称"歪脖""斜头"。临床上，斜颈除极个别为脊柱畸形引起的骨性斜颈、视力障碍的代偿姿势性斜颈和颈部肌麻痹导致的神经性斜颈外，一般为一侧胸锁乳突肌挛缩造成的肌性斜颈。此病以先天性为主，多发于出生后两周至 1 个月左右小儿，发病率为 1%~2%，该病可归属于中医"筋伤"范畴。肌性斜颈一旦发现应及早治疗，推拿治疗本病有良效，对于 6 个月以内的患儿疗效更佳。

诊断要点

- 患儿头倾向患侧，颜面转向健侧。
- 头与面部可产生继发性畸形，患侧颜面部较健侧颜面部小。
- 触诊时在患侧胸锁乳突肌内可发现硬而无疼痛的梭形肿物。
- 排除脊柱畸形引起的骨性斜颈、视力障碍代偿姿势性斜颈和颈部肌麻痹导致的神经性斜颈。

治疗

治疗原则

【治则】活血化瘀、软坚散结消肿。

【操作】患儿取仰卧位。

（1）术者用拇指或食、中指螺纹面推揉患侧的胸锁乳突肌 2~3 分钟；拇指与食、中指相对，拿捏患侧胸锁乳突肌 2~3 分钟。需重点推揉、拿捏局部肿块与条索状挛缩部位。

（2）然后术者一手扶住患侧肩部，另一手扶住患儿头顶使患儿头部渐渐向健侧肩部倾斜，逐渐拉长患侧胸锁乳突肌，反复进行 8~10 次。

（3）接着一手扶住患侧头部，一手托住健侧下颌部，将患儿面部慢慢向患侧旋转 3~5 次。

（4）再次推揉患侧胸锁乳突肌 1~2 分钟。

（5）最后用拇指按揉患侧的耳后高骨、风池、肩井等穴位 4~6 分钟。

【解析】推揉及拿捏患侧胸锁乳突肌，能活血化瘀与消肿散结，改善局部血运供给，缓解肌肉痉挛，促使肿物消散。伸展扳拉患侧胸锁乳突肌，能改善和恢复颈部活动功能。按揉患侧的耳后高骨、风池、肩井及翳风等穴位则可促进局部血液循环，缓解肌肉痉挛，从而起到活血化瘀、软坚散结消肿的作用。牵拉旋转法能伸展胸锁乳突肌，改善和恢复颈部活动功能。小儿皮肤娇嫩，施术时须配合使用滑石粉等润滑介质，以利于手法操作。且术者手法宜柔和，做到轻而不浮，重而不滞，禁止硬扳或动作粗暴，避免造成新的损伤。

按语：推拿治疗小儿肌性斜颈有较好的疗效，是该病保守治疗的首选方法。但在治疗前应与骨性斜颈、眼性斜颈、神经性斜颈等相区别。推拿的目的是改善局部血液循环，增加局部营养代谢，最大限度恢复该肌肉的功能，故在治疗过程中，对局部肌肉尤其是经筋结节处充分放松十分重要。此外，对该肌肉起止点的治疗及被动运动也非常重要。另需指出的是，推拿治疗该病时年龄越小，治疗效果越好。一般小儿出生10天后即可手法治疗，但早期不宜过早使用牵伸及颈部旋转手法，以免造成新伤。可隔日推拿治疗1次，具体视局部肌肉痉挛程度调整治疗频率，疗程在1~6个月。1岁以上肌性斜颈儿童，经保守治疗1年未改善者，应考虑手术治疗。

桡骨头半脱位

桡骨头半脱位是婴幼儿常见的肘部损伤之一，又称"牵拉肘"，是指肘关节在伸直时或前臂旋前时，受到过度牵拉，桡骨头脱离了正常位置而引起一系列临床表现，俗称"掉胳膊""肘脱勾""肘错环""肘脱环"。本病多见于 5 岁以下的小儿，其中 2~3 岁发病率最高。

桡骨小头半脱位是当肘关节伸直，前臂旋前位忽然受到纵向牵拉引起的。由于它不具备半脱位的全部体征，X 线片也不能显示半脱位的改变，从病理上讲只是关节囊或环状韧带被嵌顿，所以也称"桡骨小头假性脱位"。

诊断要点

- 有过度牵拉患肢损伤史。
- 患儿哭闹，肘关节局部压痛明显，局部拒绝触碰，不能拾物、持物。
- 患肘处于肘关节半屈特殊体位，前臂旋前位，关节功能受限，上举不能超过肩部平面，一般局部无肿胀、畸形表现。
- 辅助检查：X 线检查常无明显异常改变。部分儿童可见桡骨头旋转或桡骨小头偏离轴位。

治疗

治疗原则

【治则】理筋整复。

【操作】行手法复位，不需麻醉。家长抱伤儿于坐位，并固定其伤肢上臂。医者面向患儿，一手握患儿伤肢肘部，以拇指将桡骨头向外后方按压，另一手握伤肢腕部，稍用力拔伸牵引前臂进行旋后、过伸，然后缓缓将患侧肘关节屈曲至最大限度，常有轻微的弹响声或弹跳感觉，表示已复位。伤肘疼痛即刻消失，前臂可上举，手能握物，表明手法复位成功。

【解析】本病属于筋伤范畴，外伤致筋出槽，骨错缝，发为关节肿痛。《医宗金鉴·正骨心法要旨》曰："因跌扑闪失，以致骨缝开错，气血凝滞，为肿，为痛，宜用按摩法，按其经络，以通郁闭之气，摩其壅聚，以散郁结之肿，其患可愈。"强调治伤之道"重在理筋"，跌打损伤时最直接、最快的治疗方法是运用各种手法，使得筋柔骨正，营卫气血循行通畅，偏盛或偏衰得以平衡，以达痊愈。因此，在治疗该病时，首先应明确关节骨头和韧带关系，复位时力求快速准确，避免反复操作而造成患儿疼痛或加重损伤。

按语:（1）手法治疗小儿桡骨头半脱位，效果明显，一般复位后，患儿肘部疼痛立即消失，停止哭闹，肘关节屈伸自如，一般不需要固定及药物治疗。

（2）桡骨头半脱位 1~2 天后尚未整复，或经不当按揉，局部肿胀疼痛者，在整复后不能立即让关节恢复到日常运动状态，应在肘关节桡侧用轻柔的揉法或热敷 2~3 天，并用三角巾屈肘 90° 悬吊前臂于胸前 1 周。

（3）对于习惯性半脱位的患儿，应告知家长注意避免牵拉患臂，并养成穿衣时先穿患侧，后穿健侧，脱衣服时先脱健侧，后脱患侧的习惯，预防关节半脱位反复发生。

第八章　小儿保健推拿

中医学对小儿喂养和保健积累了非常丰富的经验。如北齐医家徐之才倡导"逐月养胎法"，从孕妇的精神、饮食、起居、用药等方面，提出了一系列保护胎儿正常生长发育的措施。《诸病源候论·养小儿候》对初生婴儿的保健，提出了"小儿始生，肌肤未成，不可暖衣……宜时见风日"，要求在"天和暖无风之时，令母将儿抱日中嬉戏，数见风日，则血凝气刚"。《小儿病源方论》中的"养子十法"，提出背要暖、腹要暖、足膝要暖、头要凉等小儿保健理念。

《千金要方》以较大篇幅论述了儿科疾病的推拿法，用推拿防治小儿疾病的条目计有十五项，防治的病证有中客忤、强项欲死、夜啼、心腹热等。如"治少小新生，肌肤幼弱，喜为风邪所中，身体壮热，或中大风，手足惊掣，五物甘草生摩膏方：甘草、防风各一两，白术二十铢，雷丸二两半，桔梗二十铢。上咬咀，以不中水猪肪一斤煎为膏，以煎药，微火上煎之，消息视稠浊，膏成，去滓，取如弹丸大一枚，炙手以摩儿百过，寒者更热，热者更寒。小儿虽无病，早起常以膏摩囟上及手足心，甚辟寒风。"孙思邈不仅将此法用来治病，亦用于小儿保健。

以后的各朝各代均有类似的文献记载。到明清时期小儿推拿发展已形成独立体系，且小儿保健推拿方法在民间广为流传，这与小儿推拿方法应用简便，疗效卓著是分不开的。

小儿保健推拿内容丰富，从小儿出生至儿童时期的饮食、精神、体格锻炼、清洁卫生、传染病的预防等均有具体内容和方法。

本章介绍小儿日常保健和病后调理的推拿方案。

第一节　小儿日常保健

一、健脾和胃保健法

脾胃为后天之本，主运化水谷和输布精微，为气血生化之源，小儿脏腑形态发育未全，故运化功能也未健全，易为饮食所伤而出现积滞、呕吐、泄泻、厌食等症，所以中医学有小儿脾常不足之说。但小儿生长发育快，需要的水谷精微却较成人更迫切，因此注意调理脾胃，使其正常运转是儿童健康成长的基本保证。如《脾胃壮实》说："胃者主纳受，脾者主运化，脾胃壮实，四肢安宁，脾胃虚弱，百病蜂起。故调理脾胃者，医者之王道也；节戒饮食者，却病无良方也。"《理瀹骈文》中提到："后天之本在脾，调中者摩腹，……内伤调补之法，淡食并摩腹，……脾肾双补膏苍术、熟地各一斤，五味、茯苓各半斤，干姜一两，川椒五钱。"古人主张扶正气，以御邪首应调理脾胃，才能使小儿运化健旺、元气充足、抗病力强、不易为外邪所犯。

临床上小儿发病多为肺脾肝三脏，脾为仓廪之官，为后天之本，气血生化之源。《育婴家秘》中说"脾常不足"，小儿脏腑气血尚未充盈，饥饱寒温不易适度，易为乳食所伤，加之现在饮食结构改变，饮食过于精细，种类繁杂，更易导致脾胃疾病的发生，故而提出健脾和胃保健法以健脾和胃，增强食欲，调理气血，使小儿营养充足，自然免疫力和抵抗力增强，能快速茁壮成长。

推拿健脾和胃的保健方法很多，可以独取一法，也可以数法结合，配合应用，应视儿体质强弱，灵活选用。

【处方】补脾经，运板门，运八卦，清大肠经，揉中脘，掐揉足三里，捏脊。

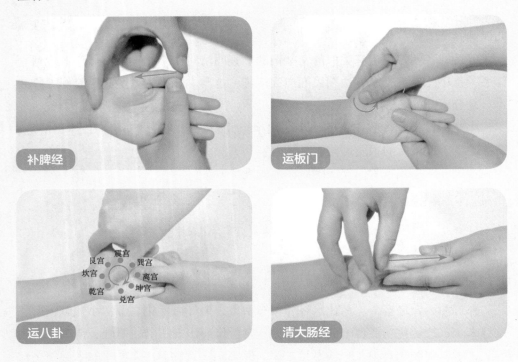

补脾经

运板门

运八卦

清大肠经

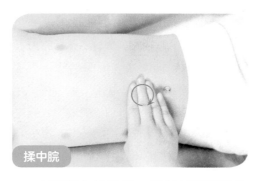

揉中脘

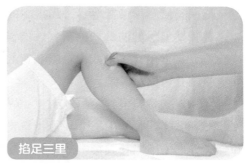

掐足三里

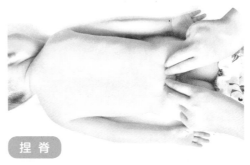

捏脊

【解析】补脾经、运板门可健脾和胃、消食化滞运达上下之气；运八卦可顺气消胀，调畅气机；中脘穴为胃之募穴，穴居胃脘部可健运中州，调理胃气；足三里为胃经下合穴，两穴相配效更佳；脊柱穴为督脉经，贯脊属脑络肾，具有调阴阳、理气血、和脏腑的功效，三者均为小儿保健要穴，常配合应用。

【注意事项】一般在清晨或饭前进行，每法以6次为1个疗程，疗程间休息3天。急性传染病期间可暂停，待病愈后再进行。

二、补肺助卫保健法

小儿肺常不足，因肺为清虚之体，既易于受邪，又不耐寒热，故在病理上形成了肺为娇脏，难调而易伤的特点。肺主一身之气，脾为气血生化之源，人体之气主要由肺吸入自然界清气和脾胃运化的水谷精气组成，所以肺的呼吸功能与脾的运化功能密切相关。肺的作用，又主以卫外。卫气是由水谷精微化生的，其行于脉外，具有护卫肌表抵御外邪的作用。肺主宣发肃将，肺气将卫气宣发于肌表，调节腠理开合，将代谢的水液转化为汗液，并在卫气的作用下控制和调节其排泄。

风邪侵肺，小儿每年感冒8次以上，或半年内多于6次，称为反复感冒。常见小儿前次感冒刚罢这次又起，或季节稍变便即感冒。西医学中"反复上呼吸道感染"与本病类似。小儿反复感冒的原因很多，具体包括：①缺乏锻炼，不耐寒温；②缺乏营养，体质较差；③空气质量差，环境恶劣；④口腔与咽喉疾病，特别是扁桃体肥大、慢性鼻炎、鼻窦炎、龋齿等；⑤季节交替，室内外温差太大；

⑥流行期间接触传染源等等。最根本的原因乃是小儿抵抗力低下不能抵御外邪。

补肺助卫保健法具扶助正气、增强肺的卫外等功能，增强患儿的适应能力和抗病能力。常用此法可减少易感儿童的发病次数，减轻其鼻塞、流涕、咳嗽等感冒症状，并可缩短其病程。

【处方】补脾经、掐揉外劳宫、黄蜂入洞、摩囟门、分推八道、按揉肺俞。

【解析】人体营卫之气均化生于水谷精微，若实卫气必健运中焦。且脾土乃肺金之母，子虚当补其母。故补脾经配伍掐揉外劳宫以健脾温中，和胃助运；分推八道配伍按揉肺俞可宽胸理气，宣通肺气；黄蜂入洞属热，佐以摩囟门以通阳气，祛风寒。

【注意事项】

（1）一般宜在清晨进行，每天操作1次，5次为1个疗程。疗程间休息3天，可继续进行第2个疗程。或者在小儿感冒初起及时操作，可明显缓解打喷嚏、流清涕等症状。

（2）平时衣着或盖被不要过于暖厚，小儿出汗后注意不要让其受风。

（3）注意饮食，不宜过食生冷油腻之物。

三、养心安神保健法

精神调摄是中医保健中极为重要的内容，古人认为：心主神明。如小儿精神振作、二目有神、表情活泼、面色红润、呼吸调匀，均为气血调和，神气充沛无病的表现，即使有病也多轻而易愈。但儿神气怯弱，知觉未开（神经系统发育不健全），小儿病理特点为心气有余，见闻易动，易受惊吓，故病多惊悸哭叫、手足动摇、神乱不安等，因此小儿的精神调摄极为重要。养心安神保健法能养心安神、滋阴养血，对心肝血虚、心神失养、神志不宁等症也能起到治疗和防微杜渐的作用。可有效防治小儿突然见异物，或听到大声或失足跌扑等引起的发热、面色时青或时红、梦中呓语、夜卧不安等。

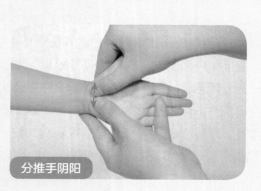

分推手阴阳

【处方】分推手阴阳，掐揉小天心，二龙戏珠，按弦走搓摩，猿猴摘果。

【解析】分推手阴阳可调阴阳，和气血，阴阳平和小儿自当心静神安；因惊吓而致小儿夜啼不安者，首选猿猴摘果法，取其定惊安神之意；小儿心肝常有余，心火易生，肝气易滞，故以掐揉小天心、按弦走搓摩清心安神、疏肝理气，并配伍摩心俞、二龙戏珠法以加强宁心安神之效。

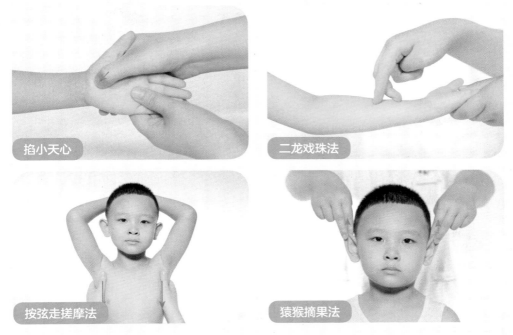

掐小天心

二龙戏珠法

按弦走搓摩法

猿猴摘果法

【注意事项】

（1）每天操作1次，睡前或下午施术为宜，6次为1个疗程，可连续干预2个疗程。

（2）保证小儿有足够的睡眠。

（3）养成良好的睡眠习惯，睡前切勿逗引玩笑，以免使小儿过度兴奋。

四、补肾益智保健法

正常小儿的健康成长，是由肾的元阴、元阳相互协助，相互支持，相互影响的结果。《素问·灵兰秘典篇》云："肾者，作强之官，伎巧出焉。""作强"即工作能力坚强，"伎巧"意为思维活动灵巧。肾之所以主"作强"，出"伎巧"，因为肾主藏精，精生髓，髓又上通于脑，故又称脑为髓之海，精足则令人智慧聪明，故补肾益智保健法能促进小儿智力开发，身心健康，精神愉快；并对小儿的五迟（立迟、行迟、发迟、齿迟、语迟）、五软（头项软、口软、手软、足软、肌肉软）、解颅等属小儿发育障碍的疾患有一定的治疗作用。

【处方】分手阴阳、补脾经、补肾经、掐揉二人上马、揉中脘、揉肾俞、捏脊、掐揉足三里。

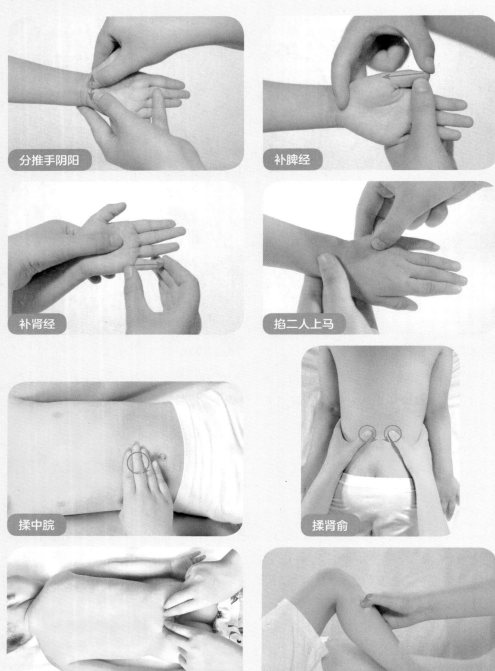

分推手阴阳

补脾经

补肾经

掐二人上马

揉中脘

揉肾俞

捏脊

掐足三里

【解析】分手阴阳可调阴阳，和气血；补脾经配伍揉中脘、掐揉足三里、捏脊可健脾和胃，中焦健运以化生精微，滋养脏腑；补肾经配伍掐揉二人上马、揉肾俞可滋肾壮阳，强壮筋骨。

【注意事项】

（1）补肾益智保健法适用于 6 个月 ~6 周岁的婴幼儿。

（2）可早晚各操作 1 次，亦可于早或晚日行 1 次，连续 30 天为 1 个疗程，疗程间休息 1 周，继而再行第 2 个疗程。

（3）补肾益智保健法可用于五迟、五软、解颅或脑病后遗症患儿的家庭治疗，利于患儿治疗的长期坚持，建议持续 2 个月后休息 1 周再继续干预。同时可适当选用补心养血或补肾养肝的中药方剂则疗效更佳。

（4）对于智力低下的小儿在推拿保健的同时则应配合行为指导，以利于智力开发和树立其康复的信心。

第二节　小儿病后调理

病后调理，也称为"病后调养"。指疾病恢复期给予恰当的内服外治手段以及饮食起居调摄，以防止疾病复发或转归发生变化，中医学将其分为食复、劳复和情复。

一、预防食复

食复，指大病愈后，因饮食失节而致复发者。《黄帝内经》中提到："热病少愈，食肉则复，多食则遗。此其禁也。"《诸病源候论》曰："夫病新瘥者，脾胃尚虚，谷气未复，若即食肥肉、鱼、饼、饵、枣、栗之属，则未能消化。停积在于胃肠，使胀满结实，因更发热，复为病者，名曰食复也。"可见病后初愈时，身体虚弱余邪未尽，脾胃功能较弱，此时若强制饮食或进补，会损伤脾胃，余邪借食滞之助导致病症再次出现。小儿本就脾常不足，病后胃气渐复但其气尚虚，在合理饮食调摄的同时应用小儿推拿，可促进病后脾胃功能的恢复，预防食复出现。

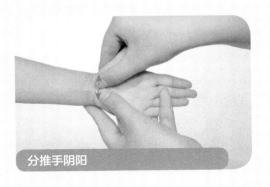

分推手阴阳

【处方】分推手阴阳，运八卦，分

推腹阴阳，揉中脘，按弦走搓摩。

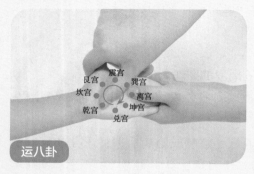

运八卦

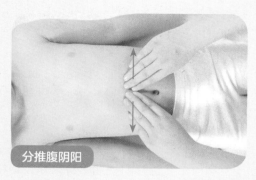

分推腹阴阳

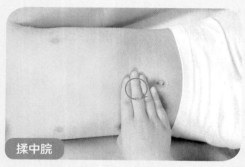

揉中脘

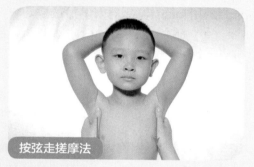

按弦走搓摩法

【解析】小儿疾病初愈，中焦运化机能尚弱，稍有饮食不节即易引起疾病反复。故以分推手阴阳调和气血，平衡阴阳，行滞消食，配伍运八卦、分推腹阴阳、揉中脘以加强健脾和胃、行气消胀的作用；土虚则木乘，则以按弦走搓摩法宽胸理气，畅达气机，以防肝木乘虚攻伐脾土。

二、预防劳复

患儿大病瘥后，因气血津液未复，余邪未尽，应当适当休息，减少活动，否则活动剧烈，过分疲劳，导致疾病复发，谓之劳复。《伤寒指掌·瘥后劳复》："伤寒瘥后，元气未复，余邪未清，稍加劳动，其热复作，即多语，梳头，洗面，更衣之类，皆能致复。"所以疾病初愈之际，应当充分休息，以助正气早日恢复，虽也需合理的活动，以促进气血畅行，但必须控制在合理的范围内，慎防太过。而小儿疾病初愈后多精神兴奋，活泼好动，不易控制活动量，使正气虚弱，不足抵抗余邪而致劳复。小儿推拿以益气养阴、柔肝补虚的原则可有效预防劳复，既无痛苦，且奏效迅速。

【处方】分推手阴阳，运八卦，天门入虎口，摇肘肘，摩腹，掐揉足三里。

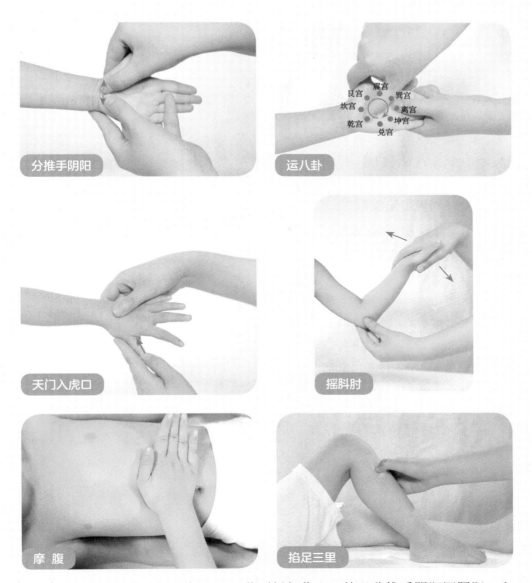

分推手阴阳

运八卦

艮宫　震宫　巽宫
坎宫　　　离宫
乾宫　　　坤宫
兑宫

天门入虎口

摇肘肘

摩　腹

掐足三里

【解析】病后体虚，正气不足，劳则耗气伤血，故以分推手阴阳调阴阳、和气血，配伍天门入虎口、摇肘肘法增强健脾助运、顺气、生血之效；运八卦、摩腹、掐揉足三里旨在健运中焦以复纳运，气血生化有源，脏腑得养，正气乃复。

附 录

参考歌诀

一、古人认症歌诀

小儿无病歌

小儿常体貌，情态喜安然。

鼻内无清涕，喉中绝没涎。

头如青黛染，唇似点珠鲜。

脸芳花映竹，颊绽水浮莲。

喜引方才笑，非时口不宣。

纵哭无多哭，虽眠不久眠。

意同波浪静，情若镜中天。

此上多安吉，何愁疾病缠。

看面审病歌

（一）

肝热面青肾病黑，心病面赤肺病白。

唯有脾病面带黄，五脏发泄应五色。

（二）

面黄多积食，青色是惊风。

白色多成痢，伤风面色红。

渴来唇带赤，热甚眼朦胧。

痢疾眉必皱，不皱是伤风。

（三）

额间赤色心经热，烦躁惊悸不必说。

青黑腹痛又惊风，瘈疭叫啼何时歇。

微黄惊疳自古传，纯黑之时命已绝。

（四）

客忤之病两颊青，痰食喘急黄色临。

红主惊风须凉散，两颊赤时伤寒寻。

观形察色审病歌

观形察色辨因由，阴弱阳强发硬柔，

若是伤寒双足冷，要知有热肚皮求。

鼻冷便知是痘疹，耳冷应知风热症，

浑身皆热是伤寒，上热下冷伤食病。

望鼻色主症歌

（一）

脾胃热极鼻色赤，小便深黄或不通。

鼻中气粗兼干燥，衄血之证因而成。

脾虚泄泻若何形，乳食不化鼻淡白。

脾经受寒色白青，黑为恶候死之征。

（二）

二次受惊山根青，如现黑色症不轻。

年寿平陷主夭折，青色发热惊更生。

黑主泄痢红主燥，微黄隐隐为和平。

望耳色主病歌

耳后微赤虚鸣症，本经受热亦知情，

耳轮干燥是骨蒸，口渴盗汗肝热盛。

察五指审候歌

五指梢头冷，惊来神不安，
若逢中指热，必定是伤寒。
中指独自冷，麻痘症相传，
男女分左右，医家仔细看。

脉纹察病歌

三岁以下儿有病，男左女右看三关，
寅是风关卯是气，辰是命关难医治，
虎口有纹往上接，看时须要辨颜色，
红黄安乐五脏和，青紫定是受惊吓，
入掌生枝恐不祥，筋透三关命必亡，
初关乍入推宜早，次节相侵亦可防。

三关部位歌

初起风关症未殃，气关纹现急需防，
乍临命关诚危急，射甲通关病热彰。

三关脉纹主病歌

虎口有三关，熟记应当先，
紫热红伤寒，青惊白是疳，
黑纹因中恶，黄即困脾端。

五脏有病呈现面部歌

（一）

心经有冷目无光，面赤须知热病当，
若是惊吓山根赤，准头红色有热藏。

（二）

肝经有冷面微青，有热眼泡赤色生，
发际白色受惊症，腮上发黄疳积成。

（三）

脾冷须认面色黄，眼皮赤色热作羔，
青居发际主惊候，唇口皆黄食积伤。

（四）

肺寒面白冷为由，热赤人中及嘴头，
青在山根惊要起，热居发际痰为仇。

（五）

面黑当知肾脏寒，食仓红是热须看，
风门黄色为惊入，两目微沉痰所干。

观面色审音歌

要知儿病生与死，总观面色并审音，
唇青耳黑儿难救，哭声不响病已深。

脉症宜忌歌

脉浮身热汗之松，沉细身凉莫强攻。
咳嗽正嫌浮带数，细沉肿胀定吉凶。
沉迟下利方为吉，洪大偏宜痘疹逢。
腹痛不堪浮有力，浮洪吐衄总无功。

八段锦歌诀

先看孩儿眼色青，次看背上冷如冰，
歪斜口眼终为害，纵有妙法也莫平。
忽见眉间带紫青，看来立便见风生，
青红碎杂风将起，必见疳积气满形。
紫少红多知是惊，紫红相等即疳成，
紫点有形如米粒，伤寒夹食证堪评。
黑轻可治病还生，红紫伤寒痰积停，
赤青脾受风邪症，青黑脾风作慢惊。
山根若见脉横青，此病明知两度惊，

赤黑困疲时吐泻，色红夜啼不曾停。

青脉生于左太阳，惊非一度细推详，

赤是伤寒微燥热，黑青知是乳多伤。

右边青筋不须多，有则频惊怎奈何，

红赤为风抽眼目，黑青怎能起沉疴。

指甲青兼黑暗多，唇青恶逆病多瘥，

忽作鸦声心气急，此时端的命难过。

小儿坏症十五候歌

眼生赤脉贯瞳仁，囟门肿起又做坑，

指甲黑色鼻干燥，鸦声忽作肚青筋，

虚舌出口咬牙齿，目多直视不转睛，

鱼口气急啼不得，蛔虫既出死形真，

手足掷摇经过节，灵丹妙法也无生。

辨五脏绝症要诀

吐泻变痢，血黑难当，瘦难行坐，舌不缩藏，

脸如脂赤，不语口疮，心脏绝症，危急异常。

眼目时闭，如似醉人，频频要睡，心烦多怒，

目直无形，狂啼燥声，肝绝危症，难望回生。

面黄虽好，只怕相残，肢体畏寒，蛔上觅餐，

吮乳无力，盖齿为难，眼胞凹陷，脾绝难挽。

肺候色白，怕见绝形，鼻青孔黑，腹胀喉鸣，

项直气急，胸突声瘖，肺脏绝症，断难望生。

冷汗时出，尿多夜惊，遍身疮痍，肢冷如冰，

项倒头倾，面黑无神，肾脏绝症，必殒其身。

二、手法歌诀

推拿手法主治总歌诀

推拿小儿如何说，全在手法用妙诀。

掐在心经内劳宫，大汗立至如消雪。

不然重掐二扇门，汗出如雨便休歇。

若治痢疾并水泻，重掐大肠经一节。

侧推虎口见功夫，再推阴阳分寒热。

若问男女咳嗽诀，多推肺经是法则。

离宫推向乾宫去，中间手法宜轻些。

凡运八卦开胸膈，四横纹掐和气血。

五脏六腑气血闭，运动五经开其塞。

饮食不进儿被吓，推动脾土要吃得。

饮食若减人瘦弱，该补脾土无二说。

拇指直推便为清，曲指推之为补诀。

小儿若是受惊吓，五指节掐莫停歇。

大便闭塞久不通，这是六腑有积热。

按拿肚角用功夫，能除积滞和气血。

口出臭气心经热，只要天河水清澈。

上入洪池下入掌，一切热病都去得。

若是遍身不退热，外劳宫掐揉多些。

不问大热或小热，可向水底捞明月。

黄蜂入洞医阴病，冷痰冷气都治得。

阳池穴掐止头痛，一窝风掐肚痛绝。

威灵穴掐治暴亡，精灵穴掐止逆呃。

小儿眼若往上翻，重揉大小天心穴。

二人上马补肾水，一切沉疴都去得。

三关六腑用手诀，调理寒热是法则。

男左三关推上热，退下六腑冷如铁。

女右六腑推上凉，退下三关反为热。

寒者温之热者清，虚则补之实则泻。

古人留下救儿诀，学习推拿须详阅。

十三大手法主治歌诀

天门虎口肫肘诀，重揉顺气又生血。

若是身烧热还多，必须打马过天河。
黄蜂入洞取热汗，水底捞月来凉寒。
飞经走气化风痰，按弦搓摩积滞散。
二龙戏珠气血和，苍龙摆尾解结病。
猿猴摘果能截疟，消除寒积有效果。
欲止小儿痢与泄，揉脐并推龟尾穴。
赤凤点头治喘胀，凤凰展翅救暴亡。
总收妙法有奇功，一身血脉总能通。
诸症推毕此法收，久病更宜用无休。

手法治病歌

水底明月最为凉，清心止热此为强。
飞经走气能行气，赤凤点头助气良。
黄蜂入洞最为热，阴证白痢并水泄，
发汗不出后用之，顿教孔窍皆通泄。
大肠侧推到虎口，止吐止泻断根源，
疟疾羸瘦并水泄，心胸痞满也能痊。
掐肺经络与离宫，推离往乾中要轻，
冒风咳嗽并吐逆，此经推掐抵千金。
肾水一经是后谿，推下为补上为清，

小便闭塞清之妙，肾亏虚损补为能。
六腑专治脏腑热，遍身潮热大便结，
人事昏沉总可推，去火浑如汤泼雪。
总经天河皆除热，口中热气并刮舌，
心经积热火眼攻，推之即好真妙诀。
五经运通脏腑塞，八卦开通化痰逆，
胸膈痞满最为先，不是知音莫与泄。
四横纹和上下气，吼气肚痛掐可止。
二人上马清补肾，小肠诸病俱能理。
阴阳能除寒与热，二便不通并水泻。
诸病医家先下手，带绕天心坎水诀，
人事昏迷痫疾攻，疾忙急救要口诀。
天门侧推到虎口，肭肘重掐生气血。
一掐五指节与离，有风被喝要须知。
板门专治气促攻，扇门发热汗宜通。
一窝风能治肚痛，阳池穴上治头痛。
外劳治泻亦可用，此穴又可止头痛。
精灵穴能医吼气，威灵猝死能回生。
前人留下治病歌，为使患儿起沉疴。
医者还应下功夫，莫令小儿病蹉跎。

视频目录

第五章 流派常用推拿手法

第七章 常见病症推拿治疗